救急現場における
精神科的問題の初期対応

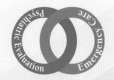

PEEC™
ガイドブック 改訂第2版

多職種で切れ目のない標準的ケアを目指して

総監修：日本臨床救急医学会
監　修：日本臨床救急医学会「自殺企図者のケアに関する検討委員会」
編　集：PEECガイドブック改訂第2版編集委員会

へるす出版

監修にあたり

このたび，日本臨床救急医学会（本学会）の総監修の下「PEEC™ (Psychiatric Evaluation in Emergency Care) ガイドブック」の改訂第2版が発行されることになりました．

救急医療の現場では精神疾患を抱えた患者に遭遇することがしばしばあります．精神疾患による精神症状を主訴として来院する患者だけでなく，自殺企図により外傷，熱傷や急性中毒などの外因性疾患で搬送される患者，身体症状を訴えて来院したが，その背景にアルコールや薬物依存あるいは精神疾患の既往をもつ患者などさまざまな状況があります．日常的には身体的な救急疾患を主な対象としている救急医や救急看護師にとって，このような精神疾患に対応することに慣れていないため戸惑うことも多く，時には診療を忌避したくなるような深刻な事態もありますが，身体疾患の治療と並行して併存する精神疾患に対応することも当然の責務となります．救急部門で精神科医の迅速な支援が得られれば，このような患者の精神症状を評価し，自殺企図や潜在する精神疾患に対する精神科的介入の契機とすることができますが，そのような体制をとれる施設は少数です．多くの施設では，救急医や救急看護師が精神科的アプローチを習得し，自ら対応せざるを得ないのが実情です．

本学会ではこの問題の解決を図るため「自殺企図者のケアに関する検討委員会」を立ち上げて講習会を開催してきました．平成24（2012）年には対象にアルコールや薬物依存患者，昏迷状態の患者やトラブルを起こす患者への対応などにも範囲を広げて本書の初版を上梓しました．以後，全国で行われるPEEC™コースのテキストとして，臨床現場における指針として，チーム医療における共通言語として長く活用されてきましたが，6年の歳月を経る間に読者の皆様からいただいたご意見も参考にして全面改訂を果たすことにいたしました．本学会の特色である多職種によるチーム医療の推進を重視し，冒頭の総論において救急医，精神科医，看護師，ソーシャルワーカー，臨床心理士のそれぞれの立場にとってのPEEC™について解説を行いました．また，救急隊員や救急救命士が直面する病院前の精神症状の評価とトリアージについても取り上げました．災害時のメンタルヘルスケアとDPAT（災害派遣精神医療チーム）も新たなシナリオを加えて言及いたしました．その他の各章も最新の知見を取り入れ，より理解しやすく改訂を行いました．

他に類をみない学際的なテキストである本書が，今回の改訂によりさらに使いやすいものとなり，救急現場の負担軽減と救急診療の質の向上に活用されることを期待しています．

2018年4月

一般社団法人　日本臨床救急医学会

代表理事　**坂本　哲也**

監修にあたり(初版)

　このたび，日本臨床救急医学会の監修のもと「救急医療における精神症状評価と初期診療 PEEC（Psychiatric Evaluation in Emergency Care）ガイドブック」を上梓しました。

　救急医療の現場では，外傷，熱傷や急性中毒の原因が自殺企図であったり，急性疾患の患者が薬物やアルコール依存あるいは精神疾患の既往を有していたりするなど，さまざまな精神疾患を抱えた患者に遭遇します。このため身体的な救急疾患を主体に対応する救急医療従事者がその対応に戸惑う場面が少なくなく，診療を忌避したくなるような深刻な事態になることもあります。しかし，病の本質が心身一体であるとの医学の基本に立ち戻るならば，身体疾患の治療と並行して併存する精神疾患に対しても対処しなければならないのは当然であります。さらに救急医療現場での精神症状評価は精神疾患の潜在患者や自殺企図患者に対する精神科的な介入の機会にもなります。ところが救急部門に精神科医の迅速な対診を期待できる施設は少なく，これと引き換えに救急医や救急看護師が精神科的アプローチを習得し，これに対処せざるを得ないのが実情です。

　本学会ではこの難題に真摯に取り組むべきであると判断し，「自殺企図者のケアに関する検討委員会」を立ち上げ，テキストの作成と講習会を開催してきました。こうした活動の中で，対象を自殺未遂者のケアに限定せず，アルコールや薬物依存患者，昏迷状態の患者やトラブルを起こす患者への対処などにも範囲を広げ，「救急医療における精神症状評価と初期診療ガイドブック」として世に出すことにしました。本書の執筆には，本会の会員構成を生かして救急医，精神科医，看護師，精神保健福祉士，臨床心理士など多職多様な職種が参画し，他に類をみない学際的なテキストになっています。

　本書が救急現場で活用され，救急医療従事者の負担軽減と救急診療の質の向上に役立つことを期待しています。

2012年5月

一般社団法人　日本臨床救急医学会
代表理事　**横田順一朗**

執筆者一覧（五十音順）

秋山　恵子	日本赤十字社医療センターメンタルヘルス科
荒木　龍起	熊本市消防局北消防署
井上　幸代	沖縄県立南部医療センター・こども医療センター精神科
内村　　放	横浜市立大学附属市民総合医療センター精神医療センター
衞藤　暢明	福岡大学医学部精神医学教室
遠藤　　仁	岩手医科大学神経精神科学講座／岩手県こころのケアセンター／岩手医科大学災害・地域精神医学講座
大塚耕太郎	岩手医科大学神経精神科学講座／岩手県こころのケアセンター
金井　　緑	医療法人社団志朋會　樹診療所
兼久　雅之	大分大学医学部精神神経医学講座
河嶌　　譲	国立病院機構災害医療センターDMAT事務局／DPAT事務局アドバイザー
河西　千秋	札幌医科大学医学部神経精神医学講座
川原　庸子	慶應義塾大学医学部精神・神経科学教室／医療法人信愛会玉名病院
神庭　重信	九州大学大学院医学研究院精神病態医学
岸　　泰宏	日本医科大学武蔵小杉病院精神科
北元　　健	埼玉医科大学病院救急センター・中毒センター／神経精神科・心療内科
木本啓太郎	東海大学医学部専門診療学系精神科学
小島　直樹	公立昭和病院救急科
五明佐也香	獨協医科大学埼玉医療センター救急医療科／こころの診療科
杉本　達哉	静岡県立静岡がんセンター腫瘍精神科
杉山　直也	沼津中央病院

髙井美智子	埼玉医科大学医学部救急科／埼玉医科大学病院救急センター・中毒センター
田中　裕記	九州大学大学院医学研究院精神病態医学
智田　文徳	未来の風せいわ病院
張　　賢徳	帝京大学医学部附属溝口病院精神科
塚本　哲司	埼玉県立精神保健福祉センター
寺地沙緒里	東海大学医学部付属病院看護部救命救急センター
德山　祥音	医療法人日隈会日隈病院
成瀬　　治	東海大学医学部付属病院看護部救命救急センター
西村　由紀	特定非営利活動法人メンタルケア協議会
橋本　　聡	国立病院機構熊本医療センター救命救急・集中治療部／精神科
八田耕太郎	順天堂大学医学部附属練馬病院メンタルクリニック
東岡　宏明	ひがしおかメディケアクリニック
日野　耕介	横浜市立大学附属市民総合医療センター精神医療センター
本武　敏弘	芳和会菊陽病院看護部
眞瀬　智彦	岩手医科大学救急・災害・総合医学講座災害医学分野
松本　俊彦	国立研究開発法人国立精神・神経医療研究センター精神保健研究所薬物依存研究部
三上　克央	東海大学医学部専門診療学系精神科学
宮内　大介	医療法人明和会くまもと悠心病院
三宅　康史	帝京大学医学部附属病院高度救命救急センター／帝京大学医学部救急医学
安田　貴昭	埼玉医科大学総合医療センターメンタルクリニック
山田素朋子	横浜市立大学附属市民総合医療センター管理部地域連携課
山田　朋樹	医療法人社団志朋會　樹診療所
山本　賢司	東海大学医学部専門診療学系精神科学

一般社団法人日本臨床救急医学会
「自殺企図者のケアに関する検討委員会」(2018年5月現在)

担当理事

　松田　　潔　（日本医科大学武蔵小杉病院救命救急センター）

委員長

　三宅　康史　（帝京大学医学部附属病院高度救命救急センター／
　　　　　　　帝京大学医学部救急医学）

委　員

　伊藤　　翼　（横浜市立大学附属市民総合医療センター
　　　　　　　精神医療センター）

　篠田　香恵　（国立病院機構東京医療センター医療福祉相談室）

　寺地沙緒里　（東海大学医学部付属病院看護部救命救急センター）

　橋本　　聡　（国立病院機構熊本医療センター救命救急・集中治療部／
　　　　　　　精神科）

　日野　耕介　（横浜市立大学附属市民総合医療センター
　　　　　　　精神医療センター）

　堀　　智志　（日本大学医学部救急医学系救急集中治療医学分野）

PEECガイドブック改訂第2版編集委員会

委員長

三宅　康史　（帝京大学医学部附属病院高度救命救急センター／
　　　　　　　帝京大学医学部救急医学）

委　員

秋山　恵子　（日本赤十字社医療センターメンタルヘルス科）

大塚耕太郎　（岩手医科大学神経精神科学講座／
　　　　　　　岩手県こころのケアセンター）

河西　千秋　（札幌医科大学医学部神経精神医学講座）

岸　　泰宏　（日本医科大学武蔵小杉病院精神科）

木本啓太郎　（東海大学医学部専門診療学系精神科学）

篠田　香恵　（国立病院機構東京医療センター医療福祉相談室）

杉山　直也　（沼津中央病院）

寺地沙緒里　（東海大学医学部付属病院看護部救命救急センター）

橋本　　聡　（国立病院機構熊本医療センター
　　　　　　　救命救急・集中治療部／精神科）

東岡　宏明　（ひがしおかメディケアクリニック）

日野　耕介　（横浜市立大学附属市民総合医療センター
　　　　　　　精神医療センター）

目 次

I章 総 論　1

1　身体科救急スタッフにとってのPEEC™—その歩み，現状と今後 ………… 2
2　救急医療における精神科的問題への対応—PEEC™ 精神科医編 ………… 11
3　救急医療における精神科的問題への対応—PEEC™ 看護師編 …………… 16
4　救急医療における精神科的問題への対応—PEEC™ ソーシャルワーカー編 … 21
5　救急医療における精神科的問題への対応—PEEC™ 臨床心理士編 ……… 26

II章 各 論　31

1　病院前における精神症状の評価とトリアージ ……………………………… 32
2　救急医療機関における精神症状の評価 ……………………………………… 40
3　救急医療における精神症状を呈する患者に対する面接法 ………………… 43
4　精神症状を呈する患者の診療手順 …………………………………………… 49
5　自殺未遂患者への対応 ………………………………………………………… 63
6　自傷他害のおそれのある患者への対応 ……………………………………… 80
7　昏迷状態患者への対応 ………………………………………………………… 87
8　アルコール・薬物依存が疑われる患者への対応 …………………………… 94
9　せん妄が疑われる入院患者への対応—高齢者，認知症も含めて ……… 102
10　子どもの精神科救急—自殺と虐待を中心に ……………………………… 109
11　医療従事者に対してトラブルを引き起こす患者への対応 ……………… 117
12　身体的治療の実際 …………………………………………………………… 125
13　在宅医療における精神科的問題への対処 ………………………………… 131
14　違法薬物摂取が疑われる患者の診療で留意すべき法的問題 …………… 139
15　救急医療における行動制限（抑制・拘束） ……………………………… 146

III章 コース開催の概略，カリキュラム，必要物品，運営のコツ　155

1　PEEC™ コース開催の実際と救急医の役割 ………………………………… 156
2　ファシリテーターの役割 …………………………………………………… 160
3　コースアシスタントの役割 ………………………………………………… 165

IV章　ケースシナリオ　　171

事例1　大量服薬を繰り返すパーソナリティ障害の事例，
　　　身体的な治療継続が必要であるが，退院要求が強い事例 …………… 172
事例2　過換気症候群・パニック発作による頻回受診の事例 ………………… 180
事例3　合併する統合失調症により不穏・興奮を示す事例，ICUにおいて
　　　鎮静抵抗が強く，追加の抗精神病薬投与など
　　　対策を行う必要がある事例 ……………………………………………… 188
事例4　睡眠薬の過量服薬によって搬送され，尿検査で
　　　アンフェタミンが検出された30代女性の事例 ……………………… 199
事例5　アルコール依存の事例（大量連続飲酒を続けて，
　　　救命救急センターに入院した後に離脱せん妄をきたすような
　　　事例），退院後の精神科受診をかたくなに拒否している事例 ……… 208
事例6　器質性疾患との鑑別が難しい身体症状を呈する事例—
　　　今後の治療へつなぐための方略 ……………………………………… 217
事例7　自殺企図により搬送された50代男性の事例—
　　　混乱した家族のケアが必要であった事例 …………………………… 227
事例8　災害時のメンタルヘルス問題への対応 ……………………………… 236

V章　精神科救急医療，自殺関連問題に関するトピックス　　251

1　新しい精神科救急医療の構築に向けて ………………………………… 252
2　地域における精神科と救急科の協働 …………………………………… 258
3　精神科救急医療体制における受診前相談—
　　精神科救急情報センターと精神医療相談窓口 ………………………… 262
4　自殺企図者のケアに関する医療システム，相談窓口，社会資源 ……… 269
5　ACTION-J：わが国から発信された自殺未遂者の
　　自殺再企図抑止のエビデンス …………………………………………… 274
6　Mental Health First Aid および NOCOMIT-J ………………………… 279
7　妊産婦の自殺未遂者ケア ………………………………………………… 283
8　自殺で遺された人への支援 ……………………………………………… 288
9　自殺事故に関連した医療スタッフのケア ……………………………… 293
10　DPAT（災害派遣精神医療チーム）について ………………………… 298
Column　救命救急センターから始まる遺族対応 ………………………… 291

I 章

総 論

I章　総論

1　身体科救急スタッフにとってのPEEC™—その歩み，現状と今後

帝京大学医学部附属病院高度救命救急センター/帝京大学医学部救急医学　三宅　康史

◆ 自殺企図者のケアに関する検討委員会の設置

　医師だけでなく，看護師，薬剤師，臨床心理士やソーシャルワーカー，そして病院前救護に携わる救急隊員や救急救命士など多職種のスタッフがその構成員となっている日本臨床救急医学会に，「自殺企図者のケアに関する検討委員会」[1]（以下，委員会）が設置されたのは，平成20（2008）年のことであった。

　そのころ，すでに自殺による死亡者が3万人を超え，先進国のなかでもとくに高い自殺率であった。そして自殺を企図した傷病者に最初に接する救急隊員や救急救命士，救急車によって担ぎ込まれる二次および三次救急医療機関の救急外来スタッフ，入院となった場合にその受け入れ先となる救命救急センターの病棟スタッフにとって，自殺企図者への接遇や初期診療の手順を学ぶ機会は示されていなかった。

　実際，精神科医が描く精神科救急（第V章1「新しい精神科救急医療の構築に向けて」，p.252参照）と救急医療スタッフが考える精神科救急の実態の大きなギャップ，さらに分単位，場合によっては秒の単位で変化する傷病者を扱う救急医と，時間をかけて話を聞き解決法を導いていく精神科医の流れる時の速さの違い，そして何より，相手のことを知る努力をしないままに，双方が強い被害者意識をもち，精神科救急患者を真ん中において，互いに患者を押しつけ合っていた長い歴史があった。それに気づき，双方から丁寧に話を聞き，両者が一堂に会して話し合って，必要なものをみつけ，それを形にしていくために設置されたのが本委員会なのである。

　最初に行われたのが，双方のスタッフからの精神科救急症例受け入れにあたっての言い分を聞くアンケート調査であった（表I-1）。

　その結果から，①自殺企図者の初療にあたる救急医療スタッフへの知っておくべき基本的対応マニュアル『自殺未遂患者への対応；救急外来（ER）・救急科・救命救急センターのスタッフのための手引き』の作成〔平成21（2009）年3月発行：図I-1〕，②マニュアルを利用した実践的な自殺未遂患者ケアのための実症例を参考としたよくある質問集（FAQ）の策定〔平成23（2011）年3月発行：図I-2〕，③作成した資料を利用した身体科救急医療スタッフ向けの自

1 身体科救急スタッフにとってのPEEC™―その歩み，現状と今後

表 I-1 救急と精神科の連携の問題点

◆一般病院が困っていることは？	◆精神科病院が受け入れをためらう要因は？
・精神薬でないものがある（N） ・鎮静をかけるべきか困る（N） ・自殺を図られた（D） ・不穏時などに使える薬がわからない（D） ・病歴聴取が難しいので対応に困る（D） ・いきなりの予期せぬ行動化があった（D） ・拒薬される（N） ・OD（オーバードース）リピーターが多い（N） ・家族も精神科受診者などの問題があることが多い（D） ・すぐに精神科医に連絡がとれないので困る（D） ・精神科病院に送りたいのに，本人・家族が精神科を拒否する（N） ・飲酒者は精神科で受けてもらえないがどうしたらよいか（N） ・精神科の指示で危険な人を単独帰宅させることへのためらい（N） ・身体疾患が少しでもあると，「精神科だから」と精神科病院に断られる（M）	・検査できない（N） ・薬がないものがある（N） ・透析，妊娠中の患者は対応不可能（D） ・バルーン，ルートの対応はできない（N） ・インスリンの扱いに困る（N） ・点滴・酸素の管理が不慣れ（N） ・身体治療そのものに対する不安（D） ・かかりつけ，精神疾患患者，というだけで精神科的評価が不十分なのに紹介される（D） ・脳炎など精神症状を呈する身体疾患の鑑別が不十分（N） ・医療保護入院など，家族等同意が必須なのに，家族なしで紹介される（P） ・身体疾患の方向性を教示されない（D） ・身体治療に対しての家族の要求水準が高い（D） ・身体処置に対する情報提供が足りない（M） ・他の身体疾患リスクの評価の情報がない（N） ・夜間の救急輪番を狙ってくる（N） ・紹介されるタイミングが早いと思う（D） ・精神科病院に入院することの事前了解が不十分（D）

*D：医師，N：看護師，M：MSW（医療ソーシャルワーカー），P：PSW（精神保健福祉士）

殺企図者の初期診療の注意点を学ぶ実践的な教育コースの開発と展開，④最終的に，活動を通じた身体科救急医療スタッフと精神科医療スタッフ，および行政担当者との顔の見える関係の構築，が目標となった。

I章 総論

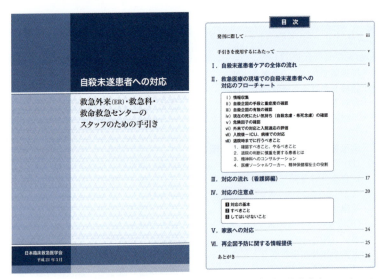

図 I-1 自殺未遂患者への対応；救急外来（ER）・救急科・救命救急センターのスタッフのための手引き

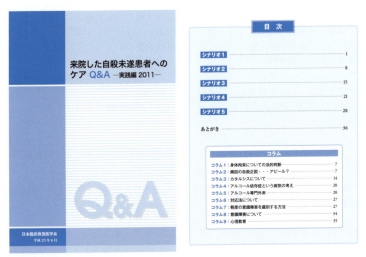

図 I-2 来院した自殺未遂患者へのケア Q&A ―実践編 2011―

表I-2 PEEC™ コースの一般目標

精神科的問題を有する救急患者に標準的な初期診療を提供するために、救急医療スタッフとして必要な医学的知識、接遇法、入院管理、リソースの有効活用、外来フォローアップへのつなぎ方をコースを通して身につける

表I-3 PEEC™ コースの行動目標

- 既往歴、持参薬、現病歴から、ある程度の精神科的背景を推察できる
- 適切な距離を維持しつつ医療面接ができる
- 短時間で必要な医療情報を収集できる
- 診療中の患者の安全、医療者側の安全を確保する方法がわかる
- 器質的（身体的）な問題を鑑別できる
- 症状に応じた薬剤の選択、投与方法、副反応への対応がわかる
- 外来帰宅か、入院加療が必要かを正しく判断できる
- 自殺企図患者に対し、再企図を予防しつつ安全な入院管理ができる
- 違法薬剤の使用、薬物依存への法的問題に正しく対処できる
- 患者の社会的背景の理解とその問題への対処に他職種のスタッフと協力しつつあたることができる
- 安全に外来フォローアップへの道筋をつけることができる
- 自死遺族への具体的な援助の方法を知っている
- 自施設での問題点とその解決方法について考察できる
- 地域における問題点とその解決窓口を指摘できる

その③から④に至る過程で、発展的に自殺企図症例のケアのみならず、救急外来に搬送されてくる身体的問題に加え精神科的問題を有する救急症例それぞれに対しても、標準的な初期診療を提供できることを目指してPEEC™(Psychiatric Evaluation in Emergency Care)コースの開発に着手することになった[2]。

◆ PEEC™ コースの開発

本コースは、夜間、休日などコンサルトする精神科医のいない状況で、少なくとも翌朝（あるいは週明け月曜の朝）まで、精神症状を呈する症例に対して安全かつ安心できる標準的初期診療を施せることを目標として、救急外来や救急病棟（救命救急センター）の医療スタッフ（とくに看護師と研修医）を中心に、保健師、救急隊員、医療系学生、そして医療ソーシャルワーカー（MSW）や臨床心理士を対象としている。コースの一般目標、行動目標を表I-2, 3に

表Ⅰ-4　PEEC™ コース時間割（例）

時　間	内　容
1時間前 20分前	（スタッフ）打ち合わせ，会場準備 受付開始
10分	コース開催挨拶（司会），スタッフ紹介，トイレ案内 プレテストおよび回収，アンケート配布
20分	**講義**：精神症状を呈する患者の初療アルゴリズムと精神科の現状など
ワークショップ 45分×4症例 （休憩15分×1回）	症例1，症例2，症例3，症例4 （ファシリテーター，アシスタントと一緒にグループ全員で協力しつつ対処法を考える）
15分	まとめと質疑応答，ポストテストおよび解説
10分 20分	アンケート記入および回収，修了証の授与，解散 （スタッフによる）反省会，撤収作業

掲げる。

　基本的な4時間の受講プログラムを**表Ⅰ-4**に示す。受付終了後，最初に基本的事項の短い講義の後に，症例提示，問題点の抽出，各職種の立場で同じ視線，違う視点でのでき得るケア（初期診療）の実際を，グループごとにコース・ファシリテーター（精神科医限定）の導きと，看護師，臨床心理士，MSW/精神保健福祉士（PSW）などのコース・アシスタントの助けを借りて，グループディスカッションのなかでみつけ出し，次の医療機関，いろいろな支援組織，地元のサポートを依頼できる行政機関への"つなぎ先"を見極めていくというものである。

　症例は全部で4例あり，最初に入院に至った経緯をビデオで供覧した後，現状での問題点を受講生それぞれの立場から提示し，「自分は今どうやっている」「どこが対応できていて，どこが不満足か」「他施設の受講生はどのように工夫しているのか」，そして最後に「どのような形が理想か」「何が足りないのか」「それを補うには何が足りなくてどの部署に何を依頼すればいいのか」などをグループ全員で議論し，共通の問題，個々の施設の問題，自分自身の問題，その改善へのヒントなどを見出していく。今すぐ改良できないことも少なくないが，どうすれば改善できるか，その方向性を想起できるだけでも受講する意味はある。

1 身体科救急スタッフにとってのPEEC™―その歩み,現状と今後

実際,受講後の受講生アンケートでは,「受講生それぞれの所属する医療機関によって異なる対処法を目の当たりにし,振り返って現状でできる新たなケアを再認識できた」「現場から搬送する救急隊や受け入れ医療機関の医療スタッフ,退院後のケアを担当する行政機関などが互いの問題点だけでなく得意な部分を知ることにより,今後のスムーズなつなぎが期待できる」などと記されている。

◆ PEEC™コースの展開と開催実績

第1回PEEC™の本コースは,5回に及ぶトライアルコースを経て平成25(2013)年7月の第16回日本臨床救急医学会総会・学術集会(東京国際フォーラム,会長:日本大学医学部救急医学系救急集中治療医学分野 丹正勝久主任教授)での開催を皮切りに,2013年度6回,2014年度20回,2015年度22回,2016年度20回,そして2017年度は18回実施され,2018年3月現在で受講生は1,565人に達している。委員会のある日本臨床救急医学会の総会・学術集会および日本総合病院精神医学会総会ではPEEC™公開コースが毎年開催され,定例化しつつある。

開催責任者としてコース・ディレクターと呼ばれる開催に責任をもってあたり,コースの質を担保する救急医が必要であるため,その地域における救急医療をリードする医師に依頼することになるが,地域における精神科救急体制の現状にも深い理解と改善への意欲をもっている救急医が望ましい。そして何よりPEEC™コースそのものの成否の鍵を握るコース・ファシリテーター(精神科医限定)とコース・アシスタント(看護師,臨床心理士,MSW/PSWほか)は,多くの開催で実践を積んできたベテランのファシリテーターとアシスタントが,コース開催の機会をとらえて経験の浅いスタッフを優しく鍛えながらその数を増やしているのである。コース開催事務局は,委員会内に置かれ,開催のお知らせと受講生募集を日本臨床救急医学会のウェブサイト[2]で更新し,受講料の徴収,修了証の発行,スタッフの日当・旅費計算と支払い業務を行っている。また,厳正な認定規定を開示したうえで平成29(2017)年10月より,ディレクター,ファシリテーター,アシスタントそれぞれの正式な認定業務を開始した。

◆ PEEC™を中心としたこれからの活動

PEEC™コースの公式テキストでもある本書(改訂第2版)発行の機会を大きな契機として,新たなPEEC™コース開発に向けてその内容の改訂が始まっ

ている。各地域でのコース開催のサポートは委員会内のPEEC™ワーキンググループ（以下，WG）が担っており，今回の改訂にも中心的な役割を果たしている。

1. 4症例から新たな8症例へ

これまでのPEEC™コースでは，薬物過量摂取によるパーソナリティ障害の自殺企図例，過換気症候群・パニック発作で頻回受診の例，統合失調症で内服の自己中断による不穏・興奮例，慢性的な覚醒剤中毒による被害妄想から自傷行為に至った例の4症例をケースシナリオとして用いていたが，アルコール離脱せん妄の中年男性例，意識障害との鑑別を要する転換性障害（いわゆるヒステリー）の女性例，中年男性の仕事のストレスからくるうつ病自殺企図例，災害後のメンタルヘルスを要する例の4症例を追加し，新たなコースを設定することとなった。

症例の詳細は，第Ⅳ章「ケースシナリオ」を参照されたい。

2. 目的別PEEC™コースの開発

上述の8症例のうち，自殺企図例は症例①と症例⑦であるが，統合失調症でも自殺企図例があることから症例③を加えて，標準的な自殺企図症例への初期対応とその後のケアを学ぶ自殺未遂者ケアPEEC™としてのパッケージを作成できる。これは平成22（2010）年より厚生労働省とともに委員会が開催してきた厚生労働省主催「自殺未遂者ケア研修」の半日コースの内容と同等であり，すでにこれまでも学会版「自殺未遂者ケア研修」として展開してきている。

また，これまでに一度PEEC™コースを受講している医療スタッフには，(新)症例④〜症例⑦の新しい4症例をパッケージとして，これまでの4症例とはまったく異なる一段上の精神科救急症例の初期対応を学ぶチャンスがある。

また日本臨床救急医学会の教育研修委員会のなかに設置されている「J-MELS検討小委員会（委員長：三宅康史）」では，産科関連の6団体（日本産科婦人科学会，日本産婦人科医会，日本周産期・新生児医学会，日本麻酔科学会，京都産婦人科救急診療研究会，妊産婦死亡症例検討評価委員会）と協働して，高次医療機関で産科および救急医療スタッフが協力して急変母体を受け入れ，その救命を目指す「J-MELSアドバンスコース」を開発し，産科医向けに全国でコースを開催中である[3)4)]。妊産婦死亡症例検討評価委員会には，自殺例を含み年間40〜50例の妊産婦死亡が報告されている一方，妊婦と1年未満の産褥婦の自殺による死亡数は年間60〜80人と推測されており，把握されていない

母体死亡原因として大きな問題となっている[5]。このため,妊婦および産褥婦のうつ病,自殺企図を,産科スタッフや家族が早期に気づき,精神科に確実につないで自殺を予防することができるように,PEEC™ コースのなかで妊婦・産褥婦の精神科的問題を取り扱うことは意味のあることだと考えられる。さらに妊婦や産褥婦の精神科的問題の解決に十分対応できる精神科スタッフの育成も同じ程度重要であり,精神科関連学会へその必要性を働きかけていく必要がある。

3. 病院前 PEEC™ コースの開発と展開

救急医療機関におけるスタッフのみならず,現場で対応にあたる救急隊員,救急救命士にとっても,精神科的問題を有する傷病者への接遇と応急処置,搬送先の選択には,これまでも多大な苦労を経験してきているので,標準的な病院前における対処法を「病院前 PEEC™ コース〔PPST (Prehospital PEEC Skill Training) コース〕」として救急隊員,救急救命士,そして警察官や行政担当者向けに開発・展開することは非常に有用である。現在 WG によるコースが開発され,本コースが開催されている[6]。詳細は,第Ⅱ章1「病院前における精神症状の評価とトリアージ」(p.32) を参照されたい。

4. 精神科医を対象とした身体救急症例の初療コース開発

ここまでは,身体科スタッフが苦手と感じる精神科的問題を有する急患に対する標準的な初期診療を学ぶためのコースの紹介ばかりであったが,カウンターパートとなるべき精神科医を中心とした精神科側のスタッフも,精神科かかりつけの患者の身体的な問題の発生時に,初期診療を正確に遂行することが勧められる。具体的には,薬物の過量摂取に対する初期治療,刃物を用いた自傷行為の止血だけでなく,心肺停止の認識と ALS(二次心肺蘇生法),胸痛,意識障害,痙攣,高体温,呼吸困難など遭遇する可能性が高く危険な疾患を含む症候の鑑別と初期治療などがあげられる。

実際,日本精神科病院協会では,数年前より身体科救急医療の専門医を招いて,会員向けに有料で約3時間の身体合併症講習会を開催している[7]。本講習会の内容を表Ⅰ-5 に示す。今後このような精神科スタッフが身体科救急の初期診療を学ぶ教育活動の機会が増え,定期的にかつ段階的に高度な内容も受講できるよう,関連学会が主導して組織的に企画・運営・開催されることが求められる。

表Ⅰ-5 日本精神科病院協会主催 身体合併症講習会のプログラム（3時間）

- 薬物過量摂取の初療
- 心肺停止患者への対応：『JRC 蘇生ガイドライン 2015』最新版
- 外傷初期診療（JATEC™）
- 脳卒中初期診療（ISLS）
- 高体温
- 突然の胸痛・頭痛
- 進行性の呼吸困難
- アナフィラキシーの初療

◆ PEEC™ の将来

今後，身体合併症を有する精神科患者の救急外来への搬送，精神疾患そのものの悪化による搬送はいっそう増加することが見込まれる。

「この急患はわれわれの範疇ではない」「われわれの専門領域ではないので診られない」と言って断り押しつけ合う状況はそろそろ終わりにして，精神科スタッフであっても身体科救急スタッフであっても，まずは患者を診察し，いったん標準的な初期診療を施したうえで，翌朝，あるいは週明けの月曜の朝一番に専門医へコンサルトできるような状況になることが望ましい。PEEC™ コースがその一助となれるよう，今後も改訂を重ねて常に最新のコース運営を行い，数多くのファシリテーター，アシスタントを育成していくことが求められている。

◆文 献

1) 日本臨床救急医学会：委員会と活動内容. 11. 自殺企図者のケアに関する検討委員会. http://jsem.me/about/contents.html
2) 日本臨床救急医学会：PEEC について. http://jsem.me/training/peec.html
3) 日本母体救命システム普及協議会：J-CIMELS 公認講習会. https://www.j-cimels.jp/theme9.html
4) 日本母体救命システム普及協議会（J-CIMELS）総監修：母体救命アドバンスガイドブック J-MELS, へるす出版, 東京, 2017.
5) 妊産婦死亡症例検討委員会, 日本産婦人科医会編：母体安全への提言 2016 vol. 7. http://www.jaog.or.jp/wp/wp-content/uploads/2017/08/botai_2016.pdf
6) 独立行政法人国立熊本医療センター救命救急センター：PEEC/PPS. http://www.nho-kumamoto.jp/kyukyuiryou/peec.html
7) 日本精神科病院協会：教育・研修情報. http://www.nisseikyo.or.jp/education/

I章 総論

2 救急医療における精神科的問題への対応—PEEC™ 精神科医編

横浜市立大学附属市民総合医療センター精神医療センター　**日野　耕介**

　本書は，救急医療スタッフを対象として「精神科医がいない状況」での精神症状を呈している患者への初期診療を学ぶためのガイドブックである。休日や夜間を乗り切れば，精神科医へのコンサルテーションが可能となる医療機関もあるであろうし，そうでない医療機関もあるであろう。いずれにせよ，多くの症例において精神科医療につなげることは，一つの大きな目標となる。また，読者のなかには，救急医療と何かしらの形で連携する立場にある精神科医も含まれているであろう。そのため，本稿では救急医療における精神科医の役割について紹介する。

◆ 救急医療における精神症状を合併する症例

　救急医療現場では，身体的な問題と精神症状が合併し，複雑に絡み合っている症例をよく目にする。以前，筆者が所属する医療機関（以下，当院）で行った調査の結果を図Ⅰ-3，4に示す[1]。救命救急センターに入院となった全症例のうち，病歴の聴取などにより何らかの精神疾患の既往を確認できたものは，21.4%であった。また，精神疾患の既往の有無にかかわらず，救命救急センター入院中に精神科医による診察が1回でも行われた症例は29.4%であった。当院は精神科病棟を有し，普段から救急科と精神科が連携しやすい状況にある医療機関であるため，一般的な救急医療機関よりも精神症状を合併する救急症例が搬送されやすいことも反映されているが，データからも，救急医療において精神症状への対応ニーズが高いことを示している。

　また，精神科医が実際に診察を行った症例の内訳については図Ⅰ-4に示す。本書の第Ⅱ章で示されるような，自殺未遂者への対応や特定の精神疾患への対応はもちろんであるが，実際には，救急医療の受療後より新たに発生する精神症状への対応も，精神科医の重要な役割である。その代表的なものとしてあげられるのが，せん妄状態への対応である。せん妄は，救急・集中治療領域において，死亡率の上昇や集中治療室滞在期間の延長など，転帰へのさまざまな関連性が指摘されている。精神科医のスキルを生かし，せん妄症例に対して効果的にかかわることは，円滑な身体治療につながり得ると考えられる。ほかに，

I章 総論

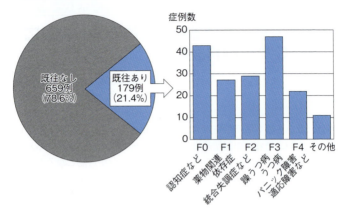

図 I-3 救命救急センターに入院となった症例における精神疾患の既往の有無と診断名（ICD-10 による分類 n＝838，CPA症例を除く）
〔文献1）より引用・改変〕

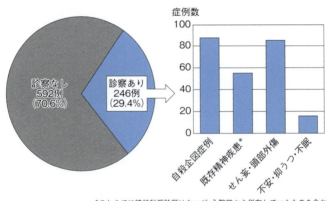

＊これまでに精神科受診歴はないが，入院前から併存していたものを含む

図 I-4 救命救急センターに入院となった症例のうち精神科医の診察を要した症例（n＝838，CPA症例を除く）
〔文献1）より引用・改変〕

救急医療領域で特徴的な精神症状としては，頭部外傷を契機とした精神症状や，外傷・内科系疾患後や集中治療中に合併する不安・抑うつ・不眠などがあげられる。このように，救急医療の現場は，さまざまな精神疾患および精神症状への対応が求められる場所なのである。

2 救急医療における精神科的問題への対応―PEEC^{TM} 精神科医編

◆ それぞれの立場における救急医療との連携

　次に，精神科医それぞれの立場における救急医療との連携のあり方について解説する。精神科医と一言にいっても，実際はその働き方や，救急医療との接点はさまざまである。救急医療部門を有する総合病院で働く精神科医もいれば，精神科専門の病院やクリニックに勤める精神科医，あるいは主に行政の仕事にかかわる精神科医などもいる。しかし，連携のために必要な基本的な姿勢は共通する。以下では，医療機関で診療業務を行う精神科医を想定し，①総合病院で診療に従事する精神科医，②精神科病院やクリニックで診療に従事する精神科医に分けて，それぞれの要点を紹介する。

1．救急医療部門をもつ総合病院の精神科医

　総合病院の精神科医は，リエゾン・コンサルテーションという形で，救急医療部門から相談を受けるのが一般的であろう。どのような精神症状への相談が多いかは，前述のとおりである。ただし，救急医療における精神科医の業務内容は，それだけとは限らない。時には患者の家族（あるいは遺族）の心理的ケアも必要なほか，救急医療従事者に対する精神科的な知識やスキルに関しての教育，院内の精神科病棟や近隣の精神科医療機関との橋渡し役も大きな役割といえる。

　また近年，医療のさまざまな場面で，チーム医療の重要性が強調されている。精神科領域でも平成24（2012）年度の診療報酬の改定により精神科リエゾンチーム加算が算定できるようになった。この加算の目的は身体治療を要する症例の精神医学的な問題に対し，多職種で介入を行うことにより，精神症状への質の高いケアが期待できることである。とくに自殺未遂症例は，精神疾患以外にもいくつかの問題が絡み合っていることが多く，精神科医による精神症状への介入のみでは，対応として不十分な症例も少なくない。次稿以降で紹介する看護師やソーシャルワーカー，臨床心理士などと連携しながら「チーム」として対応することが望ましく，その場合精神科医はチームのリーダーとしての役割が期待される。

　なお，精神科的な問題への対応の原則は，救急医療の現場であるからといって大きく変わるわけではない。留意すべき点があるとすると，平均在院日数の違いによる「スピード感の違い」であると考えられる。依頼された症例が置かれている状況は，数時間〜数日単位で変化し得る。できるだけ細やかな経過観察と早めの介入を行うとともに，「その日できることはその日にめどをつける」という姿勢が求められる。

Ⅰ章　総論

2. 精神科病院やクリニックの精神科医

　精神科専門医療機関における診療に従事する精神科医は，医療機関同士の連携という形で，救急医療スタッフとやり取りをする場面が想定される。かかりつけ患者が救急医療機関に搬送された場合は，診療情報提供依頼に対応し，その後の治療に関する相談に乗ることが主な役割となる。あるいは，かかりつけ患者でなくとも，精神症状への専門的な介入が必要な状態であれば，精神科病院への転院について相談に乗る場合がある。また，精神科病院に入院中の症例に，自施設では対応が難しい身体合併症が発生した場合は，救急医療機関に転院の受け入れ依頼をする場合もある。

　このようなやり取りの際に，「どちらの医療機関で対応するのが適切な状態なのか」という点で，救急医と精神科医の意見が食い違うことは珍しくない。「精神科の立場としては…」「救急医の立場としては…」という形で，互いの立場を主張し議論は平行線となり，互いが陰性感情を抱いてしまうこともある。両者とも「患者に適切な医療を提供する」という点では同じ目的地を目指しているわけであるが，互いのスキルの違い，スピード感の違い，治療環境や医療資源の違いなどから，スムーズな連携が難しくなってしまう。このような状態を改善するため，近隣の医療機関に勤める精神科医と救急医は，日ごろからコミュニケーションを図り，顔の見える関係となっておくことが望ましい。互いを知ることにより，相手にどのようなことを依頼することが可能か，また自分がどのようなことで相手の役に立てるのかを知ることができる。互いが歩み寄りつつ患者にとってベストな対応方法について協議する姿勢が求められる。

◆ よりよい連携を目指して

　精神科医が救急医療従事者と協力体制を確立する一つの方法として，「PEEC™ コースを地域で開催し，地元の精神科医がファシリテーターを務めること」は非常に有用であると考えている。PEEC™ コースを通じて，顔の見える関係を作るきっかけにもなるし，互いが普段どのようなことを考え診療にあたり，どのようなことで困っているかを知ることができる。そのような経験は，今後の連携に非常に役立つであろうと思われる。筆者も当院で PEEC™ コースを開催し，精神科医としてファシリテーターの立場を担っているが，コースを開催するたびに新しい発見があり，精神科医にとっても実り多い研修会であると感じている。PEEC™ コースにおけるファシリテーターの具体的な役割については，本書第Ⅱ章 2「救急医療機関における精神症状の評価」(p.40)を参照していただき，今後多くの精神科医がコースにかかわることを期待した

い。

　救急医療従事者が自主的に PEEC^{TM} コースで学ぶことによって，精神症状への対応を身につけようとしている。筆者としては，この逆の取り組み，つまり精神科医が「見逃してはいけない致命的な病態に気づき，精神科医療機関で利用可能な資源のみを活用して初期対応をし，高次医療機関につなぐための教育コース」も有用ではないかと考えている。相互に学ぶ姿勢がよりよい連携につながり，患者に対しても大きな利益をもたらすことを期待したい。

　以上のとおり，本稿では救急医療における精神科医の役割について解説した。救急医療と精神科医療は，決して明確に分けられるものではなく，多くの場面で双方の問題がオーバーラップし，協働での解決が望まれる。これまで以上に，救急医療スタッフと精神科医が良好な関係性を築けるよう，PEEC^{TM} コースおよびガイドブックが一つのきっかけになればよいと考えている。

◆文　献

1) 日野耕介：精神科救急．三宅康史編，救命救急・集中治療エキスパートブック R35，日本医事新報社，東京，2017，pp186-205．

I章 総論

3 救急医療における精神科的問題への対応—PEEC™ 看護師編

東海大学医学部付属病院看護部救命救急センター　寺地沙緒里

◆ 救急医療での看護師の役割

　救急医療の現場には，年齢，疾患，重症度の異なるさまざまな患者が搬送されてくる。そのなかでも複数の身体疾患だけではなく，精神疾患を抱えている患者も多い。

　近年では社会の縮図を垣間みるような「高齢者で認知症を患った患者」や「本人や家族も気がつかないうちに，何かいつもと様子がおかしい，こんなに怒る人ではなかった，このような性格ではなかったという患者」「他人へ精神科に通院していることを知られたくはないが，症状コントロールがつかなかった患者」や「さまざまな理由で，自殺企図をしてしまった患者」「救急車で繰り返す頻回受診の患者」「独り暮らしで頼る人がいない患者」「疾患の影響で働くことができず受診もままならないまま，疾患が悪化し搬送された患者」など，目にみえる身体疾患以外の，いわゆる「どこの診療科で対応したらいいかわからない」と判断される精神疾患だけではなく，社会的問題を抱えた患者も多く搬送されてくる。

　われわれ救急医療の現場で働く看護師は，医療チームの一員として「疾患の原因を突き止めるための診療の補助」を行うが，患者を「生活者」としてとらえ援助を担っている。

　看護職は常に患者や家族に一番近いところでケアを行っており，病を抱えながら生活していくためにはどのようにしたらよいか考え，アセスメントを行い，看護ケアを展開していく。個々のライフスタイルに合わせ，「生活者」の視点で患者や家族が自立した生活をしていくためには，どのような援助を行えばよいか検討した対応が必要である。

　とくに精神疾患を抱えた患者や，社会的問題を抱えた患者が救急搬送後社会へ帰っていくための取り組みには，来院時の家族の情報と，今回救急搬送となった背景，患者の生活背景の情報など，看護師が中心となって情報収集を行うことが多く，その後の退院支援に大きな影響を与える。そしてさらにその情報は，医療ソーシャルワーカーや臨床心理士などの多職種へ「つなぐ」ことと「その後の援助の方向性を決める」ための，重要なキーワードとなる。

3 救急医療における精神科的問題への対応—PEEC™ 看護師編

本稿では,対応の多様化を求められる救急医療の現場のなかで「精神疾患を抱えた患者への対応」について,その現状とPEEC™コースを受講した後の変化,PEEC™コース内での看護師の役割を述べていく。

◆ 救急医療での精神症状を呈した患者への対応の現状

　救急の現場で看護師がとくに困難感を抱きやすいケースの一つに,「精神症状を呈した患者への対応」があげられる。筆者が開催した看護師向けの精神症状を抱えた患者への対応コース内で実施した受講生アンケート結果では,回答した9割の看護師が「精神症状を呈した患者の対応に苦慮している」と回答している。回答者の所属は,救命救急センターだけではなく,回復期の患者に対応する病院や,介護施設,二次救急医療機関などで働いているさまざまな科の看護師たちであり,この結果から,多くの看護師たちが困難感を抱きながら対応していることがわかる。つまり看護師たちは,精神疾患の診断名がつき精神科の病棟で対応する以外の場所でも,精神科的問題を抱えた患者へ対応しなければならない,ということを示唆している。

　その背景には,看護師は常に患者のベッドサイドにいるその職務の特徴があげられる。そこでの看護師たちは,「精神疾患の診断はついていないが,精神症状を呈している患者」に遭遇する。精神症状といっても多岐にわたる。よく目にする症状として,せん妄や不安,幻覚・幻聴・被害妄想・パニックなどがある。さらに救急医療の現場では「うつ病」や「統合失調症」などが既往にあり,その症状が悪化したために,行動として「自殺企図」を起こし,多発外傷や骨盤骨折,急性薬物中毒,縊頸,一酸化炭素中毒など,精神以外の身体疾患を合併してくることが多い。とくに多発外傷や骨盤骨折の場合は,治療上,長期臥床・長期入院となる患者が多く,全身状態が安定した後の全身管理に加え,精神面への援助も必要となる。精神科医師が常駐している病院でも,まず初期対応を行うのは看護師たちであり,時に精神面が不安定な患者から蹴られたり,殴られたり,暴言を吐かれたり,理不尽な対応を求められたりと,患者が問題行動を起こってから患者について初めて専門家へコンサルされることも少なくなく,看護師たちの身体的・心理的な負担も大きい。

　さらに社会的側面からみてみると,精神科的問題を抱えた長期入院患者の回復期の受け入れ先となる施設は少なく,身体的治療は終了し回復期でリハビリテーションが中心となる時期となっても,適切な医療を受けられないケースもある。その間に患者のADL（日常生活動作）やQOL,自立心などが低下していき,さらに医療への依存度が高くなり,居場所を求めてたびたび入退院を繰り返すことも少なくない。これには,キーパーソンが不在な患者,高齢者,社

I章　総論

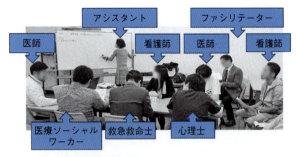

図I-5　コース参加者の例

会的問題を抱える患者（家族はいるが患者とかかわろうとしないなど）などが陥りやすい。

この「繰り返す」負のスパイラルに陥ると，医療従事者側も「また来たか」という陰性感情を抱きやすく，苦労して救命しても意味がないのでは，という感情にかられやすい。

また疲弊したスタッフについて組織的なケアを行っているか，コースのなかで受講生に質問すると，「患者だから仕方ない」「がまんしています」とほとんどの受講生が回答しており，対応した医療スタッフのケアを組織としてフォローすることを積極的に行っている施設は少ない，と受講生の多くは答えていた。

コースを受講することで患者や自施設のスタッフへの対応方法を学ぶだけではなく，体験を語り，共有すること自体が，スタッフケアの一部ともなる。そして負のスパイラルへ陥らないよう，医療従事者側も多職種で連携し，情報や体験を共有することや，自身の経験を述べ，他の参加者に聞いてもらうことで，前向きに向き合っていく一助となることも狙いの一つである（図I-5）。

さまざまな職種の受講生と体験を語り共有し，職種による事象のとらえ方への考え方の違いを知ることで，多職種連携時の話し合いの一助となることも狙いとしている。このなかで看護師はアシスタントとして，また患者の代弁者（アドボケーター）としての役割も果たす。

◆ PEEC™ コースでの看護師の役割と受講後の参加者の変化

PEEC™コースでは，救急場面で遭遇するケースを基に，精神症状を呈している患者への基本的な対応方法を伝えている。普段の医療現場のなかで，精神

3 救急医療における精神科的問題への対応—PEEC™ 看護師編

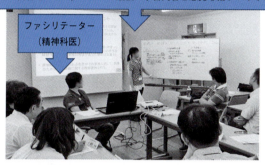

図Ⅰ-6 コース内の様子

疾患患者とのコミュニケーション方法について，他者が客観的にその対応を観察し具体的なフィードバックを行う機会は少ない。そのため，本コースのなかでは，ディスカッションを大切にしている。受講生同士で自身が体験した対応方法を語ること自体が，まず普段の自身の対応方法について振り返る場ともなるからである。さらに，受講生に苦慮した場面を話してもらうこともストーリーを整理した語りとしてケアにつながり「思いを吐露する場」となる。そして，ファシリテーターである精神科の専門医が肯定的なフィードバックを行うことで，自信をつけてもらい，現場で患者と向き合う勇気と心を守る対策を練ることの手伝いをも目的としている。受講生は現場へ帰った際，同僚がその対応でつらい経験をした場合のケアを行う方法の一部としてこの方法を紹介する役割を担っている。

本コースのなかでは，さまざまな職種の医療従事者が受講生となる。1つのグループ内で意見や体験を交換することは，現場のチーム医療の一助となることを狙っている。

看護職は，患者と家族の近くにいるからこそ聞けるその思いや，患者の思考の癖などの情報を集め，対応の方針などを決める際に患者や家族の考えを代弁していく役割を担っている（図Ⅰ-6）。

できるだけ偏りがない視点で意見を集約し，患者が生活を自立して行えるよう，援助していく方法とその介入の結果を分析していく能力が求められる。これらは，実際の臨床現場でも応用される力となる。

本コースを受講したアンケート調査では，「現場で活用してみたい」や「対応

の仕方がわかった」「逃げないで患者の話を聞いてみようと思った」「自分の対応は間違ってなかった。自信がついた」との意見があがっている。

◆ 今後の展望と課題

　本コースはディスカッションができるグループ人数で構成されているため，一度に受講できる人数が限られる。多くの人に受講していただくには，少しずつでもコース開催を広げていく必要がある。

　さらに地域医療の問題や社会的背景など，さまざまな視点にも目を向けなければならない。救急の場ですんなりと解決できる問題ではないからこそ，コースで学び，顔の見える関係づくりを行い，院内の職種だけでなく，地域の病院や病院前の現場とも連携していく必要がある。地区ごとの開催は，「顔の見える連携づくり」の一助も担っており，対応困難なケースの患者の行き場がなくならないような体制づくりと協力が必要である。

　現在，国としては地域医療の強化と地域包括ケアにシフトしている。高齢者だけではなく，精神疾患やその症状を呈した状態でも，地域のなかで生活していかなければならない。救急医療現場が地域から運ばれてくる患者の窓口となっているが，今後は病棟のみならず地域のなかでもこのような患者を支えていく必要が出てくる。地域の介護施設や病院以外にも地域で働いている看護職者は多い。多い人数を強みにして，他職種へ「申し送る」職業ならではの連携を生かし，患者を看ていける人材育成や関係づくりが必要である。

◆参考文献
1) 三宅康史編：本気の精神科救急；ブレイクスルーとなるか．救急医学 41：502-602, 2017.

I章 総論

4 救急医療における精神科的問題への対応—PEEC™ ソーシャルワーカー編

横浜市立大学附属市民総合医療センター管理部地域連携課　山田素朋子

◆ 救急医療に携わるソーシャルワーカーの役割

　救急医療現場では，急な傷病に伴い，これまで表面化していなかった社会生活上の問題が露呈し，新たな問題も生じやすく，社会的支援ニーズが高いフィールドである。また，社会的脆弱性からこれまで支援の手が入りにくかった対象にとっては，社会的支援が入るための要衝としての側面がある。救急医療におけるソーシャルワーカーの役割は，救急医療によって生かされたいのちを，心理・社会的側面からアプローチし，患者が"生きる"ための社会的支援につなげるところにある。つまり，医療従事者は傷病を起点として，診察・検査を行い，診断し，治療（手術・投薬・管理）によって患者を"生かす"ことでいのちをつないでいく。一方，ソーシャルワーカーは，社会生活上の問題を起点として，社会生活環境の情報収集・状況把握を行い，社会診断し，社会資源の導入・調整（人・制度・機関）を行うことで社会的問題の解消を図り，患者の"生きる"につなげていくということになる。

　本稿では救急医療に携わるソーシャルワーカーが精神科的問題に対応するために理解しておきたい考え方，実践的知識について概観する。

◆ 救急医療における精神科的問題のとらえ方

　救急医療の対象には，自殺，アルコールや薬物依存，うつ病や統合失調症，認知症などの精神疾患，摂食障害，知的障害や発達障害と多様な精神科的問題を背景にもつ患者が多く含まれ，医療従事者からは精神科治療や介入が求められる。ところが，搬送自体が急な身体的傷病を起点としていることから，患者やその家族が精神科治療や介入の必要性を認識していないこともある。とりわけ自殺企図やアルコール・薬物依存で搬送されてきた場合，搬送自体が本意でないこともあり，治療や介入の動機づけが得られず，救急隊や医療従事者が対応に苦慮する場面がしばしばみられる。しかし，治療や介入を望まない，本意ではない搬送であるからこそ，その背景には社会的生きづらさ，経済的困窮，家族機能不全，人的資源の乏しさなど，社会的脆弱性や問題が潜んでいる。だ

からこそ、ソーシャルワーカーには、患者・患者の家族が発する表面的な言動にとらわれず、慎重にその人の置かれている状況を評価し、支援の手を入れることができる力が求められる。ソーシャルワーカーが担う社会生活環境の調整は、精神科治療において、単なる社会的支援ではなく、精神症状の緩和や治療の動機づけに直結していることも認識しておく必要がある。自らの動きが入院中の患者の安定や再発予防に影響を及ぼすことを念頭に置き、医療チームの一員として多職種と協働し調整を進めていく意識をもつことが救急医療において精神科的問題に対応する際の要点となる。

また、救急医療で直面化させられる問題として、患者が精神的問題を背景にもつことで搬送先や転院先がなく必要な治療が受けられないという現状がある。医療を受ける権利の保障、権利擁護の視点を念頭に置いて活動することも、救急医療に携わるソーシャルワーカーとして押さえておきたい事項である。

◆ 精神科的問題への実践的対応に必要な知識

1. 救急医療と精神科病院への入院

救急医療はいのちを救う医療が提供される場であり、いのちの危機にある傷病者を速やかに受け入れる体制を整え、維持していくことが救急医療の第一義的な目的である。入院期間も短い。救急医療の機能を損なわず社会的支援を展開するためには、かかわれる時間の短さ（＝時間的制約）、状況に応じて素早く対応する（＝即応性）、時間や分刻みで状況が変化する（＝流動性）が活動の前提にあることを理解しておく。

一方、精神科病院への入院は精神保健及び精神障害者福祉に関する法律（精神保健福祉法）に基づく入院となり、人権への配慮が最重要視される。そのため入院の判断には、精神症状の有無・程度、同意者となる家族等の把握、入院形態などの法律の理解が前提となる。救急医療からの精神科病院への転院の際には、時間的制約があるなかでもこれらの項目は押さえておく必要がある。さらに精神科病院では救急医療で維持的に行われている医療行為も機能的に対応することが難しい状況もあり、身体疾患の除外やその後のフォローや管理についての細やかな配慮が必要になることも忘れてはならない。

2. 社会生活環境情報の収集と評価

救命後の退院、社会資源との調整を図るために社会生活環境情報を収集し、評価する。

まず患者が自身を取り巻く社会生活環境をどうとらえているか（主観的情報），家族や関係者からみた場合はどうか（客観的情報）を聴取し，そのなかから社会生活環境の改善の可能性，患者の対処能力や変化の可能性をみて介入方針を決めていく。項目としては，入院に至るまでの経緯，社会生活状況，家族状況，精神科治療歴，治療歴のない場合は精神状態の変化について聴けると把握しやすい。

救急医療では患者の身体的重症度が高いため，患者の家族や関係者からの情報のみで評価することが多いが，精神科病院や精神保健領域の社会資源との調整においては，とくに主観的情報が重要視される。

情報を得る時期は，搬送時，搬送直後，意識回復した時点が考えられるが，できるだけ早い段階が望ましい。搬送時には患者の家族や関係者が付き添っていることも多く，主観的情報だけでなく，客観的情報が得られやすいからである。同時に救急搬送による家族や関係者の不安を受け止め，リアルな危機的状況を共有することによって関係性が作りやすくなる。また，この時点で今後の流れややるべきことについて事前の心構えをもってもらえると，その後介入する際に協働体制で取り組みやすくなる。一方，患者は意識がクリアでないことも多く，のちに話したことも覚えていないこともあるが，言動の変化もまた精神科的評価・介入において重要な情報となる。また，搬送時の情報収集は，救急隊から現場情報や救急医，看護師からの身体的治療や予後の見立てなどの医療情報が得られ，介入のための時間的猶予がどのくらいあるのかを算段でき，社会資源の調整や制度導入の準備がしやすくなる。

3. 自殺の危険度の評価

自殺の危険度の評価は，安全確保と介入の優先順位や救命後の方針を決定するために必ず行う。身体的治療や意識の回復のタイミングを見計らい，できるだけ早い段階で実施する。評価ツールは救急医療環境と救命後の自殺未遂者の心情に配慮し（評価されている，調査されていると思わせない），書面を見ないで対応できるようにしておく（表Ⅰ-6）。まず現時点での自殺念慮の有無について聴き取り，自殺念慮が残存している場合には，続けて自殺の計画性について尋ねていく。自殺念慮のある者の34％に自殺の計画性があり，自殺の計画性のある者の72％が自殺企図に至っているとする報告[1]もあり，自殺念慮，自殺の計画性の有無は支援方針を左右する。自殺念慮の評価とともに社会生活状況を評価する。自殺未遂者のもつ保護因子の探索，評価，強化を行う。自殺念慮と社会生活状況の評価を併せて自殺の危険度を見極め，入院を含めた保護的環境を確保すべきか，サポート資源につなげる調整をして退院とするのか，ある

表Ⅰ-6 自殺の危険度

危険度	内容
1	自殺の危険はない
2	自殺に傾く何らかの思考をもっている
3	自殺念慮がある
4	自殺の具体的な計画を考えている
5	自殺が差し迫っている

＊保護因子・サポート資源の有無によって危険度の評価は前後する

表Ⅰ-7 支援の4原則

1	具体性	情報提供は常に具体的であること
2	信頼性	信頼できるものであること
3	確実性	資源に確実にアクセスできること
4	継続性	継続性が担保されていること

いはそのまま退院としていいのか,社会的支援の視点からの判断を行う。自殺念慮があっても保護因子があり,家族の見守りが十分確保される場合には退院を検討できるが,単身者でどこからもサポートを得られない場合には人権に配慮しつつ積極的に入院を考える。

4. 社会資源の導入

　救命後の患者は心身ともに疲弊しており,対処力も著しく低下している。また,精神科的問題を背景にもつ患者ほど,相談することで周囲に迷惑をかける,あるいはこれまで相談してきたが,助けにならなかったと社会資源や支援への不信感を抱いていることがある。いくら医療従事者が社会資源を活用することで問題解決につながると判断し,「行ってください」「やってください」「相談してください」と伝えたところで社会資源にはたどりつかない。社会資源につなげる際には,"支援の4原則"(**表Ⅰ-7**)[2]を意識する。「相談窓口に行ってください」ではなく,相談窓口に連絡をとり面接を予約し,担当者の名前,面接の

4 救急医療における精神科的問題への対応―PEEC™ ソーシャルワーカー編

日時を具体的に伝える。その際，相談窓口や担当者が問題に対処してくれる信頼できる機関なのか確認する。そして，患者が相談窓口に確実にアクセスできるように付き添える人などの調整をする。また，その場限りの対処療法的な対応で終えてしまうことは，孤立感を抱き，アルコールや薬物に依存せざるを得なかった患者や自殺未遂者には，「また見捨てられた」と受け止められる可能性があることから，支援が継続されるよう配慮する。

また社会資源導入の注意点として，自殺未遂者については，社会資源は自殺のリスクを低減させるが，精神科医療や社会資源につながったことでリスクが解消されたわけではないことは念頭に置く必要がある。

◆ 今後の支援のあり方

精神科的問題を背景にもつ患者の入院は，在院期間が長期化し，救急医療の機能を損なうとの見方がされることがある。しかし，救急医療現場に救急医療と精神科医療の特性を理解したソーシャルワーカーが医療従事者と同様に身を置き，タイムリーかつ効果的に介入できれば在院日数に影響せず，適切な支援につながる可能性が開ける[3]。平成21（2009）年に三次救急医療機関を対象に実施された調査では，ソーシャルワーカーを専任配置している施設は2.4%と少なく，現場のニーズに十分対応できていない現状となっていた。平成27（2015）年に救急認定ソーシャルワーカー認定機構が設立され，認定資格ができた。これにより，今後救急医療へのソーシャルワーカーの専任配置が広がり，精神科的問題を背景にもつ患者の利益につながる支援が展開されることを期待したい。

◆文 献

1) 高橋祥友，竹島正編：自殺予防の実際，永井書店，大阪，2009.
2) 山田素朋子：自殺未遂者の初期介入で必要なスキル．精神科治療学 30：339-344，2015.
3) 山田素朋子，高井美智子，北元健，他：救急医療施設における精神保健福祉士（PSW）の活用；向精神薬による自殺未遂患者への対応．総合病院精神医学 27：233-240，2015.

I章 総論

5 救急医療における精神科的問題への対応—PEEC™ 臨床心理士編

埼玉医科大学医学部救急科／埼玉医科大学病院救急センター・中毒センター　髙井美智子

◆ 臨床心理士とは

　臨床心理士とは，臨床心理学に基づく知識や技術を用いて，人のこころの問題にアプローチする職種である。医療現場において患者を biopsychosocial model（生物−心理−社会モデル）でとらえて治療・支援を行うなかで，医師や看護師は医学的知識に基づいて病理を診断し，その病因を薬物や身体的処置により除去・管理する。ソーシャルワーカーは社会福祉の立場から，経済的，社会的問題の解決・調整を行うことで社会復帰を援助する。そして，臨床心理士は心理アセスメントにより患者の認知や感情，知能，性格傾向などの心理的側面を評価し，そこから得られた結果に基づいて適切な心理療法や支援を提供する。このような患者の心理的側面への介入は臨床心理士の独自性と専門性といえる。

　臨床心理士の資格は，昭和63（1988）年に設立された日本臨床心理士資格認定協会が定める民間資格であったが，平成27（2015）年9月に公認心理師法が議員立法により成立したことで，今後は，心理職国家資格を有する公認心理師がこれまでの臨床心理士と同様に，教育，医療・保健，福祉，司法・矯正，労働・産業，学術・研究など多岐にわたる領域で活躍することが期待されている[1)2)]。

　救急医療の現場に臨床心理士が常住するということは非常にまれである。しかし，平成28（2016）年度の診療報酬改定により，精神科医や看護師，精神保健福祉士，臨床心理士などが，自殺企図により医療機関に入院となった患者に対して生活上の課題や精神疾患の治療継続上の課題などについて指導を行うことにより，診療報酬が加算されることになった[3)]。今後は，精神科を含む医療機関に所属する臨床心理士が，救急科において自殺未遂者を含む精神疾患を合併する身体疾患患者を支援する機会が増えることが予測される。

◆ 救急医療における臨床心理士の活動

　救急医療の現場では，日常的にけがや病気などにより患者が救急搬送され治

療や支援を受けている。そのなかには精神科的問題を抱えた患者が数多く含まれている。自殺企図や自傷行為によるものが主流ではあるが、何らかの理由で精神的不調をきたした患者がけがや身体疾患などにより救急搬送され、搬送後に精神科的問題への対応が必要となることも少なくない。本稿では、このような患者に対して臨床心理士が行う心理アセスメントや臨床心理的援助、救急医療における役割、そして今後の課題について概括する。

1. 心理アセスメントと臨床心理的援助

　心理アセスメントでは、患者のパーソナリティ、精神症状、認知および行動のパターン、悩みや問題の背景、環境要因（ストレッサー）などから患者の抱える問題の背景にある全体像を整理し明らかにする。その際、ただ悪いところ、問題点をみつけるだけではなく、その患者の健康的な部分、機能している部分をとらえることが重要である。通常、臨床心理士はゆっくり時間をかけて患者との間にラポール（親和感）を形成し、こころの内面開示を促すような面接を行うが、救急医療の現場では、限られた時間のなかで情報を収集し、援助方法を検討しなければならない。そのため、患者とのファーストコンタクト時の偏見や否定的態度に十分に留意し、共感的理解を示し援助的コミュニケーションを図りながら心理アセスメントを行う。

　心理アセスメントの結果を基に患者一人ひとりにとって適切な臨床心理的援助を行っていくが、救急医療の現場においては、患者に介入できる時間は限られており、構造化された心理療法が実施できるような、プライバシーの保たれた環境や静かで落ち着いて話せる空間をもつことはまれである。そのため、援助方法は患者によりさまざまではあるが、単発を含めた広義のカウンセリングや心理教育的介入が中心となる。例えば、過換気発作により繰り返し救急搬送される患者の場合、穏やかに支持的に接することで患者の気分を落ち着かせ、発作のきっかけとなる精神科的・心理社会的誘因への対処行動を提案し実践を働きかける。ほかにも、アルコール・薬物乱用、幻覚妄想を伴う統合失調症、不穏の認知症などの患者が救急搬送された際、付き添いの家族が患者への対応に苦慮し疲弊している様子をたびたび目にする。そのようなときには、家族への心理的支援が必要となり、治療継続のための動機づけ支援を患者ならびにその家族に対して導入する。また、アセスメントのなかから虐待が疑われることや、恋人・パートナーからのDVやストーカー行為などにより精神的に追い詰められていることがわかる場合もあり、必要に応じて適切な専門職・専門機関へ迅速にコーディネートすることが重要となる。

　自殺企図や自傷行為により救急搬送される患者への対応を行う機会が多いの

表 I-8 救急医療現場における自殺のリスクアセスメント

領域	アセスメント項目
相対的な自殺リスクの評価	精神障害の病態
	過去の自殺企図・自傷行為（「これまでの自殺企図では，何がきっかけになっているか」「自殺企図を繰り返しているか」など）
	不安焦燥感・衝動性（「これまでの自殺企図では，いつ死のうと思い実際の行動に移ったか」など）
	自殺企図後の内省（「周りに迷惑をかけたなどの反省」「自殺企図したこともそれが失敗に終わったことも受容している」「自殺が失敗したことへの後悔」）
	アルコール・薬物の依存傾向
	身体疾患・慢性疼痛
	虐待経験
	家庭・就労環境
	人間関係の葛藤・不和・喪失
	孤立感および社会的支援の不足
	自殺手段へのアクセスの容易さ
自殺する危機がどの程度差し迫っているかの評価	現在の自殺念慮（「死にたいと思っているか」「自殺を考えているか」をストレートに尋ねる。「もうどうでもいい？」や「いなくなってしまいたい？」のような質問だけでは，自殺の意図が十分には確認できない）
	自殺念慮の強度（「どのくらい本気で考えているか」）
	自殺念慮の持続性（「いつから続いているか」）
	計画性（「いつ，どこで，どのような方法で自殺しようと考えているか」）
	準備性（「自殺手段の準備をしているのか」）

も救急医療の特徴といえる。ただし，自殺未遂者などの自殺ハイリスク者に対しては，臨床心理士は再企図予防に主軸を置いた介入を実施することとなる。救急医療において臨床心理士が実践する自殺のリスクアセスメントを表 I-8

5 救急医療における精神科的問題への対応—PEEC™ 臨床心理士編

に示す．できるだけ時間をかけて自殺未遂者の自殺念慮，危険因子や保護因子などの多角的なアセスメントを実施したうえで，再度自殺する危険性を総合的に評価し，その危険性に見合った危機介入を行うことが重要である[2)4)5)]．

2. 浅くとも幅広い社会資源の知識を

　救急医療機関に搬送される精神科的問題をもつ患者は，同時に心理社会的問題などの生きづらい状況に置かれていることが多く，何の介入もないまま元の生活環境に戻れば，再度，精神的不調をきたし，最悪の場合，自殺する可能性がある．そのため，患者を取り巻く生きにくい環境や状況を把握し改善することは自殺予防という意味でも非常に重要である．ただし，所属する職場によってはソーシャルワーカーなどの社会資源を駆使した生活環境の調整を専門とする多職種と緊密な連携を図ることが困難な場合もある．そのため，臨床心理学の枠組みを越えて，地域保健機関の仕組みや業務内容，借金・多重債務の相談窓口，生活保護，精神保健福祉（例：精神障害者手帳，障害年金，自立支援医療制度など）の相談窓口，などの身近にあって利用することが可能な社会資源や福祉制度について浅くとも幅広い知識をもつことが大切である．こうした知識をもつことで患者を適切な専門職・相談機関に確実かつ迅速につなぐことが可能となり，また，ソーシャルワーカーが不在の場合，最低限必要な社会資源や利用可能な福祉制度についての情報提供を行うことが可能となる．

3. 救急医療における臨床心理士の役割

　前述のとおり，臨床心理士は精神科的問題のある患者に対して心理アセスメントを行い，それに基づいた臨床心理的援助を状況に応じて実施する，いわゆる"援助者"としての役割をもっている．この役割に加えて，患者や家族を適切な専門職へとつないだり，多様な職種間の関係性を円滑にするチーム医療の"調整役"としての役割を担っている[6)7)]．近年では，患者の背景にある精神疾患を含む多面的な問題に対して，医師，看護師，ソーシャルワーカーなどのさまざまな職種が，それぞれの専門性と独自性を互いに認め生かしながら，チームとして患者にかかわることが重要かつ効果的とされている．救急医療という限られた時間や空間のなかで最大限の支援を患者に提供するためには，常に変化する患者の状況についての情報共有をしあい，援助方法を検討し実施するということが大切である．このチームの発達段階やタイプ，チーム内力動を見極めて多職種協働が有効に機能するために臨床心理士の専門性が発揮できるといえよう．

I章　総　論

◆ 救急医療における臨床心理士の課題

たとえ経験豊富な精神科医や臨床心理士といったメンタルヘルスの専門家であっても，自殺企図後の間もない患者との臨床面接に臨む際，緊張や不安，自信のなさ，焦燥感などの著しいストレスを伴うものである。そこには，自殺は予測することがきわめて難しい現象であることや，自殺のリスクアセスメントを含む自殺未遂者支援についての知識不足や技術的な懸念と，それらを補うトレーニングや教育が整備されていない問題がある。今後は，救急医療の現場で自殺未遂者を含む精神科的問題をもつ患者に対するより効果的な支援を実施するための知識，技術，態度の向上に資するトレーニングプログラムの開発や，臨床心理士養成カリキュラムや教育体制の見直しを絶えず行うことが必要であろう。

最後に，国内外において，救急医療において臨床心理士による効果的な患者支援に関する研究は非常に少ない。今後は，日常臨床のなかで，救急医療に携わる"研究者"としての意識をもち，臨床心理士による精神科的問題のある患者への介入の有用性を実証していくことが必要である。

◆文　献

1) 厚生労働省：公認心理師．2015．http://www.mhlw.go.jp/stf/seisakunitsuite/bunya/0000116049.html
2) 高井美智子，松本俊彦：自殺対策とリスクマネジメント．臨床心理学15：59-63, 2015．
3) 厚生労働省：個別改定項目について．2016．http://www.mhlw.go.jp/file/05-Shingikai-12404000-Hokenkyoku-Iryouka/0000111307.pdf
4) 松本俊彦：自殺念慮のアセスメント；CASE アプローチ．精神科治療学30：325-332, 2015．
5) 高井美智子，川本静：自殺対策；基本的な知識から具体的な支援まで．更生保護67：16-19, 2016．
6) 安東友子，塩月一平，穐吉條太郎，他：多職種チームでの臨床心理士の役割；大分大学医学部附属病院救命救急センターにおける自殺未遂者ケア．救急医学36：829-832, 2012．
7) 川島義高，伊藤敬雄，中井有希，他：思春期の自殺企図症例に対する精神科と他科との連携；高度救命救急センターにおける臨床心理士の役割．臨床精神医学38：1279-1286, 2009．

II章

各論

II章 各論

1 病院前における精神症状の評価とトリアージ

熊本市消防局北消防署　荒木　龍起
国立病院機構熊本医療センター救命救急・集中治療部／精神科　橋本　聡

◆ 救急搬送人員数における精神科系疾患の内訳（全国）

消防庁の平成28（2016）年の統計では，救急自動車による救急搬送人員562万1,218人の内訳で，急病の患者[注1]のうち疾病分類で精神系に分類されたものは3.4％，事故種別[注2]が自損行為で搬送された患者0.9％を含めると，救急搬送人数全体の4.3％が精神科的問題を理由に搬送されている[1]。

◆ 救急搬送人員数における精神科系患者の実際（熊本市における調査）

熊本市消防局の某出張所の救急隊（市街地中心部から2km圏内）が平成25（2013）年の1年間に搬送した救急患者のなかで，傷病分類のほか，既往歴に精神疾患を有する者や内服薬に向精神薬などを服用している者を調べたところ9.5％が該当した（2,221件中211件）。データは一分署の数ではあるが，市街地に近い救急隊では，約10件に1回は精神科疾患を有する患者を医療機関へ搬送しており，接する頻度は高いことがわかる。

また，精神科疾患を有する患者からの救急要請は，主訴が身体症状であっても，背景の精神的な問題が大きく，それが身体症状として表現されるような身体-精神が混在しているケースもあり，正確な数を把握することは難しい現状がある（救急隊が身体症状を優先し搬送したが，医師の診察で身体所見に異常はなく，帰宅となるようなケース）。

本調査結果から，救急隊が精神科系の患者に接する機会は多く，正しい知識と接

[注1] 急病とは，疾病が原因で医療機関に搬送されたものであり，初診時の医師の診断名（傷病名）により10分類されている。傷病名は世界保健機関（WHO）で定める国際疾病分類（ICD-10）により分類されたものである

[注2] 事故種別とは，救急事故等報告要領の「救急事故等の種別」により分類されており，大きく14に分けられている。平成28年の事故種別の救急出動件数の内訳は，急病が64.0％ともっとも多く，次いで一般負傷が14.9％，転院搬送が8.4％，交通事故が7.9％，となっている

表Ⅱ-1　救急隊員が精神科救急に抱くイメージ（苦手意識）

患者対応について	現場活動に関すること
・接し方，アプローチの仕方がわからない ・自傷の患者に対する正しい対応法がわからない ・何をするか予想できないから怖い，危険 ・意思疎通ができない，会話が成立しない ・情報収集が難しい	・重症度や緊急度の評価，アセスメントの方法がわからない ・現場滞在時間が長くなる ・搬送先の医療機関が決まらない

遇法を身につけ，適切な評価とトリアージを行うことが必要であると考えられる。

◆ 救急隊員が精神科救急に抱くイメージ（苦手意識）について

　熊本市消防局で救急隊員に行ったアンケートの結果（平成25年調査，n＝140），「精神科全般の救急事案は他の救急事案と比較して対応に苦慮している」と答えた救急隊員73％を占めた。精神科救急に対して苦手意識をもつ救急隊員は多く，その理由として，表Ⅱ-1のような回答が得られた。

　このように，救急隊員が精神科救急に抱く苦手意識は多種多様にあり「救急隊員の精神科教育の充実」と「各地域における精神科疾患患者の受け入れ体制の強化」を図らなければ，これらの救急隊員が抱える問題解決には至らない。

◆ 理想的な病院前救護に重要な3つのアセスメント

　われわれはこれらをフィジカルアセスメント，メンタルヘルスアセスメント，ソーシャルワークアセスメントと3つに分け，図Ⅱ-1のように配して理解している。

1. フィジカルアセスメント（身体症状中心の活動で患者の観察や処置・医療機関への搬送を行う）

　救急活動の基本となるアセスメントである。どのような状況の患者であっても「身体救急優先の原則」で患者に対応する。バイタルサイン測定・身体観察

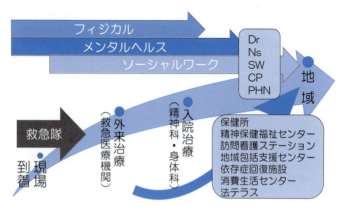

Dr：医師，Ns：看護師，SW：ソーシャルワーカー，CP：臨床心理士，PHN：保健師

図Ⅱ-1 時間軸に沿った3つのアセスメントがもたらす展開

を行い異常があれば身体症状が診察可能な医療機関へと搬送する。精神症状であっても器質的な疾患によるものでないかを確認することが必要である。そのほか，身体に影響する外因も考え，現場環境に目を向ける。過量服薬などや自傷行為の有無について的確に把握することが必要で，室内に薬を飲んだ形跡がないか，患者の周囲に刃物などの自傷につながるものはないか確認・収集しなければならない。

2. メンタルヘルスアセスメント（精神心理的な面の緊急度・重症度を判定し医療機関へつなぐ）

精神科既往のある患者（もしくは精神科疾患の存在が疑われる患者）で，主訴が身体症状である場合，まずはフィジカルアセスメントを行い，異常所見が認められなければ，精神症状を評価するメンタルヘルスアセスメントに切り替えて対応する。また，自傷行為により身体に異常があり救急病院へ搬送する際も，医療機関到着までの間，適切な応急処置を行いながら，メンタルヘルスアセスメントを実施する必要もある。行為に至る経緯を聴取することは，精神科へつなぐ手がかりとなる。また，希死念慮や自殺念慮の確認は，メンタル面を評価する第一歩となり，"切迫度"や"危険因子"の把握へ結びついていく。このアセスメントにおける患者対応については，第Ⅰ章の他稿を参考にして各ケースに応じた患者対応を身につけていただきたい。

3. ソーシャルワークアセスメント（社会背景的な問題について病院前救護が解決の起点となる）

ソーシャルワークという言葉は，病院前においてなかなか耳なじみのないキーワードである。ソーシャルワークを行うことは，救急業務実施規準（消防庁）にも明記されておらず，救急活動という短いかかわりのなかにおいて患者のQOLの改善を図ることは困難と考えるかもしれない。しかしながら，救急隊員はその起点となり得る存在である。それは，患者の生活環境や家族関係などの心理社会的背景を最初に，そして，唯一現認できる救急医療従事者だからである。頻回に救急車を要請する患者の多くに，心理社会的な問題が関係しているとされている。

例えば，いわゆる「ごみ屋敷」の住民が救急要請した場合，救急隊はごみをかき分け患者と接触する。その後，医療機関へ患者は搬送され適切な治療を受け，症状が改善したら帰宅する。しかし，自宅の雑然とした状況は改善されることはない。もし，救急隊が本患者の自宅の状況を医師，看護師を通じて医療ソーシャルワーカー（MSW）や精神保健福祉士（PSW）に情報を伝えることができれば，MSW/PSWは患者が退院後に自立した生活ができるようサポート調整を行えるようになる。これは退院後に，生活環境の改善が図られ心身ともに安定した自立した生活を送ることにつながる。救急隊がソーシャルワークアセスメントを意識した活動を行うことで，より多くの情報が医療機関に伝わり，支援の輪が広がる。結果として頻回救急要請も減り，より助けを求める市民への対応ができるようになる（図Ⅱ-1）。

◆ トリアージ

病院前救護における精神科疾患のトリアージでは，「自傷他害のおそれがある」「自殺関連行動」のこれら2つがトリアージでは赤（区分1：緊急治療群）と考えられる。また，その他の精神科的な主訴については，基本黄（区分2：非緊急治療群）と考え，何らかのリソース（社会資源）につなげる必要性が高い可能性を考える。救急車を要請していて，それでも緑（区分3：治療不要もしくは軽処置群）と判断することには慎重でなければならない。まず，心理的に落ち着いていること（不安を抱えていないこと），安定した会話ができること，会話や指示の理解が得られること，生活面の不安がないこと，サポートする者が近くにいることなどが，緑と考える根拠になる。トリアージで赤と考える場合，患者の協力が簡単には得られないこともあり，家族や知り合い，地域の支援者，警察などと協力して対応することも必要になる。とくに自殺関連問

題では切迫度や危険因子の評価が重要である。場合によっては，精神科医療だけではなく，保健福祉の協力を得ることも考える。

大事なことは，精神症状を増悪させる生活環境やストレス因を軽視しないことで，患者の困りごとに対応したリソース（社会資源）へつなげる意識が重要である。トリアージの具体的事例については，次項で紹介する。

◆ 収容医療機関の問題について（ソフト面・ハード面の問題）

救急隊の苦手意識（表Ⅱ-1）のなかに，搬送先の医療機関が決まらないというものがある。本問題の解消には，救急隊が行う現場コーディネートの問題（ソフト面）と受け入れ側の医療機関（ハード面）の充実が求められる。大都市圏では精神症状と身体症状が混在するケースの搬送先に精神科も併設した総合病院を選定できる。しかしながら，医療機関に恵まれない地方の消防管轄地域では，医療機関選定に苦慮し搬送先が決まらない問題に加え，受け皿となる総合病院までの搬送時間が長く，1つの救急事案に多くの時間を要する。そのため，救急隊の現場コーディネートが必要となってくる。

以下に精神症状と身体症状が混在するケースにおいて，救急隊が行った直列型医療機関選定の1例を紹介する。

事例1：一般救急病院から精神科病院へ；救急隊によるホットラインの工夫

30代の女性。知人宅に宿泊中，台所にあった包丁でリストカットした。発見した知人が救急要請を行い，救急隊が現場で対応した。女性は，手首のほかにも腹に包丁を当てた痕があり，希死念慮が強いと判断した。精神科病院への通院歴があることから，精神科病院の受診も必要であるが，まずは傷の手当が優先と考え，直近の一般救急病院へ連絡し傷の処置を依頼した。次に，かかりつけの精神科病院へ連絡し，一般救急病院で傷の処置後に受診可能か否か確認の連絡を行った。これら2つの医療機関の協力で，女性は手首の縫合を行った後，知人と共に精神科病院の受診となった。

本事例のポイントは，救急隊が一般救急病院へ連絡する前に，かかりつけの精神科病院へ連絡し，リストカットの処置後に受け入れ可能か否かの打診を行っていることである。計3回のホットラインを行い，双方の医療機関に対し直列につなぐコーディネートを実践した。この結果，現場滞在時間の長期化も解消され，円滑な救急活動へとつながった。また，リストカット以外にも，腹部の傷を確認しており，切迫度が高く希死念慮が強いと評価，トリアージは「赤色」として対応した。本事例では知人の協力による病院間移動となったが，二

次救急以下の一般救急病院で処置が終わり，救急医が確実な精神科医療受診を要すると判断した場合，病院車での移動のほか，"上り搬送"として救急要請される可能性も考えられる。

◆ 収容医療機関への情報伝達の工夫

身体症状で救急要請された患者の情報を医療機関へ伝えた際，「現病歴に精神疾患」があるというだけで，精神科対応可能な医療機関を勧められ受け入れを断られるケースがある。

精神科既往の患者が身体症状を訴える場合に，身体所見の明らかな異常を認めなければ，以下のような患者のニーズを拾ってみるとよい。

・患者はどのような治療を望んでいるのか。入院を希望しているのか。
・患者の精神状態について，落ち着いているか。不安やストレスがないか。
・付き添いがない場合，帰宅時の手段は確保できているか。

これらの情報を確認し伝えることで，患者を受け入れる医療機関の柔軟な対応を引き出すことができる。病院前と病院内の連携については，普段から研修会や事例検討会などで図られている。そのような場において，双方が共通した認識をもち，受け入れ困難とならないような取り組みが必要である。

◆ 3つのアセスメントに沿った理想的な活動

次に示す事例は前述の3つのアセスメントに沿った理想的な活動である。フィジカルを基本とし，メンタルヘルス・ソーシャルワークで対応している。掲示に際し，実際の事例を組み合わせて詳細を変更し匿名化を行った。

事例2：不搬送で引き揚げる際の情報提供

40代の男性。自宅で希死念慮を訴え救急要請した。現場に到着すると，精神科クリニックから処方されていた安定剤を数日分服用していた。男性の身体に明らかな異常は認められなかったことを確認し，精神症状についての情報収集を行った。男性が妻との別居を期に希死念慮が強くなっていることを確認し，かかりつけ医に連絡したところ受け入れは可能であったが，男性が医療機関への受診をかたくなに拒否した。そこで，男性に対し相談窓口が掲載されたパンフレットを渡し，現場を後にした。後日，相談窓口となった関係機関から救急隊に連絡が入り，「男性からの相談に対応したところ，かかりつけの受診につながった。救急隊からの情報提供がなければ，男性は既遂していたかもしれない」

Ⅱ章 各論

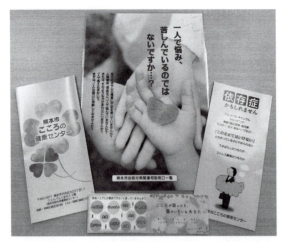

PEEC™コースに参加していた救急隊員が、パンフレットを取り寄せ、救急車に車載し用意していたもの
図Ⅱ-2 相談窓口が掲載されたパンフレットの例

との相談員からの報告があった（図Ⅱ-2）。

本事例のポイントは以下のとおりである。
- メンタルヘルスアセスメントにより希死念慮を評価
- ソーシャルワークアセスメントを行い、多職種連携により生活環境の改善につながった

事例3：幻覚妄想を訴える、精神科受診歴のない独居高齢女性への対応

70代の女性。自宅アパートに独り暮らし。女性の訴えは、「上階の住民から農薬を撒かれている」「窓の外にカメラがあり、誰かが私を監視している」などの幻覚妄想であった。身体所見に異常はみられず、救急隊は精神科の受診を考慮した。しかし、「精神科」というキーワードに女性が過剰な反応を示し、医療機関への搬送を拒否したため、不搬送で現場を引き揚げた。数日後に同症状で女性から再度の救急要請があったため、現場からキーパーソンとなる女性の娘に連絡をとり状況を説明した。救急隊は搬送に至らなかったが、近医の精神科病院へ情報提供を行っていたこともあり、娘が母親である女性に同伴し、当精神科への受診につながった。

1 病院前における精神症状の評価とトリアージ

また,現場で女性の娘と対応中に,「母親が住む今の住居を転居させたい」との相談があった。女性が生活保護費を受給していることから娘の承諾を得て区の保護課へ情報提供を行った。

数カ月後,アパートを転居し精神科での治療を開始したこともあり,幻覚妄想は落ち着いているとの報告を女性の娘から得た。

本事例のポイントは以下のとおりである。
・メンタルヘルスアセスメントにより患者の幻聴・幻覚状態を把握
・ソーシャルワークアセスメントを行い多職種連携により生活環境の改善につながった

事例4:多職種連携につながった事例;団地に住む独居高齢男性への対応

70代の男性。公営団地に独り暮らし。持病に慢性閉塞性肺疾患があるが,病識が乏しく,頻回に救急要請を繰り返していた。あるとき,男性の生活支援にも問題があることに気づき,地域包括支援センターへ情報提供を行った。後日,関係機関が集まり,多職種連携の会議が開かれた。結果として,訪問ヘルパーの派遣や自治会長,民生委員の見守りなどが始まった。

本事例のポイントは以下のとおりである。
・救急隊が起点となりソーシャルワークアセスメントを実施した。結果,多職種連携につながり,生活環境の改善に着手されることとなった
・結果として,頻回救急要請の減少につながった

◆ 円滑な救急搬送に向けて

病院前において精神症状を評価しトリアージするためには,理想的な3つのアセスメントで対応し,患者の「精神・身体症状の回復」「生活環境や心理社会的な背景の問題解決」への起点となる役割を救急隊が果たす必要がある。また,円滑な救急搬送を目指すためには,精神科救急に各医療機関が向き合い地域連携の強化と,病院前における医療機関選定の工夫が必要となる。

◆文 献
1) 消防庁:平成29年版救急救助の現況;Ⅰ救急編. 2018. http://www.fdma.go.jp/neuter/topics/kyukyukyujo_genkyo/h29/01_kyukyu.pdf

II章 各論

2 救急医療機関における精神症状の評価

慶應義塾大学医学部精神・神経科学教室／医療法人信愛会玉名病院　川原　庸子

　救急医療現場ではさまざまな精神・行動の問題を抱えた患者に遭遇するが，その多くは精神医学的，社会的に複雑な問題を抱えている。精神症状の併存は患者の身体疾患の予後にも影響する。精神科医療未受診患者にとっては，救急医療の受診機会が貴重な介入機会となる。救急医療そのものが，切れ目のない継続支援のためのゲートキーパーとして重要な役割を担っている。

◆ 一般救急に搬送される患者における精神疾患，および自損行為患者

　わが国の精神疾患関連の救急搬送者は全体の3.4％を占め[1]，自殺未遂者の割合は救急受診者全体の4.7％にのぼる[2]。一方で，救命救急センターにおいては患者の10％以上に精神医療の必要性があると報告されており[3]，救急医療現場ではあらゆる精神疾患と遭遇する。しかしながら，初療医による精神医学的評価は一定しておらず，例えば自損行為患者に対する希死念慮の評価率は低い[4]。精神疾患や自損行為患者の評価不足は，患者との間のトラブルや患者の予後の不良につながるため，救急医療現場での精神医学的評価はきわめて重要である。

◆ 精神医学的評価を要する状況および状態

1．自傷・自殺企図（自損行為）

　自損行為症例の80％以上は精神科的な問題を抱えており，気分障害（うつ病，双極性障害など），統合失調症からパーソナリティ障害まで，背景とする精神疾患はさまざまである[5]。患者の約2～6％が短期間に再企図に至ること[6]，救急医療部門での精神疾患の発見は短期間での自損行為の再企図リスクを下げることが示されており[7]，救急医療現場での精神医学的評価はきわめて重要である。
　また，長期的にも自殺リスクが高く，身体面，精神面，社会面の複雑な問題が絡み合っているため，多職種・多機関での継続的な支援が重要となる。

2. 精神疾患を有している患者の救急搬送

精神疾患を有している患者は，患者自身の訴えが乏しい場合もあり，かかりつけ医や家族と情報共有しながら精神症状の変動に気をつける必要がある。昏迷や解離性障害の対応も知っていることが望ましい。

飲酒の問題や救急搬送を繰り返す患者のなかには，自らの問題を否認する患者，治療意欲が高くない患者もいる。医療スタッフが適切な知識の下に初期評価を行い，患者と家族にケアや支援に関する情報提供を行うことが有用である。

3. 救急事案発生後に生じる精神症状

元来精神科疾患と関係のない救急患者においても，せん妄，不眠，不安，PTSD（心的外傷後ストレス障害），身体疾患に伴う精神症状など対応が必要となる場合がある。また，認知症の周辺症状やアルコール離脱症状では，入院後初めて患者の問題が明らかになる場合もある。

4. 頭部の器質的な問題や全身状態不良に伴う意識障害

せん妄は救急病棟で多く起こる精神症状で，死亡率を上昇させ，身体疾患の疾病状況を悪化させることが知られており，そのマネージメントは臨床的・医療経済的にも重要である。また，脳外傷による通過症候群など，器質性精神障害が問題になることも多い。軽度の意識障害は見逃されやすいため注意が必要である。

5. 焦燥・興奮が強い患者

攻撃性や暴力がみられる患者，治療拒否する患者は，対応に難渋し，医療従事者の側の陰性感情が高まりやすいが，患者と医療スタッフ双方の安全を確保する対応法を身につけ，患者の自傷他害のおそれ，見当識障害の有無の評価を行い，当然のことながら生命の危険がないことを確認することが必要となる。

◆ 課 題

救急医療現場には多数の患者が搬送されるが，対応する医療スタッフの人員が限られるなか，短期間で退院する症例も多く，精神症状の評価にかけられる時間には制約がある。身体疾患の治療とともに精神科医やソーシャルワー

カー/精神保健福祉士,精神看護専門看護師,心理技術者などが介入することが望まれているが,現実的には人員不足の問題があり,理想的なリソースが不足している施設,地域がほとんどである。そのため,現時点で活用可能なリソースでの対応を考える必要がある。

　救急医療現場は精神・行動の問題をもつ患者への介入の貴重な入口となる。他の身体疾患における救急診療と同様に,限られた時間のなかでも可能な,プライマリケアとしての標準的な評価を習得し,継続支援に向けた関係機関との連携・橋渡しを行うことが重要である。

◆文　献

1) 総務省消防庁：平成29年度版救急救助の現況；救急編,2017,pp16-18. http://www.fdma.go.jp/neuter/topics/kyukyukyujo_genkyo/h29/01_kyukyu.pdf
2) 川島義高,稲垣正俊,米本直裕,他：救急医療機関における自殺未遂者ケアの現状と今後の課題.総病精医 29：262-270,2017.
3) 保坂隆,本間正人,平田豊明,他：精神科病棟における患者像と医療内容に関する研究.平成18年度厚生労働科学研究.2006.
4) 杉本圭以子,影山隆之：地域の救急医療機関および精神科医療機関を受診した自殺企図者に関する調査；医療者による「死ぬ意図」の確認に注目して.こころの健康 28：39-50,2013.
5) Kawashima Y, Yonemoto N, Inagaki M, et al：Prevalence of suicide attempters in emergency departments in Japan：A systematic review and meta-analysis. J Affect Disord 163：33-39, 2014.
6) Kawahara YY, Hashimoto S, Harada M, et al：Predictors of short-term repetition of self-harm among patients admitted to an emergency room following self-harm：A retrospective one-year cohort study. Psychiatry Res 258：421-426, 2017.
7) Olfson M, Marcus SC, Bridge JA：Emergency department recognition of mental disorders and short-term outcome of deliberate self-harm. Am J Psychiatry 170：1442-1450, 2013.

II章 各論

3 救急医療における精神症状を呈する患者に対する面接法

帝京大学医学部附属溝口病院精神科　張　賢徳

◆ 本稿の目的

本稿では,何らかの精神症状を呈している患者に対して,救急医療現場で行う問診を想定して話を進める。精神科的な面接であるから「ゆっくり落ち着いた環境で,患者のペースで傾聴を重視する」という理想論を下地にするが,建前論に終始するつもりはない。時間的にも人的資源の面でも制約の大きい救急医療現場でできること,やらなければならないことの実践論を論じることが本稿の目的である。やらなければならないことの本質は,精神症状の把握と重症度評価,そして精神科への受診勧奨・受診環境設定であるが,それらの前にまず大切なのは治療関係の構築である。

◆ 治療関係の構築

救急医療現場で遭遇する頻度の高い精神症状(状態)は不安・焦燥,思考・感情の混乱,不穏・興奮,攻撃性,抑うつ,希死・自殺念慮などが考えられる。ここで重要なことは,精神病理学的に正確な精神症状の把握でもなければ,精神医学的に正確な診断をつけることでもない。「精神的に何かおかしい」「何らかの精神症状がみられる」から始まり,常識的な状態像把握(不安・焦燥,不穏・興奮,抑うつ,意識障害など)で十分である。

1. 良好な治療関係の重要性

そのうえで,さらに問診を進めたり,身体的治療など何らかの医療行為を行う際に不可欠なことは,治療関係の構築である。精神科では一般に,患者と初めて会ったときから治療関係が始まるといわれ,初回面接が重視される。その根底には,初回以降にも継続する精神療法が想定されてのことである。しかし,出会った瞬間を大切にする姿勢は,たとえ1回かぎりの診察であってもこのうえなく重要なのである。出会った瞬間からよい治療関係を築ければ,そのときの治療がスムースに運ぶ。今まで大声を出していた患者の興奮状態が,穏やか

な笑みをたたえて優しく話しかける医師が登場すると次第に治まっていくような場面はしばしば経験される。また，初回の良好な治療関係のなかでなされる受診勧奨が奏功することも期待できる―「救急でかかったあの医師に勧められたので来てみました」と精神科を訪れる患者に出会うことも実際にある。

2. 治療関係構築のコツ

出会った瞬間からよい治療関係を築くコツは，思いやりをもって優しく接することに尽きる。精神科の初回面接では次のようなことが重視される―①ねぎらい，思いやり，共感，想像力，②温かく礼儀正しい態度，③医師の役目は患者を助けることであり，「あなたを助けたい」と思っていることを伝える，④患者の治療意欲を後押しする，⑤治療方針を患者と共有する。これらは，医師−患者関係自体が精神療法に大きくかかわってくる精神科でとくに重視されるわけであるが，何科においても，良好な治療関係構築のエッセンスになる。要は医療従事者として当然わきまえておくべきことであり，それを言葉と態度で明確に患者に示すことが大事なのである。患者に伝えるには，静かで時間にゆとりのある環境設定が望ましいが，慌ただしい救急現場でも十分に可能である。医師の誠意が伝わるかどうかが肝である。

こちらに敵意を向けてくるような患者や，自傷行為のリピート患者に対して，優しい気持ちになるのが難しいこともあるだろう。そのときは，前述①にある想像力を働かせてほしい。敵意や自傷行為の背後には，その人なりのつらさがあるのだ。医療従事者は自らの感情を客観視する必要がある。自分のなかの優しさを見失ったときには，患者のつらさを想像すること，そして，医療従事者の根本倫理は人助けだと思い出すことが重要である。

3. TIC

「想像力を働かせて，患者に優しく接しましょう」とは精神論に過ぎると思われるかもしれないが，やはり大事なことであり，それを理論的な裏づけをもって組織的アプローチに仕上げたものの一つが TIC（trauma-informed care）であると筆者は理解している。TIC はトラウマに着目した組織的介入アプローチで，患者中心の医療の実践にあたり欧米で重視されている。日本では日本精神科救急学会発行の『精神科救急医療ガイドライン 2015 年版』[1]の第 3 章 II「興奮・攻撃性への対応に関する基本的な考え方」で紹介されている。

精神疾患を有する人の過半数が何らかのトラウマ体験をもつというデータを基に，トラウマが個人に及ぼし得る影響を理解し，患者にコントロールとエン

3 救急医療における精神症状を呈する患者に対する面接法

パワメントを促す機会を与えるのが TIC であり,同時に医療サービスによる再トラウマ体験を回避するための対策を講じ,サービスの提供・評価には当事者の参加が重視される。

TIC 実践の具体例として以下のようなものがあげられている。

・「暴力や衝突には原因がある」と理解し,患者を責めない。「操作的」や「アピール」などの表現を用いない。
・全スタッフが口調や服装などに気をつけ,威圧的・挑発的態度を避ける。乱暴な物言い,命令や脅しを用いない。受付や警備員など,患者が接するすべてのスタッフに徹底する。
・治療の主役は患者であることを忘れない。問題があるときには患者と協力し,話し合って対策を考える。

◆ 重症度評価のために:とくに希死・自殺念慮の問診法

救急医療現場での精神状態の重症度評価の目的は,精神科での治療方針の策定に資することよりも,救急での治療の後そのまま家に帰せるのかどうかを知ることにある。トリアージの判断については,「自傷他害のおそれが強いので帰せない」,あるいは「こんなに落ち着かない状態では帰せない」など,現場の常識的な判断に委ねられる。

本項では,一見落ち着いているが,精神内界のチェックを要するケースについて論じる。具体的には,自傷や自殺未遂の患者である。希死・自殺念慮を言明していたり,失敗に終わったことを後悔する発言が認められるケースはここに該当せず,そのようなケースでは,希死念慮の背景にある患者のつらさに共感を示しつつ,精神科につなげる。

1. 話したがらない患者の面接法

患者が抱く第一印象は非常に重要である。救命を第一義とする医療従事者にとって自殺行動は陰性感情の対象かもしれないが,希死・自殺念慮の真意は「死(自殺)の宣言」ではなく,「死にたいくらいつらい」というこころの SOS だという理解が不可欠である。救いを求めるこころの SOS の表れが今回の自殺行動(自傷も含む)であるという認識をもてれば,ベッドサイドに向かう際の表情の険しさはなくなり,思いやりをもって患者に第一声をかけることができる─「つらかったですね」と。そして,「今の気持ちを聞かせてもらえますか」と続け,希死・自殺念慮の強さ,つらさの状況因,キーパーソン,サポートの有無などリスク評価のための問診を進める。

思いやりと優しさをもって接したのにもかかわらず，なお心を開いてくれない患者の場合，そこで諦めずに，もう1人同じアプローチを試みてほしい（職種は問わない）。できれば優しい雰囲気の人が理想である。

それでも話が進まない場合，家族などキーパーソンからの情報を集め，今回の自殺行動を患者に直面化させ，「あなたのいのちを守るために，精神科につなげます」とインフォームする。この際，決して懲罰的なニュアンスを出さず，「あなたのつらさを少しでも和らげたい。和らぐことを願っている。自殺しないでほしい」というメッセージを一貫して伝え続ける。

2. 希死念慮・自殺念慮の問診

希死念慮とは「死にたい」と死を願う気持ち，自殺念慮は希死念慮が強まって自殺を意識する心理である。希死念慮の強弱の程度は幅広く，「ずっと眠っていたい」「朝，目が覚めないで，永遠の眠りにつきたい」「消えたい」などの表現もある。今回の自殺行動に対して，「本気で死ぬ気はなかった，眠りたかっただけ」と患者が語る場合でも，広義の希死念慮ととらえて，自殺行動の再発に留意する必要がある。今後も同じような苦境に陥ったとき，同じような行動（自殺行動）をとる可能性が高い。どんなに軽い希死念慮であっても，後日精神科にかかるよう受診勧奨や受診予約の手配をすることが望ましい。

患者に罪悪感を抱かせないように真情を吐露させる技法として，「症状の標準化（正当化）」と「症状の予想」を紹介しておく。

「症状の標準化（正当化）」とは，ある症状や行動を了解可能なものとして取り扱う技法である。例えば，「あなたのように気分が塞ぎ込んでつらいときに，死にたい気持ちが起こってくることはよくあることですが，あなたはどうですか？」と問いかける。これによって，患者は少し話しやすい気持ちになる。

もう一つの技法は「症状の予想」と呼ばれるもので，希死念慮や自殺念慮があることを前提に，一段階飛ばした質問を投げかける。例えば，「今回は助かったけど，次は確実に自殺しようと考えているのですか？」と問う。ズバリ心中をいい当てられると，患者は真情を吐露しやすくなる。あるいは，そこまでの思いが患者になければ，その否定が語られ，「そこまでは考えていません。でも……つらいです」などと真情の吐露につながることがある。

3. 希死念慮・自殺念慮の重症度評価（リスク評価）

希死念慮ありの場合，それが直ちに自殺ハイリスクとは限らない。希死念慮者のなかから自殺ハイリスク者を同定する必要がある。筆者が考えるそのアセ

スメントのポイントを以下にまとめる。

1）希死念慮および悲観思考の強度を測る

抑うつ状態に伴う認知障害（「こころの視野狭窄」）が，悲観思考や希死念慮を生み出すことに重要な役割を演じていると考えられる。そして，こころの視野狭窄の程度が強いほど危険性が高いと考えられる。その最たるものが妄想であり，妄想内容が希死念慮に関連しているなら，精神科入院を含め早急に積極的対応を行う必要がある。

念慮の強度を測る方法として筆者が実践するのは，患者との話のなかでみえてくる，自殺以外の常識的な解決策を1つか2つ患者に提案してみることである。例えば，「あなたは死ぬしかないというけれど，こんなふうに考えたらどうですか？」と投げかける。患者がその提案に乗ってくれば，こころの視野に柔軟性が残っていると考えられる。逆に，提案に乗ってくることなく，「私はだめ」，「もう死ぬしかない」などかたくなな思考が続く場合は，自殺のハイリスク者と考えられ，精神科入院を含め早急に積極的対応を行わなければならない。

2）自殺の計画の具体性を調べる

今回の自殺行動について，自殺の計画の具体性（身辺整理，自殺の方法とその準備，決行場所，決行日時，遺書など）について患者に尋ねる。患者本人が話したがらない場合には，可能であれば家族にも確認する。

具体的な計画をもっていて，明らかな精神症状もみられるときには，早急な精神科入院を考える。具体的な自殺計画をもっていたが，入院適応になるほどの精神症状がない場合，精神科につなぎ，そこで希死念慮を取り扱う精神療法が外来で行われることになる。患者の苦悩に寄り添いながら，自殺しないですむ生き方を共に考えていく。キーパーソンの協力やケースワークも積極的に求める。

3）不安焦燥や思考の混乱も危険

自殺者がすべて具体的な自殺計画をもち，準備しているとは限らない。遺書を遺さない自殺者のほうが多いのである。つまり，計画性が高い群とは別の危険群がいる。それは，希死念慮に不安焦燥や思考の混乱を伴う群である。問診で少しでもその所見が認められれば，早急な精神科入院を勧める。

4. 殺人念慮の問診

自殺行動の患者では全例で希死・自殺念慮の問診と自殺のリスク評価を行うが，殺人念慮の問診はルーチンで行うものではない。しかし，心中や拡大自殺（人を殺したうえでの自殺）の危険性が，患者の言動や置かれた状況から察知される場合，殺人念慮の聴取を行うべきである。怒りを表明しているような場合はわかりやすいが，子どもや障害をもつ家族へのふびんさを強く訴える患者も要注意である。

「家族を殺して,自分も死のうと考えているのですか?」などと直接的に尋ねる。否定されない場合,「人を殺したり,自殺したりしないですむ方法が絶対にありますから,そのような行動は絶対にしないでください」と本人に告げ,キーパーソンを呼んで精神科入院につなげる。

5. 保護因子の聴取

希死・自殺念慮や自殺の危険因子にばかり目が向きがちになるが,患者を生につなぎとめるような保護因子もぜひ聴取しておきたい。家族,恋人,友人など対人関係のほかに,ペット,仕事,宗教,思想・信条など広く目を向けて保護因子を探す習慣を身につけておきたい。そして,「○○のために自殺しないでくださいね。自殺しないですむ方法が必ずありますよ」と生につなげる声かけを行う。もし何も見当たらなければ,自分を持ち出し,「あなたのことを知った以上,あなたに自殺されるとつらい。自殺しないですむ方法を探しましょう」といって,ケースワーカーや精神科につなげる。

◆ 精神科受診を勧める

精神症状があれば精神科受診を勧める。それは症例の緊急性や各医療機関での手順に応じて行われることになる。

自殺行動の場合,救急受診した時点ではケロッとしている症例がある。自殺行動自体がカタルシスの効果になって,一過性にうつ気分が晴れたような状態になっていると考えられるが,取り巻く状況に変化がなければ早晩同じことが繰り返される。本人ならびにキーパーソンに必ず近日中に精神科を受診するよう告げる必要がある。とくに,これまで精神科未受診で,自殺行動で問題が顕在化した患者の場合,本人ならびにキーパーソンに精神症状を説明し,精神科受診を強く勧めることが大切である。

◆文 献
1) 日本精神科救急学会監:精神科救急医療ガイドライン2015年版,日本精神科救急学会,東京,2015,pp54-56.

◆参考文献
1) 張賢德監訳:精神科面接マニュアル,第3版,メディカル・サイエンス・インターナショナル,東京,2013.
2) 張賢德:自殺リスクの評価;ハイリスク者の発見と対応.心身医学56:781-788,2016.

II章　各　論

4 精神症状を呈する患者の診療手順

国立病院機構熊本医療センター救命救急・集中治療部／精神科　**橋本　聡**

◆ 患者に対応する前に

　精神疾患の合併を理由とした救急患者の受け入れ拒否が社会問題化して久しい。わが国における精神疾患患者数は増加の一途をたどっており，人口構造の変化に伴って，救急医療部門を利用する患者の多様化が起こる一方で，救急医療の対象者は増加しても減少することは簡単に見込めない。また，精神保健医療行政の方針で，精神障害者の地域移行・地域定着支援も進められており，地域で治療を受けつつ生活する患者はより増える見込みである。そして，患者やその家族にとって突然起きた病苦が身体的なものなのか，精神心理的なものなのか，当然区別がつくはずもなく，彼らがアクセスしやすい病院前救護や身体科救急施設のスタッフにとって，精神疾患を有する患者の初療対応は避けて通れないものであり，対応の手順を理解し，患者やその家族の利益を最大限に引き出せるよう備える必要がある。

　さらに，総合病院に勤務する精神科医そして精神科病床数は減少の一途をたどっており，精神科医に対応を任せることができない施設が増えている。平成27（2015）年に公認心理師法が制定され国家資格となった公認心理師や，救急認定制度もあるソーシャルワーカー，精神看護専門看護師など，コメディカルスタッフも専門化・多様化していて，その恩恵に預かれる施設はあるものの，重要なことはそれらのスタッフに任せっきりにしないことである。救急医療スタッフは，外傷や急性冠症候群などと同様に，精神疾患を合併する患者に対して精神面の病態をある程度把握し，個々に必要なできるだけ標準的な対応を行い，専門家または社会資源につなぐことができるような初期評価・初期対応のスキルを身につける必要がある。

　本稿では，表II-2 に示した項目を念頭に置きつつ，初療で行う対応についてアルゴリズムを使用しながら述べる。

　精神科病棟には精神保健福祉法が厳密に適応されている。精神科病棟に入院する患者は，精神科疾患の治療を要し，判断力がある場合はあくまで患者本人の任意性に委ね，判断力が損なわれているか明らかに低下している場合にのみ患者の家族同意での強制入院が実施可能となる。本稿で初療対応の大まかな流

表Ⅱ-2　精神疾患患者に対応するうえで大切なポイント

1. 大まかな病態の把握（正確な診断は不要）
2. 行うべき「最低限」の対応を知る
3. 確実に専門家・社会資源へつなぐ

表Ⅱ-3　初療で遭遇する精神疾患患者のカテゴリー

A	安定した精神科既往のある人の急病・外傷ケース
B	不安定な精神状態にある人の急病・外傷ケース
C	見逃すと致死的な転帰になり得る心身不安定ケース
D	軽度不安定な精神状態にある人で身体疾患との鑑別が難しい急病ケース
E	高度に不安定な精神状態に急病・外傷を伴うケース
F	トラブルケース

れをつかみ，第Ⅱ章でより詳細な対応の手法を身につけ現場で反復すれば，精神障害者に対する適切な初期評価・初期対応が実行可能となるであろう．病院前，救急外来，救命救急センターのスタッフが適切な「つなぎ」を実施することで，患者自身が自発的に入院したり，患者の家族の協力性を改善させたりすることができるようになる．

　救急医療場面で，いかに精神科患者が混乱しているからといって，それが定常状態とは即断せずに，分け隔てなく患者対応・患者の家族対応を行える基本スキルを身につけていただきたいと願う．

◆ 初療で遭遇する精神疾患患者

　大きく分けて，表Ⅱ-3に示すような6タイプのカテゴリーが存在する．もっとも多いのはAのカテゴリーに属する患者で，初療時点で困ることが多いのはB・E・Fのカテゴリーと考えられる．カテゴリーFは，正確には精神疾患といえないが，精神心理的な問題として含める．対応することでまず大切なことは，精神疾患の正確な診断をつけることは不要と割り切ることである．患者によっては，時間経過とともにカテゴリーを移動する場合もあるため，随時，患者の大まかな病態を把握するように努める．

　当然のことであるが，医療従事者の態度によって"医原性"に患者の不安定

表Ⅱ-4　精神症状を呈する患者の初療手順

1. 挨拶と自己紹介（ゆっくり，簡潔に）
2. 介入理由の説明　（援助姿勢の言明）
3. 意識清明かどうかの確認 （ごく軽微な意識障害を評価するために連続引き算を実施する：「100から7を引いてください，その答えからさらに7を引いてください」）
4. バイタルサインのチェックと患者への説明
5. 処置実施前の実施理由の説明
6. 簡易な精神症状評価 自傷行為・自殺企図：希死念慮の確認（企図時→現在） 不安そうな様子：「不安でそわそわしますか」→「抑えられない感じですか」 いらいらした様子：「いらいらしますか」→「抑えられない感じですか」 幻覚妄想：「ここにいない人の声がしますか」→「苦しいですか」
7. 把握したサインをスタッフ間で共有，緊急対処の検討 （6. にて，ステップ2が陽性の場合，即座にチーム内で共有すること）

な反応を引き出さないよう心がける基本的な接遇は重要であり，初療導入の手順を表Ⅱ-4に示す。これらの基礎には"TALKの原則""ことばによる静穏化"などのスキルが非常に有効であるため，それぞれ第Ⅱ章の該当項目を参照願いたい。A～Fのどのカテゴリーであっても，必ず初療で可能なかぎり聴取し，正確に把握すべき項目について表Ⅱ-5に示すが，これは初療のなかでどの職種が聴取してもよいものであり，コンサルテーションまでには完成させるように努める。

精神科診断に関する詳細は，世界保健機関（WHO）が発行しているICD-10や米国精神医学会が発行しているDSM-5など，学術的に認められ，国際的に汎用されている診断基準を参照いただきたい。

1. 安定した精神科既往のある人の急病・外傷ケース

統合失調症，うつ病，躁うつ病（双極性障害），認知症ほかの精神科疾患を有する患者が，心肺停止，交通外傷，肺炎，イレウス，脳卒中，熱中症，低体温

表Ⅱ-5　初療でまず正確に把握すべき基本情報

1. backgrounds：氏名，年齢，居住地
2. economic status：就労・生活保護受給の有無など
3. contact information：連絡先（二親等以内の親族）
4. keyperson：キーパーソンの特定
5. doctors：精神科かかりつけ医の有無
6. medical information：かかりつけ医ありの場合：精神科診断（保険病名ではない），通院間隔，最終受診日，最終の処方薬（医薬品名・用量・日数），特効性注射剤（使用していれば）の最終投与日
7. numbers of hospital visit：過去の救急受診歴と転帰（他院も含む）
8. alcohol use（abuse/misuse）：アルコール飲酒歴と最終飲酒日時・量（正確に把握している家族などから聴取）
9. drug use（abuse/misuse）：違法薬物使用歴の有無

BECK→DM→NAD：「ベックさんが糖尿病（DM）になって救急搬送されNAD（ノルアドレナリン）を使用している」というストーリーで覚えること

症などで来院することは多い。なかには，精神科医療施設に長期入院中，身体疾患を発病して転送されてくることもある。重度の意識障害をきたしている場合には，初療の段階では精神心理的な問題はほとんど生じない。その後の集中治療管理中に，注射製剤のみ（プロポフォール，ミダゾラムなど）で鎮静を行っているケースで時折鎮静抵抗が生じることがある。この際には，患者に普段使用している向精神薬の経管投与が大変有効であるため，正確な種類と使用量の把握が必要となる。メジャートランキライザー（major tranquilizer；MT），情動安定薬（mood stabilizer；MS），抗うつ薬（antidepressant；Ad）などを優先的に，以前投与されていた総量の1/3～1/2量程度から再開し，鎮静の程度をみながら漸増・漸減する。また，気管チューブの抜管に向けて鎮静薬の減量を行う際，JCS（Japan Coma Scale）が1桁になると精神症状が活発になることがあり，同様に調整が必要となる。対応アルゴリズムを図Ⅱ-3に示す。

　身体的に中等症以下で，安定的な疎通が図れる場合には基本的にかかりつけ医処方を継続するが，誤嚥リスク，意識レベル不安定性，せん妄既往あり，65歳以上の症例においては，前述のMT，MS，Adを中心に投与しベンゾジアゼピン系薬剤は漸減することが望ましい。また，イレウスで絶食管理となる際は

4 精神症状を呈する患者の診療手順

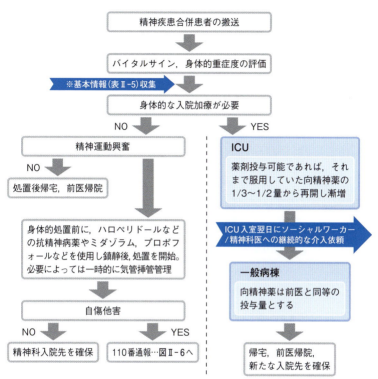

図Ⅱ-3 一般精神疾患への対応

注射剤を選択するほかなく、ハロペリドール注射液 2.5〜5 mg/day を生理食塩液適量に希釈して 24 時間持続投与もしくは夜間だけ持続投与する。

2. 不安定な精神状態にある人の急病・外傷ケース

不安定な精神状態にある人とは、代表的には自殺企図、自傷行為によって救急医療機関に搬送される患者であり、メタアナリシスでは救急外来受診の 4.7% とされ、救急外来から入院する患者の数%〜十数%にのぼる施設もあるものの、施設による差が大きい[1)2)]。自傷患者は、その地域で自殺既遂する症例の最低でも 10 倍、最大で 50 倍ほど発生しているとされるが、救急医療に現れる

Ⅱ章　各論

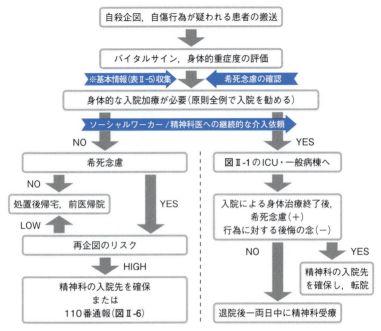

図Ⅱ-4　自殺企図・自傷行為への対応

事例はごく一部であることを理解しておく必要がある。自殺企図手段としてもっとも多いのは，薬物を過量服用しての急性薬物中毒，手首・前腕や頸部などを刃器で傷つける行為であろう。ほかには，高所からの墜落で多発外傷を負ったケースや，重症熱傷，縊頸などの手段によって身体的重症となっていることもある。このような一連の自損行為者への対応において，身体治療の次にもっとも大切なことは自損行為の繰り返しを防ぐことである。そのためには，まず身体症状の軽重にかかわらず入院治療を選択するように心がけること，そして身体的な問題が解決する前（と同時）にしかるべき専門機関につなぐ道筋をつけることである。

　大事なことは，自殺企図事実を"アンダートリアージ"しないことである。救急医療場面における自殺企図かどうかの判断については他稿に譲るが，自殺企図・自傷行為が疑われる患者の対応アルゴリズムについて図Ⅱ-4に示す。

表Ⅱ-6 わが国で使用されている主な向精神薬

第1世代抗精神病薬	ハロペリドール，クロルプロマジン，レボメプロマジン，プロペリシアジン，ゾテピン，ブロムペリドール，スルピリドなど
第2・3世代抗精神病薬	リスペリドン，ペロスピロン，クエチアピン，オランザピン，ブロナンセリン，アリピプラゾールなど
三環系抗うつ薬	アミトリプチリン，イミプラミン，クロミプラミン，アモキサピンなど
SSRI，SNRI，NaSSA*	フルボキサミン，パロキセチン，セルトラリン，ミルナシプラン，ミルタザピンなど
その他の抗うつ薬	ミアンセリン，マプロチリン，セチプチリン，トラゾドンなど
バルビツレート系薬剤	バルビタール，アモバルビタール，ペントバルビタール，フェノバルビタールなど
ベンゾジアゼピン系薬剤	ジアゼパム，クロキサゾラム，ブロマゼパム，ロラゼパム，アルプラゾラム，クアゼパム，ニトラゼパム，エスタゾラム，トリアゾラム，フルニトラゼパム，ミダゾラム，リルマザホン，ブロチゾラムなど
その他の安定剤，睡眠薬	クロチアゼパム，エチゾラム，タンドスピロン，ヒドロキシジン，ゾルピデム，ゾピクロンなど
非GABA系睡眠薬	ラメルテオン，スボレキサント
抗パーキンソン病薬（主に精神科領域で使用されているもの）	プロメタジン，トリヘキシフェニジル，ビペリデン，カベルゴリン，ペルゴリド，プラミペキソールなど
気分安定薬	炭酸リチウム，バルプロ酸，カルバマゼピン，ラモトリギン

*SSRI：selective serotonin reuptake inhibitor, SNRI：serotonin-norepinephrine reuptake inhibitor, NaSSA：noradrenergic and specific serotonergic antidepressant

表Ⅱ-7 悪性症候群が起こる原因

1. 抗精神病薬の投与開始まもなく,増量したとき
2. 低栄養や脱水など全身状態が悪化しているとき
3. ドパミン D_2 受容体遮断の力価が高い抗精神病薬を使用しているとき
4. 抗パーキンソン病薬を急激に減薬したとき
5. 第2・3世代抗精神病薬とSSRIの併用時など

〔長嶺敬彦:予測して防ぐ抗精神病薬の「身体副作用」,医学書院,東京,2009,pp104-119.より作成〕

表Ⅱ-8 セロトニン症候群を引き起こし得る薬剤

1. SSRI,その他の抗うつ薬(ベンラファキシン,クロミプラミン,イミプラミン)
2. オピオイド系鎮痛薬(ペチジン,トラマドール,フェンタニル,デキストロメトルファン)
3. セントジョーンズワート
4. モノアミン酸化酵素阻害薬など(フェネルジン,トラニルシプロミン,モクロベミド,リネゾリド)
5. セロトニン刺激薬(フェンフルラミン,アンフェタミン,MDMA)
6. その他(リチウム,トリプトファン)

〔文献4)より引用・改変〕

3. 見逃すと致死的な転帰になり得る心身不安定ケース

現代の精神医学における治療の中心は薬物療法である。治療で選択される薬剤の種類は,古典的な,第1世代抗精神病薬,三環系抗うつ薬やバルビツレート系薬剤から,安全性が高く比較の副作用が少ないといわれる,第2・3世代抗精神病薬,SSRI・SNRI・NaSSAほかやベンゾジアゼピン系薬剤ほかにシフトしてきている(表Ⅱ-6)。しかし向精神薬全般でみると,過量服用や連用後の離脱症状などにみられる問題に限らず,常用量においても副作用や相互作用が生じることがある。したがって向精神薬の副作用や危険性は決して皆無になったわけではない。

とくに注意を払うべき副作用として,悪性症候群(表Ⅱ-7)[3)],セロトニン症候群(表Ⅱ-8)[4)] があげられる。これらは適切な対処がなされないと予後不良となる可能性がある。一方,特徴的な症状を有する急性ジストニアについては,症状が派手なわりには容易に改善することが多く,対処法も含めて記憶しておくべきであろう。患者はまずかかりつけの精神科医療機関などを受診し,典型

4 精神症状を呈する患者の診療手順

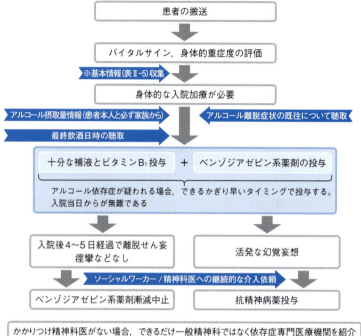

図Ⅱ-5 アルコール依存症（離脱症状）への対応

的な所見や検査結果から当該疾患を疑われて紹介されてくることが多い。

アルコール依存症患者の離脱症状は，せん妄状態を呈し，幻視を中心としたさまざまな幻覚や，被毒妄想に代表される被害的な妄想を一時的に生じることがあるが，断酒直後に起こることはまれで，断酒後48時間以内に発症する場合が多い。入院時の普段の飲酒量，通算飲酒期間そして最終飲酒の日時を確実に聴取しなくてはならない。患者本人からの聴取では，医療従事者に飲酒量を過少申告することが往々にしてあるため，キーパーソンなどから必ず裏づけをとるようにする。また，依存症患者は肝疾患・膵疾患などで過去に入院を繰り返していることもあり得るため，その際に離脱せん妄の既往がないかも確認する。

アルコール依存症（離脱症状）の対応アルゴリズムを図Ⅱ-5に，悪性症候群，セロトニン症候群，急性ジストニアの対応アルゴリズムを図Ⅱ-6に示す。

II章　各論

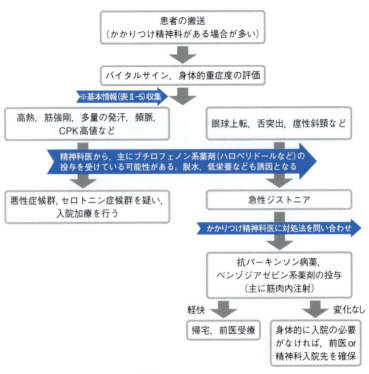

図II-6　悪性症候群などへの対応

4. 軽度不安定な精神状態にある人で身体疾患との鑑別が難しい急病ケース

　精神症状の一部として身体的な症状が出現して来院するケースも多い。パニック発作によるものが代表的で，症状としては動悸（頻脈），胸痛や呼吸困難感（過換気状態）を呈する。これらは誘因の有無にかかわらず，「死ぬかもしれない」と感じるほどの強烈な不安感が急激に自覚されるものであるが，一般的には持続時間は短時間（30分以内）で，来院時には症状が速やかに軽快してしまうことが多い。

　解離性障害や転換性障害は，以前は「ヒステリー発作」といわれていた病態で，現在でも初療では原因不明の意識障害患者・神経疾患患者として散見され

4 精神症状を呈する患者の診療手順

る。不安を惹起するような強いストレス下にあるとき反復性に発症する。とくに昏迷状態や麻痺を始めとする神経症状の一部は，点滴処置や気管挿管など侵襲的な治療にも反応・体動が認められないため，身体疾患との鑑別が大変困難な場合がある。また転換性痙攣は偽発作といわれることがあるが，耳目を集めるための演技をしているわけではなく，神経内科医が診断に難渋する心因性非てんかん性発作はてんかん発作と合併することもある事実から，救急医療部門でまったく鑑別がつかないこともある。あえて身体疾患との鑑別点をあげるとすれば，解離性障害・転換性障害ともに症状が長時間継続することは少なく，生理学的な異常所見に乏しく，"満ち足りた無関心"と呼ばれる穏やかな態度や，Hooverテスト，アームドロップテストなどの陽性所見を示す。

パニック障害，解離性障害，転換性障害は，いずれも症状を頻繁に反復することが特徴でもあるため，キーパーソンから既往について確認することが重要である。

昏迷はさまざまな精神疾患を基盤に生ずるが，統合失調症患者などに認められる緊張病性昏迷状態は注意を要する1例と理解する。精神病症状の極期に生ずる病態で，上記昏迷状態と一見似ている点もあるが，精神科基礎疾患の治療が重要となるため，身体的な治療が不要と判断された場合には一刻も早く精神科専門施設への転院を図るべきである。

パニック障害，解離性障害，転換性障害，統合失調症性昏迷状態の対応アルゴリズムを図Ⅱ-7に示す。

5. 高度に不安定な精神状態に急病・外傷を伴うケース

キーワードは，意識障害，警察対応，精神科救急，チームテクニクス，身体拘束である。

救急搬送時，JCS20以上の重度意識障害がある際には，精神症状やパーソナリティ面の問題に起因する問題はあまり生じない。トラブルの多くは，JCS0.5と称すべきようなJCS1桁以下のごく軽微な意識障害または意識清明な場合に生じる。意識障害の有無を鑑別するためには，連続引き算などを実施して注意集中力を確認することや，説明内容の遅延再生（時間をおいて回答できる）が有用であるが，実施することが大変難しく，精神科医でも判断を誤りやすい。したがって，治療者は当該行為の背景に意識障害の可能性があることを常に考慮に入れるべきであるし，メディカルクリアランスの確保を心がけるべきである。

意識清明であることが明らかで，自傷他害行為が発生した際には警察との連携が必要となり，緊急性が高いためすぐに110番通報を行うべきである。患者

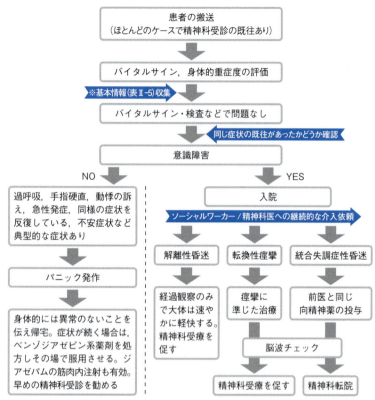

図Ⅱ-7 パニック障害，解離性障害，転換性障害，統合失調症性昏迷状態への対応

本人，医療従事者の安全を確保するために，迅速に人を集め，家族の協力を求めて共に対応にあたる。場合によっては病院の事務スタッフ，警備員にも連絡し応援を仰ぐ必要があるため，日ごろより連絡体制などを確認しておく。警察から，精神保健福祉法第23条に基づき，警察官によって最寄りの保健所長を経て都道府県知事（政令市は市長）への通報が行われることで，精神科救急システムのルートに乗り，精神科治療に結びつくこともある。

明らかな意識障害があるなかで自傷他害行為などが行われている場合は，もっとも医療倫理的に難しい選択を余儀なくされる。通常，単純な精神科疾患

4 精神症状を呈する患者の診療手順

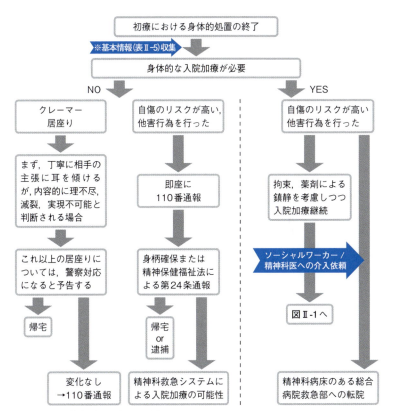

図Ⅱ-8 自傷他害などへの対応

の増悪では意識障害は起きないため、意識障害の原因が何であるかの身体的精査が不可欠であり、ケースによっては迅速な鎮静が必要となる。逆に、鎮静が不可能なケースでは抑制も考慮する必要がある。いずれも、家族（キーパーソン）、またできるかぎり本人にも十分説明を行い同意を得ることが必要であり、その際、意識障害を示す患者には簡潔に説明を繰り返すことが重要である。初療時の記憶が断片的に残るケースもあるため、初療時の対応がその後の治療関係構築に影響し得ることを念頭に置く必要がある。

院内での自傷他害行為、クレーマー・居座りの対応アルゴリズムを図Ⅱ-8に示す。

6. トラブルケース

　クレーマー・居座りの問題については，まず患者やその家族の話にある程度時間をかけて耳を傾けることが大切である。しかし，威嚇，威圧的態度，怒声，繰り返す大声などはすべて暴力であり，それらを即時にやめなければ問診はおろか対話も行えなくなることも，冷静に伝えなければならない。要求内容が常識や理解の範囲を超えるものである場合も，それ以上の行為継続は警察の通報対象となることを告げ，それでも態度に変化が認められない場合は110番通報する。いずれも毅然とした対応が必要である。第Ⅱ章の該当項目もぜひ参照いただきたい。

◆文　献

1) Kawashima Y, Yonemoto N, Inagaki M, et al：Prevalence of suicide attempters in emergency departments in Japan：A systematic review and meta-analysis. J Affect Disord 163：33-39, 2014.
2) 岸泰宏，黒澤尚：救命救急センターに収容された自殺者の実態のまとめ．医学のあゆみ 194：588-590，2000.
3) 長嶺敬彦：予測して防ぐ抗精神病薬の「身体副作用」．医学書院，東京，2009, pp104-119.
4) Isbister GK, Buckley NA, Whyte IM：Serotonin toxicity：A practical approach to diagnosis and treatment. Med J Aust 187：361-365, 2007.

II章 各 論

5 自殺未遂患者への対応

九州大学大学院医学研究院精神病態医学　田中　裕記
神庭　重信

　自殺未遂患者はその背景に精神疾患があると診断されることが多く，大半は迅速に適切な精神科医療とつながる必要がある。一方で，「自分の意志で死を選んでいるのだから自業自得ではないか」「この程度の手段では死ねないのに……本当は死ぬ気がなかったのだろう」といった陰性感情を医療従事者は抱くかもしれない。しかし，自殺を選んだその時点では患者本人は正常な判断ができていない場合が少なくないため，その陰性感情に医療従事者が自覚的になること，適切なケアの流れに沿うことが肝要となる。また，患者の精神病的な「病気の部分」が目立ち，現実的な生活に直面した「健康な部分」には光が当たりにくいため，積極的に「健康な部分」に注目してかかわる必要がある。

◆ 自殺未遂患者ケアの全体の流れ

　自殺未遂患者は再企図の危険性が高く，再発予防が重要となる。救急医療・急性期医療そして地域ケアを通して，社会復帰に結びつけていく必要がある。図II-9 に自殺未遂患者のケアの流れについて概念図を示した。本稿では主に救急医療と急性期医療について述べる。

　自殺未遂患者の多くに再企図予防を含めたこころのケアが必要である。身体的・精神的な治療を並行して行うために，普段から精神科医などの専門医と連携する体制づくりが求められる。また，背景にある精神疾患へ対応するために，精神科医療の導入とともに，ソーシャルワークを通じて自殺未遂患者とその周囲の者の生活上のさまざまな問題に対する支援が必要である。継続的な精神科医療と心理社会的支援が必要不可欠であることは，ACTION-J などの研究成果からも明らかとなっている（第V章参照）。

◆ 救急医療現場における自殺未遂患者対応の流れ

　救急医療現場では，直ちに検査や治療を開始し，短時間で身体治療と再企図防止のマネージメントを求められる。自殺未遂患者ケアの目標としては身体的・精神医学的評価および治療，自殺の再企図防止が重要である。救急搬送さ

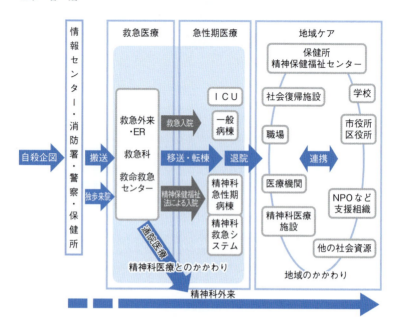

図Ⅱ-9　自殺未遂患者の社会復帰を促進する地域連携モデル

れてきた場合の概略は第Ⅱ章2「救急医療機関における精神症状の評価」(p.40)を参照いただきたいが，実際には図Ⅱ-10の流れに沿って診療を行うこととなる。重要事項を以下に解説する。

1．情報収集

身体治療のみならず，精神的な面からも情報収集が必要となる。いわゆるSAMPLE[注1]といわれる病歴聴取に加え，第Ⅱ章4の表Ⅱ-5(p.52)の基本情報と，企図手段・遺書の有無・動機などを救急隊や患者の家族・知人から得ることが望ましい。

なお，精神科医へコンサルテーションの際には，これまでの未遂歴・婚姻

[注1] S：sings/symptoms（徴候，症状），A：allergies（アレルギー），M：medications（内服薬），P：pertinent past medical history/pregnancy（既往歴/妊娠・出産歴），L：last oral intake（最終食事摂取），E：events/environment（出来事・嗜好品など）

5 自殺未遂患者への対応

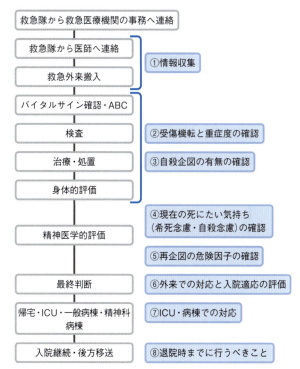

図Ⅱ-10 自殺未遂患者の対応の流れ

歴・家族歴(とくに自殺に関連するものや精神疾患)などの情報が有益である。

2. 受傷機転と重症度の確認

受傷機転を確認し,身体合併症の重症度から予測される身体管理を検討する(図Ⅱ-11)。直接的に自殺企図の確認ができない場合や客観的に評価ができない場合は,先入観をもたずに受傷機転を検討することが肝要である。身体合併症の重症度が高く,身体管理が必要とされる場合には一般病棟での身体治療が優先される。

1) 受傷機転の確認

患者本人,患者の家族・知人,救急隊,目撃者などから得た情報を基に受傷

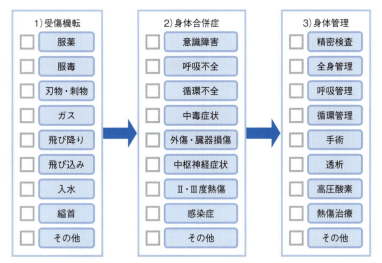

図Ⅱ-11 受傷機転と重症度の確認

機転を確認する．必要に応じて尿中薬物検査（偽陽性に注意する），薬物血中濃度測定など受傷機転に関連する状態を確認する．患者本人や患者の家族・知人，救急隊，目撃者からの情報がそれぞれ異なる場合も多いため，正確な事実を確認する必要がある．

2）身体合併症の把握

元来併存している身体合併症に加え，複合的な受傷機転を有している場合も少なくない．精密検査を行い，身体合併症を把握する．

3）予測される身体管理

受傷機転や身体合併症を基に，予測される必要な身体管理を検討する．必要に応じて中毒情報センターなどを活用する．

3．自殺企図の有無の確認

犯罪被害や身体疾患などを否定するために，患者本人や患者の家族・知人からの情報で，そもそも自殺企図であったか否かの確認が必要である（図Ⅱ-12）．

1）自らの意志で行った行為であるか

他人から強制された行為や犯罪行為，転倒などによる不慮の事故ではないかを確認する．

5 自殺未遂患者への対応

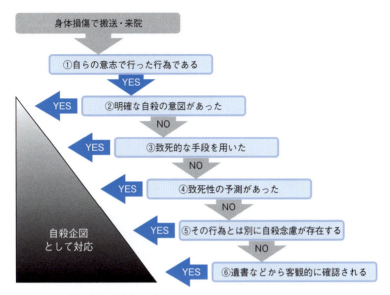

図Ⅱ-12 自殺企図の有無の確認
[自殺未遂・自傷・その他の鑑別（松本，河西）一部改変]

2) 明確な自殺の意図があったか

「症状が改善しないので，薬を多く飲んで治そうと思った」というのは自殺企図には該当しないが，その場合でも長期的・持続的に希死念慮を抱いていないかを確認する必要がある。

3) 致死的な手段を用いたか

「2 mの高さから飛び降りた」など，客観的に死ぬ可能性のない手段であれば自殺企図に該当しない。

4) 致死性の予測があったか

「3) 致死的な手段を用いたか」に当てはまらない場合であっても，「2 mの高さからの飛び降り」で本人が死ぬことができると予測していた場合には自殺企図と判断する。「気持ちが楽になる程度の量の薬を飲んだ」という場合も自殺企図に該当しないが，結果的に死に至る場合もあるためアセスメントを進める。

5) その行為と別に自殺念慮が存在するか

「落とした物を拾おうとして道路に飛び出した」というような場合は自殺企図ではない。解離症状やアルコールの影響，精神病状態で当時の状況を覚えてい

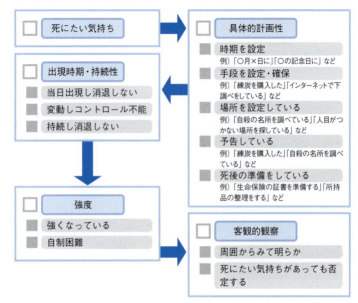

図Ⅱ-13 現在の死にたい気持ちの確認

ない場合があるので注意が必要である。
6) 遺書などから客観的に確認されるか
　紙媒体・電子媒体問わず遺書がある場合や患者の家族・知人に伝えた言葉，靴をそろえて飛び降りるなど受傷時の周囲の状況から自殺の意志が疑われる場合には自殺企図と判断する。

4. 現在の死にたい気持ち（希死念慮・自殺念慮[注2]）の確認

　現在の死にたい気持ちを確認することは自殺未遂患者のケアにおいて重要である。計画性，出現時期・持続性，強度などを把握する必要がある（図Ⅱ-13）。明らかに身体的に重症度が高い場合には入院を前提として話が進むが，身体的に重症でない場合には，いったん帰宅させたうえで精神科外来治療につなげる

[注2] 希死念慮：死を願う気持ちはあるが，自殺までは考えていない。自殺念慮：自殺という能動的な行為で人生を終わらせようという気持ち

べきか，それとも精神科病棟での入院治療が必要かを判断する必要がある。客観的に観察し，図Ⅱ-13の項目が1つでも存在する場合はとくに自殺企図の危険性が高いと考えられる。

「死にたい」という直接的言動だけでなく，「いなくなりたい」「ずっと眠っていたい」という間接的言動も自殺を願望・示唆することがあるので注意を払わなければならない。これらがあれば，希死念慮・自殺念慮を確認する。直接的に「死にたくなることはありますか」と聞くことがためらわれる場合は「このような状況で来院されている方には皆さんに伺っているのですが……」と前置きをしたり，「死んでしまいたいくらいつらいことは……」「もういなくなってしまいたいと思うことは……」などと尋ねたりする方法もある。

5. 再企図の危険因子の確認

現在の死にたい気持ちを否定している場合でも，自殺の危険因子を認めた場合は，再企図の危険性が高いと考える必要がある（図Ⅱ-14）。自殺未遂患者の再企図を防止するために，現在の死にたい気持ちと危険因子を相互に考慮する。

6. 外来での対応と入院適応の評価

1）入院適応について

救急外来を受診した自殺未遂患者（自傷患者の一部を含む）については基本的に入院治療を考慮すべきである。その理由としては以下の3点が考えられる。
①再企図を防ぐために集中的な治療介入を行う場を提供するため
②精神科へつなぐための猶予時間を捻出するため
③入院自体が精神安定作用をもたらすため

かたくなに入院を拒否している場合を除けば，原則として休養入院を勧めることが望ましい。しかし，精神科病棟への入院ではないため，ハード・ソフト両面において精神症状への関与に限界があり，必要に応じて個室で患者の家族・知人が付き添う必要があることを患者や患者の家族・知人に説明する。

2）基本的な対応

以下のいずれの場合においても，来院後は患者を1人にしないことが前提である。

(1) 自発的受診の場合

意識清明で，患者自らまたは患者の家族・知人の説得に応じて受診する場合。希死念慮・自殺念慮が強い場合はとくに入院を考慮する。

- ☐ 過去の自殺企図・自傷行為歴
- ☐ 喪失体験
    身近な者との死別体験など
- ☐ 苦痛な体験
    いじめ,家庭問題など
- ☐ 職業問題・経済問題・生活問題
    失業,リストラ,多重債務,生活苦,生活への困難感,不安定な日常生活
- ☐ 身体疾患の罹患およびそれらに対する悩み
    がんや他の身体疾患での病苦など
- ☐ ソーシャルサポートの欠如
    支援者の不在,喪失など
- ☐ 企図手段への容易なアクセス
    「農薬,硫化水素などを保持している」「容易に薬物を入手できる」など
- ☐ 自殺につながりやすい精神疾患・心理状態・性格
    希死念慮,不安・焦燥,衝動性,絶望感,攻撃性,精神病症状,孤立感,悲嘆など
- ☐ 家族歴
- ☐ その他
    診療や本人・家族・周囲から得られる危険性,アルコール・薬物,摂食障害など

図Ⅱ-14 再企図の危険因子の確認

(2) 非自発的受診の場合

意識障害があり救急車搬送により受診する場合や,患者は拒否しているが周囲の者が受診させる場合。前者は多くの場合JCS2桁以上で原則として救急医療機関への入院適応となる。後者にも入院を勧めるが,十分時間をかけて説得しても拒否されることが多い(後述の「⑤外来で帰宅させるときの注意点」参照)。

(3) 違法行為者の場合

他害行為と同時に自殺未遂を行った患者や,麻薬などの違法使用が原因で自殺未遂を行った患者であっても,治療は身体症状の程度に応じて行う。他害行為については警察への通報が必要であり,患者が麻薬中毒者[注3]であると診断し

た医師は「麻薬及び向精神薬取締法第58条の2」によって氏名，住所，年齢，性別などを居住地（不明であれば現在地）の都道府県知事へ届けなければならない。ただ，通報や届け出が患者の診療につながらないことも多く，熟考のうえ，患者，患者の家族，医療従事者とその医療機関にとってもっとも有益な手立てを選択する必要がある。覚醒剤については必ず第II章14「違法薬物摂取が疑われる患者の診療で留意すべき法的問題」，(p.139) を参照すること。

(4) 激しい精神症状が伴う場合

来院後も興奮状態となって暴れたり自傷したりする場合には，再企図につながる危険物を排除し，医療従事者を含む周囲の者と患者本人の安全確保および保護を行う。著しい精神症状で身体的治療が十分に行えない場合には向精神薬による鎮静を考慮する。精神科医がすぐに診察できる状況であれば診察を要請するが，それが不可能であれば付き添いの家族などに受診を要請する。単独での受診であれば速やかに病院から警察へ通報し，保護を依頼する（第II章4「精神症状を呈する患者の診療手順」，p.49参照）。

(5) 外来で帰宅させるときの注意点

拒否が強く入院の説得に応じない患者であっても，帰宅間際に再度入院を促してみる（例：「入院したほうが安全と思います」）。やむを得ず帰宅させる場合は，精神科医療機関へ紹介することが望ましい。かかりつけ医が精神科の場合はかかりつけ医への紹介も検討する。近隣に精神科医療機関がない場合には，患者や患者の家族・知人と帰宅後のケアについて具体的に話し合う必要がある。

帰宅時には診療情報提供書を作成し，原則として単独では帰宅させない。身元不明者は警察対応が必須で，保健所などと連携したソーシャルワークが不可欠となる。なお，精神科医が常勤している病院ではできるかぎり診察を依頼し，不可能であれば電話などでアドバイスを求める。キーパーソンには帰宅後も患者からできるだけ目を離さないように要請し，当日もしくは翌日に「家族同伴」で精神科医療機関を受診するように強く勧める（後述の「8. 退院時までに行うべきこと」参照）。

注3 麻薬中毒（麻薬，大麻またはあへんの慢性中毒）の状態にある者

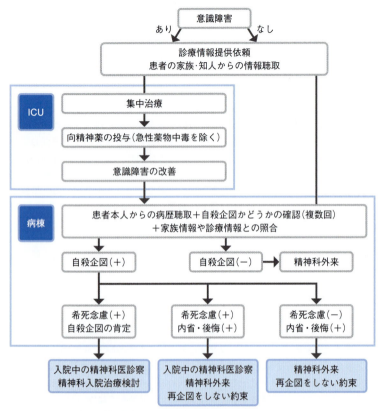

図Ⅱ-15　ICU，病棟での対応

7. ICU・病棟での対応

図Ⅱ-15にICU，病棟での対応についての流れを示すが，ここでも自殺未遂患者を1人にしないことが前提である。

1) ICU入室後
(1) 意識障害

ICU入室となる自殺未遂患者の多くは，意識障害や人工呼吸器管理のため鎮静下にある。その間は患者の家族などから最大限の情報（前述の「1. 情報収

集」参照）を収集する。また，かかりつけの精神科医療機関から速やかに診療情報提供書を取得し，診断や向精神薬の服薬内容などを把握する。

(2) 不穏興奮

危険物を排除し，医療従事者・周囲の者の安全確保および患者本人の保護を行う。しかし，例えば意識障害下で不穏・多動が著しく，患者本人の身体的治療の安全性が確保できないと判断される場合は，患者の家族などへの説明の後，徒手拘束や身体抑制することも検討する（第Ⅱ章15「救急医療における行動制限（抑制・拘束）」，p.146参照）。興奮症状の大半は意識障害によるものであるため，「痛み・不穏・せん妄管理のためのガイドライン」にのっとり，鎮痛・鎮静の適正化で対応する。意識清明である場合はできるかぎり患者本人の訴えを傾聴し，可能な範囲で応じる。

(3) 有効な薬物療法

向精神薬内服歴がある場合，鎮静・鎮痛薬の減量で不眠・せん妄・精神運動興奮・頻呼吸・頻脈などが出現することも多い。可能であれば精神科医と協議しながら向精神薬を再開する。

2）ICU 退室後・一般病棟入室後

(1) 意識障害の改善後に確認する事項

鎮静・鎮痛薬投与終了後は，表面的にはスムーズに会話が進んでいるようでも，患者は内容も相手も記憶していないことが実は多い。以下の3点については，退室直後と半日以上空けて再度質問して確認する必要がある。

①今回の行為は自殺企図か否か
②今回の行為を肯定しているか，後悔や内省ができているか
③希死念慮・自殺念慮がいまだに存在するか

(2) 自殺に関する話題の聞き方とタイミング

自殺の話題を避けたり，話題にする際に過度に慎重になったりするのが一般的ではあるが，自殺企図そのものにまったくふれない対応は不自然である。自殺の話題を避け，現実から目を逸らしてはならない。なぜならば，自殺企図をしたことは事実であり，搬送され受診していることは現実のことだからである。患者との関係性がある程度確立されていれば，それらの質問によって患者の精神状態が増悪する危険性は低く，真摯な対応で自殺と向き合うことは再企図予防になり得る（前述の「4. 現在の死にたい気持ち（希死念慮・自殺念慮）の確認」参照）。

具体的なかかわりとしては，いわゆる「傾聴」といわれる，共感しながら徹底して聞き役に回ることである。同情や同一化[注4]ではなく共感が必要となる。

[注4] 相手のことをあたかも自分のことのように取り入れて感じること

沈黙も有効で，患者があまり話をしないからといって沈黙をおそれてしまうと傾聴は難しくなる。なお，自殺の話題をするときには，自殺企図についていたずらに批判的にならないようにする。

(3) 帰宅要求の強い患者

自殺未遂患者は全例，自己判断で退院を要求する可能性があることを入院時にあらかじめキーパーソンに説明して対応を決めておき，いつでも連絡がとれるようにしておく。身体的に入院加療の継続が必要と判断される場合には，本人にその旨を説明して説得を試みる。それでも理解が得られず退院を要求する場合には，キーパーソンに来院を求め，患者との話し合いのうえで判断してもらう。意識清明で完全に判断力が欠如しているわけではない患者に，本人の意思に反して一般病棟での入院継続を強制することはできない。

8. 退院時までに行うべきこと

1) 再企図の危険性再評価

前述の「7.2) ①意識障害の改善後に確認する事項」で述べた内容を再評価する(「5. 再企図の危険因子の確認」も参照)。

2) キーパーソンと支援体制の確認

患者にとってのキーパーソン（多くは患者の家族）には原則的に来院を求める。内縁関係など患者と密接な関係にある人々には，状況を説明して協力を求める。生活保護者であれば役所の保護担当者と連絡をとり，キーパーソンが存在しない場合は保健所や市町村などの障害福祉担当課などと調整する。

3) かかりつけ医との連携

かかりつけ精神科医がいる場合には，診療情報提供書を作成する。主治医が失念している場合は，医療チームとしてこれを促す。

4) 退院の判断

以下の項目に当てはまる自殺未遂患者では，退院の判断を慎重にすべきである。

・自殺企図に対する後悔の念がなく，内省が得られていない。
・精神疾患名にかかわらず，不安・焦燥感が強く，不眠が遷延している。希死念慮が依然として強い。
・統合失調症や双極性障害・うつ病などでその中核症状（幻覚・妄想，精神運動興奮，自責感，精神運動制止，絶望感など）が活発に存在する。
・キーパーソンが不在か，役割を果たすことが困難である。
・金銭面や居住地がないといった問題で，退院後の生活にめどがまったく立たない。

5　自殺未遂患者への対応

表Ⅱ-9　精神科へのコンサルテーション

1．救急医療機関に精神科医がいない場合のコンサルテーション 　　1）かかりつけ医療機関へ 　　2）精神科救急の基幹病院へ 　　3）身近な精神科医療施設へ
2．精神科医がいる場合のコンサルテーション 　　1）施設内の精神科医へ 　　2）施設内の精神科医を通じて，かかりつけ医療機関や精神科医療施設へ
3．病状説明書，入院診療計画書，退院療養計画書，診療情報提供書 　　1）「自殺未遂のため，精神科の診察を受ける」など精神科コンサルテーションに関する説明と記載 　　2）情報の内容は前述の「1．情報収集」参照。単科の精神科病院に紹介する際は，身体疾患を除外していたり，軽快・治癒していて加療が不要である旨を記載する
4．紹介にあたって留意すべきこと ・患者と家族に診療結果や状態を説明し，具体的に紹介すべき理由を伝える ・患者と家族の精神科受診への偏見に配慮する ・精神科治療の有効性を説明する ・患者が見捨てられたという感覚をもたないように配慮する ・精神科医療機関には医師やソーシャルワーカーから直接連絡する ・かたくなに患者自身が拒否する場合，家族から受診を促してもらう ・紹介先の予約はその場でとる。不可能であれば，具体的な受診日や方法を確認する

・患者・キーパーソンが共に精神的な治療を目的とした治療を望んでいない。
・患者が抱える問題に対して解決方法が示されていない。
・今後の精神科治療のめど（通院先など）が立っていない。
・患者をサポートする関係機関に情報提供がなされていない。

5）精神科へのコンサルテーション

身体治療のめどが立ったら，速やかに精神科へのコンサルテーションを検討する（表Ⅱ-9）。また，図Ⅱ-5のような因子がある場合にはより積極的に考慮したほうがよい。

表Ⅱ-10 「TALK」の原則

T	(Tell)	誠実な態度で話しかける
A	(Ask)	自殺についてはっきりと尋ねる
L	(Listen)	相手の訴えに傾聴する
K	(Keep safe)	安全を確保する

6) ケース・マネージメント

　自殺未遂患者の大半は，現実的な家庭問題や経済問題，職業問題などのさまざまな問題を抱えている。これらの問題に対処することができず，苦悩，不安，抑うつから精神疾患が発症したり，再発・再燃し自殺企図が生じたり，あるいは，精神疾患を有するがために対処行動がとれず，自殺企図へと追い込まれる。よって，精神科へのコンサルテーションに加えて，患者の抱える個々の問題に関するケース・マネージメントが必要となる。救急担当医は身体的治療と精神的治療を両立させるためのマネージメントを行いながら，看護師やソーシャルワーカー，そして精神科スタッフなどと協働して，心理的・社会的問題を明確化・解決するための道筋をつけていく必要がある。

　このようなケース・マネージメントが自殺未遂者の再企図抑止に有効であることがACTION-J研究により明らかにされ，そのエビデンスに基づいて診療報酬が設置された。現在では，その診療報酬要件に示された介入法が，自殺未遂者対応の標準型となっている（第Ⅴ章参照）。

◆ 対応の注意点

　自殺未遂患者には身体・精神両面にまたがる治療が必要であるため，必然的に多職種がかかわることとなる。それぞれの職種が果たすべき役割を速やかに遂行することが第一であるが，職種によって患者へのかかわり方，かかわる視点・内容が異なることや，時に患者の言動に巻き込まれ医療従事者が互いに振り回されることもある。常に職種間でのコミュニケーションを欠かさず，患者に関する情報を共有して統一した対応の徹底を図るようにする。

　患者本人に対しては「TALK」の原則に即して接する（**表Ⅱ-10**）。とくに周囲から危険物を除去し，医療従事者，周囲の者および患者本人の安全を確保することは最優先されるべきである。

5 自殺未遂患者への対応

1. コミュニケーションの要点

- 救急医療現場では前提として十分な時間がとれない。よって「今度にしておこう」という発想は禁物である。初回のコンタクト時からその場で聞けること，できることは遅滞なく行う。しかし，焦って聞き出そうとしてはならない。
- 自ら解決方法を提示できないかぎり，患者と患者周辺の問題に深く入り込み過ぎない。幻覚・妄想などの精神症状も含めて患者の訴えには時間を決めて対応する。患者を関係機関・専門機関につなぐ役割を第一の立場とする。
- 違法・迷惑行為，脅迫行為については，自殺未遂患者と患者の家族・知人といえども，毅然とした対応をとる。
- 患者の攻撃的・反抗的な態度や医療従事者を無視するような態度は意識障害による可能性もある。「性格が悪いせい」などと決めつけず，患者の家族・知人に入院前の患者本人の様子について聴取し，現在の状態と対比する。
- 医療従事者がもつ不安感，無関心な態度を自殺未遂患者は敏感に感じとることを知っておく。
- 冷たく無関心で批判的な対応は，医療従事者が抱く患者に対する不安の現れであり，再企図防止に貢献しない。

2. 対話の際にとるべき姿勢

- 傾聴：黙ってひたすら患者の言葉に耳を傾け，真剣に聞く。
- 受容と共感：患者の言葉をまず一度全面的に受け入れ，理解しようとする。同時に入院中の安全を保証する。
- ねぎらい：来院したことそのもの，こころの内を吐露してくれたことをねぎらう。
- 両価性：自殺未遂患者は「死にたい」「生きていたい」の両方をさまよっている。白でも黒でもなくグレーゾーンにある患者の気持ちを理解する。
- 死以外の解決方法を考える：患者は「死ぬことが唯一の問題解決方法である」と考えている。可能であれば問題を解決するための他の方法について一緒に考え，探す努力をする。
- 患者の気持ちに焦点を当てる：自殺未遂によって生じた身体面の問題だけでなく，そこに及んだ動機・心理的背景も積極的に取り上げる。

3. してはならないこと

- 安易な激励：頑張れという激励は非常にあいまいで，具体性を欠く。患者はその言葉から「自分のことを理解してもらっていない」と強く感じとる。何をどのように頑張ればどういった結果が得られるのかを具体的に示しつつ，励ますようにする。また，患者と医療従事者が協働することを強調する。
- 自らの価値観で相手を説得する：人それぞれに置かれた立場や取り巻く環境，育った背景はまちまちである。身体の痛みが当事者しかわからないのと同じで，こころの痛みも当事者しかわからない。自らの価値観で他人を説き伏せようとすることは，患者に対し「理解されない」という感情を抱かせてしまう。
- 患者自身を批判・否定する（goddamn syndrome）：自殺未遂患者に対し医療従事者が陰性感情を抱いて，「死ぬ気なんかはじめからないくせに」「生きたくないなら仕方ないね」などと患者に暴言を吐いてしまうことがある。一般に，自殺未遂患者は自分自身が存在する意義を見出せないことが多いので，患者をいっそう追い込み，自殺既遂へのリスクを高める。
- カタルシスを精神状態の改善と勘違いする：自殺企図・自傷行為をきっかけに，それまで極限まで高まっていたフラストレーションやストレスなどが一時的に解消され，見かけ上精神状態が改善しているようにみえる状況を「カタルシスが得られた」という。しかし，患者を取り巻く環境は本質的に変化していないので，適切な対応をしなければ元の精神状態に戻ってしまう。

◆ 患者の家族・知人への対応

患者の家族・知人に対しては，患者同様に傾聴し，共感と受容，ねぎらいを行う必要がある。また，患者の家族・知人の苦しみに焦点を当て，問題を明確化する必要がある場合もあり，自殺未遂患者に対する協力・支援体制を共に構築して再企図を予防する。地域で活用可能な救急対応の窓口に関する情報を初期治療の段階から提供できるようにしておくと，その後の流れがスムーズになることがある。

◆参考文献

1) 日本臨床救急医学会：自殺未遂患者への対応；救急外来（ER）・救急科・救命救急センターのスタッフのための手引き，2009.

2) 日本精神科救急学会監：精神科救急医療ガイドライン2015年版，へるす出版，東京，2015.
3) 福岡県保健医療介護部健康増進課こころの健康づくり推進室：福岡県自殺未遂者支援マニュアル，2015.
4) Kawanishi C, Aruga T, Ishizuka N, et al：Assertive case management versus enhanced usual care for people with mental health problems who had attempted suicide and were admitted to hospital emergency departments in Japan (ACTION-J)：A multicentre, randomised controlled trial. Lancet Psychiatry 1：193-201, 2014.
5) 日本集中治療医学会J-PADガイドライン作成委員会：日本版・集中治療室における成人重症患者に対する痛み・不穏・せん妄管理のための臨床ガイドライン．日集中医誌 21：539-579，2014.
6) アメリカ心臓協会：ACLSプロバイダーマニュアル AHAガイドライン2015準拠，シナジー，東京，2017.

Ⅱ章 各論

6 自傷他害のおそれのある患者への対応

埼玉医科大学病院救急センター・中毒センター／神経精神科・心療内科　北元　健

　三次救急医療機関の救命救急センターに搬送されてくる患者の10%前後が自殺未遂患者であるとの報告があり[1)2)]，救命救急センターをはじめとする救急医療の現場には，過量服薬やガスなどの急性中毒，切創や刺創，墜落や縊頸などの自殺企図患者がしばしば搬送されてくる。このような患者のなかには，企図後も自殺念慮が残存し，自傷のおそれがあるケースが存在する。また幻覚や妄想，焦燥感，興奮，敵意などの精神症状のために，暴力的な患者に遭遇することもある。

　本稿では自傷他害のおそれのある患者への対応について述べる。

◆ 精神科的・社会的な対応

1. 自殺企図であることの確認

　どのような患者においても精神的な評価と並んで，身体的な評価・治療が優先されるべきである。とくに三次救急医療機関の救命救急センターに搬送されてくる患者は，来院時にはバイタルサインが不安定であることが多い。身体の評価・治療と並行して，もしくは当初から身体的な重症度が低い患者では，次いで精神的評価を行う。

　自傷行為で搬送されてきた患者に対して，その行為が死を意図したものかどうかを直接本人に確認する。また患者の家族や知人などから，希死念慮や自殺をほのめかすような言動，遺書の存在など，自殺を示唆する状況がなかったかについて確認する。患者本人の言動や状況から，明確に否定される場合以外は，自殺企図ととらえて慎重に対応する。自殺が疑われる状況であるにもかかわらず，患者がそれを認めない場合には，自殺念慮が内在化している可能性が高いため，注意が必要である。一方で自傷行為を行ったことを覚えていない場合は，解離性健忘[注1]や行為前の飲酒，薬物服用（とくにベンゾジアゼピン受容体作動

[注1] 器質的な異常がないにもかかわらず，強いストレスによって過去の出来事が思い出せなくなる精神症状

薬）による健忘（前向性健忘）の可能性がある。

2. 自傷（および他害）のおそれが高い患者への対応

自殺企図によって救急医療機関に搬送（受診）されてくる患者は，入院中に再び自殺企図を起こす危険性がある。そのなかでも焦燥感や自責感の強い患者，衝動性が高い患者には注意が必要であり，患者を刺激するような態度・言動は避け，面会者にも同様の振る舞いを依頼する。とくに自殺の再企図の危険性が高い患者では，入院中は医療従事者が常に目を配り，決して患者を1人にしないようにする。はさみや針，ガラス器具，長いひもなど自傷の手段となり得る危険物は，患者のそばに置かないように心がける。患者の家族には救急病棟に入院中でも，自殺企図は完全に防ぎ得ないことを説明する。過量服薬後の入院中に，心理的負担を契機に病棟内で再び過量服薬に至るような患者も存在する。

自傷他害行為が切迫している患者は，まずは言語的な介入を試みる。しかしそれだけで回避することが困難な場合があり，その際は身体拘束や薬物による鎮静を図ることになる。救急病棟での身体拘束は，精神科病棟のように精神保健福祉法による規定を受けないことから，切迫性が高い場合には身体拘束を躊躇しない（精神科病棟では，厚生労働省認定の精神保健指定医の指示がなければ身体拘束はできない）。身体拘束を行う際は，患者本人および患者の家族などの付き添い人にその必要性を口頭または書面（病院にある規定の用紙など）で説明し，必ずカルテにその旨を記載しておく。記載は医師だけではなく，看護師やソーシャルワーカーなどのコメディカルも診療記録に残すようにする。拘束施行後は，頻回に患者の身体・精神状態をチェックし，診療録に表記する。長期の身体拘束は，脱水，褥瘡，深部静脈血栓症や肺塞栓症といった身体合併症のリスクを上げる。精神状態が安定していれば，身体拘束の解除を検討する（第Ⅱ章15「救急医療における行動制限（抑制・拘束）」，p.146参照）。

身体拘束や薬物による鎮静後は，速やかに精神科診察へとつなぐ。医療保護入院になる可能性があることから，同意者となり得る患者の家族にあらかじめ連絡をつけておき，精神科医の診察時には同席してもらうよう依頼しておく。

3. 精神症状の活発な患者への対応

興奮や焦燥感の強い患者では他害のおそれがあり，適切な対処が必要である。突発的な暴力や離院の可能性を考慮して，なるべくスタッフを集めて対応する。またこのような患者では情報処理能力や注意力が低下していることが多

く，多人数で患者に話しかけないようにする。患者を刺激するような態度や言動は避け，落ち着いた態度や口調，わかりやすい言葉で話す。暴力被害を避けるため，閉鎖された空間内で1対1で話すことや安易なボディタッチ，患者の手が届くような至近距離で対話することは，可能なかぎり避けるようにする。先の尖ったペンや引っ張られるおそれのあるひもなどの危険物は，あらかじめ自身の身体から外しておく。急な身体の動き出しは，警戒心の強い患者の突発的な暴力につながるおそれがあるため，なるべくしないようにする。

妄想を訴えてくる患者に対しては受容的に接する。妄想は誤った思考内容であるが患者にとっては訂正不能な確信的思考であり，妄想を過度に否定したり，時にあざけ笑ったりすると，不信感や敵意，猜疑心につながり，興奮を助長する危険性がある。そのため，「私にはあなたの体験していることが本当かどうかはわからないが，あなたの不安や苦しみを少しでも軽減させる手伝いをしたい」というように，患者の苦しみを除くための手助けを提案し，興奮が治まるように図る。

しかしながら，幻覚・妄想などの精神病症状が活発な患者では，現実判断能力が著しく欠如しており，言語介入のみで持続的な静穏が得られることは少ない。また意識障害のある患者でも，注意力，記銘力（記憶）が損なわれていることから，会話の内容や患者との間で取り交わした約束をすぐに忘れてしまうため，言語介入では一時的な静穏しか得られないことがある。その際は，身体拘束または薬物による鎮静が併せて必要になる。

4. 警察通報について

病院内外にかかわらず，精神疾患によって自傷他害のおそれがある場合には，警察通報を行ってよい。精神保健福祉法第23条では，警察官は職務を執行するにあたり，異常な挙動その他周囲の事情から判断して，精神障害のために自身を傷つけまたは他人に害を及ぼすおそれがあると認められる者を発見したときは，直ちにその旨を，最寄りの保健所長を経て都道府県知事（または政令指定都市市長）に通報しなければならないとされている。移送先の病院における措置診察の結果，仮に措置入院にならないとしても，そのまま医療保護入院になることが多く，結果として精神科医療につなげることができる。医療従事者や患者の身を守ることを，何よりも優先する。

◆ 薬物による鎮静

薬物による鎮静を図る際は身体拘束を行うときと同様に，患者本人および患

6 自傷他害のおそれのある患者への対応

表Ⅱ-11 注射可能な向精神薬（ただし抗てんかん薬は除く）

	薬品名	筋肉内注射	静脈内注射
抗精神病薬	ハロペリドール	○	○
	クロルプロマジン	○	
	レボメプロマジン	○	
	オランザピン	○	
ベンゾジアゼピン系薬	ジアゼパム	○	○
	ミダゾラム	○	○
	フルニトラゼパム		○
バルビツール酸系薬	フェノバール	○	
抗パーキンソン病薬	プロメタジン	○	

者の家族などの付き添い人にその必要性についてしっかりと説明し，必ずカルテにその旨を記載しておく。カルテ記載は医療従事者自身の身を守るためでもある。

鎮静薬は経口薬と注射薬に分けられるが，救急医療の現場では迅速な効果を期待して，注射薬が選択されることが多い。注射薬には，ハロペリドールやクロルプロマジンといった抗精神病薬，フルニトラゼパムやジアゼパムといったベンゾジアゼピン系薬があげられる（表Ⅱ-11）。プロメタジンは抗パーキンソン病薬であるが，抗ヒスタミン作用を有するため，鎮静作用を有する。静脈路を確保できない場合は筋肉内注射が選択されるが，体内への吸収が不安定であるため，可能なかぎり静脈内注射を選択する。ハロペリドールの経静脈投与は錐体外路症状の出現頻度が少なく[3]，また呼吸抑制や血圧低下といった副作用も起きにくいため，現場では頻用される。しかし連続・大量投与ではQTc時間の延長による不整脈を誘発する可能性があるため，適宜心電図のフォローを行う。

ベンゾジアゼピン系薬の経静脈投与では，意識レベル低下に伴う舌根沈下や呼吸抑制に注意する。酸素飽和度は持続的に測定し，もしものときのためにバッグバルブマスクや拮抗薬であるフルマゼニルを準備しておく。長期投与に伴う耐性によってベンゾジアゼピン系薬の効果が乏しいケースでは，ディプリバンの経静脈投与が選択肢にあがる。ディプリバンは呼吸抑制や血圧低下に注

意が必要な薬剤であるが,消失半減期が短いためキレがよく,鎮静終了後にすぐに精神科医の診察を仰ぎたい場面で役立つことがある。

経口薬としては服用しやすい剤型のために,リスペリドン液やオランザピン口腔内崩壊錠が選択されることが多い。

◆ 意識障害とせん妄

1. 意識障害と評価

救急医療機関には精神症状のみならず,何らかの身体症状が存在しているため身体科救急に搬送され,興奮を呈する患者が存在する。例として,外傷を負った酩酊患者,体温上昇を伴う妄想状態の患者などがあげられる。とくに後者の場合には,脳炎や悪性症候群といった身体疾患が否定し得ないため,精神科病院そのものではなく,救急医療機関に搬送されることが多い。また救急病棟入院中に,せん妄を発症して不穏や興奮を呈することがある。

このような患者の精神的評価として,意識障害の有無を確認することが大切である。意識障害がある場合には,内分泌・代謝異常,感染,中毒,頭部外傷などの身体因(外因)による精神障害を鑑別する必要がある。身体に伴う精神症状を改善するためには,原因疾患の治療が必要となる。さらに身体因を示唆する特徴として,意識障害が1日のうちや日ごとに変動することがあげられる。意識障害がない(すなわち意識清明である)場合には,統合失調症や躁うつ病などの脳の機能性障害を考える。意識が清明であることを示す客観的指標には,見当識があること,注意力・集中力が十分に働いていること,領識がある(質問を正しく理解できる)こと,記銘力が十分あり,そのときのことを想起することができること,などがあげられる[4]。

2. せん妄について

せん妄は,意識混濁に錯覚・幻覚,精神運動興奮・不安などが加わった特殊な意識障害である。意識混濁の程度は軽度から中等度であるが,意識の清明度が著しく変動するのが特徴的である[4]。せん妄の発症には,患者がもともと有する脳器質性病変に加えて,環境因子や身体因子,薬物[5]など複合的な要因が重なって生じる(表Ⅱ-12)。そのほかにアルコールやベンゾジアゼピン系の突然の中止による離脱症状として出現することもある。

せん妄の病型は,興奮を呈する過活動型,自発性の低下する低活動型,両者の混在する混合型[6]があり,とくに過活動型や混合型では興奮・不穏を呈し,

表Ⅱ-12 せん妄の原因となる主な薬物

シメチジン	ベンゾジアゼピン系薬
ランチジン	三環系抗うつ薬
プレドニゾロン	プロメタジン
麻薬（narcotics）	ジフェンヒドラミン
テオフィリン	抗パーキンソン病薬
ワルファリン	ジゴキシン
コデイン	NSAIDs

〔文献5）より引用・改変〕

その際に他害の危険性が生じる。症状は夕方から夜間に向けて悪化する傾向があるため、人手の少ない夜間帯の対応に難渋することがある。せん妄患者では夜間の不眠がほぼ必発する[7]が、睡眠薬として用いられるベンゾジアゼピン系薬はせん妄を惹起するおそれがあることから[8]、睡眠薬の使用は慎重に行う必要がある。わが国ではせん妄の不眠に対して、催眠効果のある抗精神病薬（リスペリドン、クエチアピン、ペロスピロンなど）、抗うつ薬（トラゾドン、ミアンセリンなど）、新医薬品である睡眠薬（ラメルテオン、スボレキサントなど）が使用されることが多い。一方で、アルコールやベンゾジアゼピン系薬の中止による離脱せん妄に対しては、ベンゾジアゼピン系薬（ジアゼパム、ロラゼパム、ミダゾラムなど）が治療として用いられる。

◆文献

1) 伊藤敬雄, 葉田道雄, 木村美保, 他：高次救命救急センターに入院した自殺未遂患者とその追跡調査；精神科救急対応の現状を踏まえた1考察. 精神医学 46：389-396, 2004.
2) 北元健, 中森靖, 和田大樹, 他：救命救急センターと精神科病院の連携に対する取り組み. 総病精医 29：24-29, 2017.
3) Menza MA, Murray GB, Holmes VF, et al：Decreased extrapyramidal symptoms with intravenous haloperidol. J Clin Psychiatry 48：278-280, 1987.
4) 小阪憲司：急性症状（外因反応型）. 精神医学症候群Ⅲ, 日本臨牀別冊, 日本臨牀社, 東京, 2003, pp123-130.
5) Burns A, Gallagley A, Byrne J：Delirium. J Neurol Neurosurg Psychiatry 75：362-367, 2004.

II章 各 論

6) Meagher D, Moran M, Raju B, et al：A new data-based motor subtype schema for delirium. J Neuropsychiatry Clin Neurosci 20：185-193, 2008.
7) Meagher DJ, Moran M, Raju B, et al：Phenomenology of delirium：Assessment of 100 adult cases using standardised measures. Br J Psychiatry 190：135-141, 2007.
8) Marcantonio ER, Juarez G, Goldman L, et al：The relationship of postoperative delirium with psychoactive medications. JAMA 272：1518-1522, 1994.

II章 各論

7 昏迷状態患者への対応

東海大学医学部専門診療学系精神科学　山本　賢司

　最近の精神医学では昏迷や興奮，反響症状などを呈する状態を緊張病と定義し，ベンゾジアゼピン系薬剤などにより早期に治療をすることが推奨されている。本稿では昏迷と緊張病について概説し，昏迷に対する身体科救急での対応についてふれていきたい。

◆ 昏迷とは

　意思表出の欠如ないしきわめて乏しい状態であり，自発的な行動が低下して，外部の刺激にも反応しない状態のことをいう。患者は臥床してまったく動かず，食事摂取もせず，話しかけや外部からの刺激に反応しないか，ごくわずかに反応する程度である。昏迷は古典的なドイツやわが国の精神医学では「意識障害のないもの」と定義していた。しかし，英仏圏では意識障害の有無を定義しておらず，神経学的な領域においては「棘徐波昏迷」など意識障害のあるものも含めている[1]。

　また，昏迷状態であるが，ごくわずかな反応がみられる場合を「亜昏迷」と表現することもある。

◆ 昏迷と緊張病

　昏迷は統合失調症（緊張病型），うつ病，解離性障害（古典的なヒステリー）などで認められるとされていたが，近年では昏迷を含め，他に興奮や反響症状などを呈する状態を緊張病（カタトニア）と定義している[2]。緊張病というと，統合失調症（緊張病型）を想像しがちであるが，最近の知見では緊張病は統合失調症よりも双極性障害で認められることが多く，身体疾患（神経疾患，代謝疾患，中毒性疾患など）でも高頻度で認められることが明らかになっている。米国精神医学会が2013年に改訂したDSM-5では緊張病を独立した項目で定義し，精神疾患に関連する緊張病，身体疾患による緊張病，特定不能の緊張病を下位分類として定義している[3]。緊張病の原因が，明らかな精神疾患もしくは身体疾患に同定されることもあるが，救命救急センターなどで認める緊張病は

表Ⅱ-13　緊張病の原因となる疾患

身体疾患	脳神経疾患	脳腫瘍（星状膠細胞腫，松果体腫瘍など） 脳血管疾患（脳出血，脳梗塞，くも膜下出血，硬膜下血腫など） 脳炎（ヘルペス，梅毒，結核，エコノモ，HIVなど） 脳症（肝性，ホモシスチン，ウェルニッケなど） てんかん（側頭葉てんかん，非痙攣性てんかん重積など） 神経変性疾患（ハンチントン病，パーキンソン病など） 橋中心髄鞘崩壊，ロボトミー手術後，水頭症など
	内分泌代謝疾患	甲状腺機能異常，副甲状腺機能異常，SIADH，アジソン病，急性間欠性ポルフィリン症，ウィルソン病，糖尿病性ケトアシドーシスなど
	膠原病	全身性エリテマトーデス，クッシング症候群など
	その他	感染症（梅毒，HIV，マラリア，腸チフス） 電解質異常（高Ca血症，低Na血症など） 中毒（一酸化炭素，四エチル鉛など） 薬剤性〔抗精神病薬，アンフェタミン，フェンシクリジン，3,4-メチレンジオキシメタンフェタミン（俗称：エクスタシー），アルコール，シクロスポリン，ジスルフィラム，有機フッ素化合物，ベンゾジアゼピン系薬剤などの離脱など〕
精神疾患		双極性障害，統合失調症，うつ病，解離性障害，自閉スペクトラム症，物質使用障害など

原因疾患の同定が難しい場合も多い。DSM-5の診断基準によると，緊張病は以下の症状のうち3つ以上が優勢なときに強く疑われる。①昏迷，②カタレプシー，③蝋屈症，④無言症，⑤拒絶症，⑥姿勢保持，⑦わざとらしさ，⑧常同症，⑨外的な刺激が影響によらない興奮，⑩しかめ面，⑪反響言語，⑫反響動作，である。表Ⅱ-13に緊張病の原因となる疾患を簡潔にまとめた。

◆ 診断と鑑別診断

平成27（2015）年に刊行された日本精神科救急学会のガイドライン[4]では，昏迷患者に対して以下の対応を推奨している。

7 昏迷状態患者への対応

① 救急場面において昏迷患者を眼前にしたとき，潜在する身体疾患に関する精査と全身管理を最優先するべきである。
② 検査で異常が見出せないとき，昏迷の背景が精神病性であるかどうかを積極的に鑑別するために，benzodiazepine（ベンゾジアゼピン）系薬剤の静注（静脈内注射）による治療的診断法を実施することが望ましい。

身体科救急で遭遇する昏迷や緊張病の背景には身体疾患が存在していることも多く，身体疾患の精査と全身管理が優先される。したがって，現病歴，身体疾患や精神疾患の既往歴，薬剤使用歴などを聴取したうえで，以下などを必要に応じて行う。

① 一般的な身体所見，神経学的所見の評価
② 血液検査（血算，生化学，炎症反応など）
③ 画像検査（頭部 CT，MRI，SPECT[注1]など）
④ 脳波検査
⑤ 髄液検査
⑥ 尿中薬物検出（トライエージ DOA® など）

検査上明らかな異常が見出せない場合には，精神医学的な問題の関与が示唆され，より詳細な情報の収集や身体観察，症状評価が必要となる。精神疾患による緊張病の観察ポイントを**表Ⅱ-14**[1)]にまとめた。

また，日本精神科救急学会のガイドラインでは昏迷状態の患者にベンゾジアゼピン系薬剤の静脈内注射による治療的診断法を推奨しており，具体的にはベンゾジアゼピン系薬剤を「緩徐に静注しながら問いかけていくと，緊張が解けて注意集中力が増し，程度の差はあれ会話が可能になるといった変化が観察される。その結果，精神病性機序の場合，幻聴や被害妄想の内容を語り出す。（略）精神病性の機序でない場合は，問いかけに対して幻覚妄想の存在を否定する」などが観察される[4)]。しかし，この治療的診断法を救命救急センターで行う場合には，ベンゾジアゼピン系薬剤の静脈内注射により呼吸抑制が出現する可能性や，薬剤の効果で意思発動性制御が解除されて興奮状態に交替する危険性に注意が必要である。身体科救急では前者への対応は比較的スムーズに行えることが予測されるが，後者については精神科病棟への入院が必要となる可能性があるために，精神科医もしくは精神科救急施設と密な連携の下で行う必要がある。

さらに，緊張病という観点からの鑑別診断では，悪性緊張病と悪性症候群に注意が必要である[5)]。緊張病のなかで発熱や自律神経症状を合併し，時に死に至るものを以前は「致死性緊張病」と呼んでいたが，今日では「悪性緊張病」という呼称が一般的である。悪性緊張病は急速で重篤な緊張病（昏迷あるいは

[注1] 単一光子放射断層撮影（single photon emission computed tomography；SPECT）

表Ⅱ-14 緊張病診断のための観察のポイント

観察部位	観察のポイント
目,眼球運動	閉眼時は強制開眼させた際の眼球運動(強制開眼への抵抗や強制開眼時に視線があちこちに向くなどがある) 開眼時は視線の動き(追視がみられる)
顔貌,表情	表情変化(ひそめ眉,しかめ顔,沈鬱,硬さ,ねじれなどがある) 発汗や流涎の有無(内的緊張が強いときなどにみられる)
四肢	筋緊張の亢進/低下(どちらもある。緊張が亢進している場合は不安や焦燥を伴うことが多い。弛緩している場合は呼吸もかすかで動きがほとんどない) 他動への抵抗 肢位(蝋屈症,常同姿勢など不自然で窮屈な肢位がみられる)
外部刺激への反応	反響言語 命令自動 拒絶症 衒奇症(わざとらしさ)

〔文献1〕より作成〕

興奮)を呈し,38℃以上の発熱,頻脈や高血圧,筋緊張の亢進などを認める。抗精神病薬などの副作用である悪性症候群は悪性緊張病と臨床像が酷似しており,その違いは「抗精神病薬を使用したか否か」である。悪性緊張病と悪性症候群との関係はいまだ議論の多い部分であるが,類縁の病態とする見解が優勢である。また,頻度は高くないが「周期性緊張病」という,緊張病性昏迷や興奮を規則的な周期をもって反復する症例も報告されている。

◆ 身体科救急での対応

1. 原因となる身体疾患の治療と全身管理

昏迷や緊張病の原因疾患が身体疾患の場合にはその治療を優先し,後述する身体合併症予防を含めた全身管理をきちんと行う。緊張病を発症した際に抗精神病薬を服用している場合には,緊張病が悪性か否かにかかわらず,中止することが推奨されている。

2. 精神科医へのコンサルテーション

昏迷の原因疾患が精神疾患の場合には，救命救急センターから精神科病棟への転棟，もしくは精神科病院への転院が必要となる場合が多い。したがって，早期に精神科医へのコンサルテーションを行い，情報や治療方針を共有しておくことが重要である。転院に際してはソーシャルワーカーなどの介入が必要となることが多く，状況に応じて早期に連絡を行っておくほうが円滑に進む。

3. ベンゾジアゼピン系薬剤による薬物療法[4)5)]

検査で異常が見出せないときには，昏迷の背景に精神病性機序があるかどうかを積極的に鑑別するために，ベンゾジアゼピン系薬剤の静脈内注射による治療的診断法を実施することが精神科救急では推奨されている。しかし，これを行う場合には前項で述べたとおり，呼吸抑制や興奮状態への交替に注意が必要である。

欧米ではロラゼパムの静脈内注射が推奨されているが，わが国ではロラゼパムの注射薬が発売されていないために，ジアゼパムが用いられる。その際の使用量の目安は初回量として5〜10 mgである。注射に際しては呼吸状態の観察やパルスオキシメータによる動脈血酸素飽和度（SpO_2）と脈拍数の監視，拮抗薬であるフルマゼニルやバッグバルブマスクなどの準備もしておく。興奮へ転じた場合には，それらに対する対応を行う[4)]。ベンゾジアゼピン系薬剤による治療に反応して症状が改善した後でも，維持療法としてベンゾジアゼピン系薬剤の継続使用を行う。継続使用するベンゾジアゼピン系薬剤の種類や用法・用量に関する一定の見解はないが，わが国でもロラゼパムの内服薬は発売されており，また，ロラゼパムは代謝が単純であるために用いられやすい。注射でジアゼパムが有効であれば，ジアゼパムを内服で継続使用する方法もある。

4. その他の治療法

身体科救急での対応としては，前述の1〜3が中心となる。昏迷の背景に身体疾患がある場合には，それらが改善すれば昏迷や緊張病も改善することが期待される。また，昏迷が改善した後に，精神病的な背景が明らかになる場合には，その精神疾患に対する薬物療法が行われる。しかし，前述の1〜3の対応を行っても昏迷が続く場合には，以下の対応を検討する。

1）電気けいれん療法（ECT）

昏迷の背景に精神病的機序がある場合には，ベンゾジアゼピン系薬剤が有効

でないことがあり，また，有効であっても効果の持続が短い。一方で，ECTの昏迷や緊張病に対する有効性に関しては異論がなく，ECT実施の可能性を念頭に置いて治療や全身管理を進めていくことが好ましい[4]。ベンゾジアゼピン系薬剤による薬物療法に反応しない場合には早期に，積極的にECTを導入することが推奨されている。

2）抗精神病薬による薬物療法

昏迷の背景に精神病症状の存在が確認された場合，ハロペリドールなどの高力価抗精神病薬は奏効しにくく，悪性症候群への進展の危険性から避けるほうがよいとされているが，低力価抗精神病薬の危険性に関する明確な根拠はない[4]。

緊張病症状に有効であったと報告されている抗精神病薬には，リスペリドン，オランザピン，アリピプラゾール，クエチアピン，クロザピン，クロルプロマジンなどがある[4,6]。しかし，リスペリドンが昏迷を惹起して悪性症候群に進展させたという報告や，オランザピンだけでは増悪し，ECTを併用して改善したという報告もある。したがって，使用する際には少量を注意深く，ベンゾジアゼピン系薬剤と併用して使用する。

3）グルタミン酸受容体拮抗薬による薬物療法

近年，脳内で神経伝達物質として働くグルタミン酸の受容体に拮抗するアマンタジンやメマンチンが緊張病に有効であるという報告がみられるようになっている。最近のレビューでは，緊張病に対してベンゾジアゼピン系薬剤やECTなどを施行し，そのうえでも効果が乏しい場合には次の薬剤として，抗精神病薬や抗てんかん薬よりもグルタミン酸受容体拮抗薬を推奨しているものもある[6]。

4）抗てんかん薬による薬物療法

抗てんかん薬であるカルバマゼピンやバルプロ酸が，緊張病に有効であるという報告がある[6]。

◆ 身体合併症への対策[5]

昏迷状態で自発的行動が低下し，臥床した状態が続く場合には表Ⅱ-15に示したような合併症に注意が必要である。これらの予防のためには，補液や栄養管理，徒手的理学療法や弾性ストッキングの着用，間歇的空気圧迫法の機器使用，抗凝固療法などを必要に応じてきちんと行う必要がある。

表Ⅱ-15 昏迷状態による身体合併症

- 深部静脈血栓症，肺塞栓症
- 褥瘡
- 関節拘縮
- 筋萎縮
- 脱水や低栄養状態
- 誤嚥性肺炎
- 絞扼性の神経障害

◆文　献

1) 安来大輔，佐々木雅明，成島健二，他：昏迷と緊張病　再考．精神科治療学 31：519-527，2016.
2) 鈴木一正訳：カタトニア；臨床医のための診断・治療ガイド，星和書店，東京，2007.
3) 髙橋三郎，大野裕監訳，日本精神神経学会監：DSM-5 精神疾患の分類と診断の手引，医学書院，東京，2014.
4) 日本精神科救急学会監：精神科救急医療ガイドライン 2015 年版，へるす出版，東京，2015.
5) 山本賢司：緊張病性昏迷．救急医学 33：1539-1544，2009.
6) Beach SR, Gomez-Bernal F, Huffman JC, et al.：Alternative treatment strategies for catatonia：A systematic review. Gen Hosp Psychiatry 48：1-19, 2017.

II章 各論

8 アルコール・薬物依存が疑われる患者への対応

静岡県立静岡がんセンター腫瘍精神科　杉本　達哉

◆ アルコール・薬物依存に対する皆さんの認識は？

救急医療現場でアルコール依存症・薬物依存症が関連するケースはどのようなものであろうか。急性膵炎や慢性膵炎の急性増悪，嘔吐後の吐血，急な断酒後の痙攣，薬物摂取後の事故，原因不明の心機能障害などを契機に救急医療に搬送されるケースがあるかもしれない。患者本人や患者の家族に依存症の自覚がないケースが多いので，入院時から依存症という情報が明確でない場合が多いであろう。一方，依存症であることが明確であれば，それはそれで患者に対してネガティブなイメージを抱いてしまうかもしれない。極端かもしれないが，例えばアルコールであると，「好きで飲んでるのだからしかたないよね」と，考える医療従事者もいるかもしれない。

本稿を読んで，そのような認識を少しでもフラットな認識に修正していただけると幸いである。

◆ 依存症とはこんな病気である

世界保健機関（WHO）が作成し，わが国で広く使用されている診断基準を表II-16に示す[1]。アルコール依存症もその他の薬物依存症も「依存症候群」として同じ診断基準を使用している。ここで注目していただきたいのがcの離脱症状とdの耐性の増大である。耐性の増大とは，同じ効果を得るためには以前よりも多い量を摂取しなければならないという状態で，身体がその物質によってどんどん変化させられているということである。さらに減量や中止で離脱症状が出現するということは身体がその物質を水や空気のごとく認識してしまっている状態といえるかもしれない。そのような状態なのだから，bのコントロール不全に陥り，fの「わかっちゃいるけどやめられない」やeのような状態に陥るわけである。

表II-16　ICD-10　診断基準（依存症候群）

a) 物質を摂取したいという強い欲望あるいは強迫感
b) 物質使用の開始，終了，あるいは使用量に関して，その物質摂取行動を統制することが困難
c) 物質使用を中止もしくは減量したときの生理学的離脱状態。その物質に特徴的な離脱症候群の出現や，離脱症状を軽減するか避ける意図で同じ物質（もしくは近縁の物質）を使用することが証拠となる
d) はじめはより少量で得られたその精神作用物質の効果を得るために，使用量を増やさなければならないような耐性の証拠（この顕著な例は，アルコールとアヘンの依存者に認められる。彼らは，耐性のない使用者には耐えられないか，あるいは致死的な量を毎日摂取することがある）
e) 精神作用物質使用のために，それに代わる楽しみや興味を次第に無視するようになり，その物質を摂取せざるをえない時間や，その効果からの回復に要する時間が延長する
f) 明らかに有害な結果が起きているにもかかわらず，依然として物質を使用する。たとえば，過度の飲酒による肝臓障害，ある期間物質を大量使用した結果としての抑うつ気分状態，薬物に関連した認知機能の障害などの害。使用者がその害の性質と大きさに実際に気づいていることを（予測にしろ）確定するよう努力しなければならない

〔融道男，中根允文，小見山実，他監訳：ICD-10 精神および行動の障害；臨床記述と診断ガイドライン，新訂版，医学書院，東京，2005，p87. より転載〕

◆ 精神科医療での治療は何か

ここでは，精神科医療現場での依存症の治療について説明する。

1. 精神科医療につながっている依存症患者は非常に少ない

アルコール依存症についての調査しかないので，それを説明するが，その他の物質依存でも同様の傾向と考えられる。

一般成人を対象にした面接調査から，現時点で「アルコール使用による精神および行動の障害」に該当する人は全国で 57 万人と推定できる[2]。別の患者調査では，アルコール依存症で治療を受けている人は，推計外来患者数 5,900 人＋推定入院患者数 12,100 人で，前述の 57 万人のうち，約 3％だけが精神科医療を受けていると推定される[3]。約 97％が精神科治療を受けていないということになるが，欧州の調査でもアルコール依存症と乱用に該当する人の 92.4％が精神

表Ⅱ-17 アルコールの離脱症状

早期離脱症状	後期離脱症状
動悸,高血圧,頻脈,発汗,吐き気,食欲不振,手指の振戦,筋攣縮,全身の強直間代性痙攣 不安焦燥,抑うつ,不眠,錯覚,幻覚	発熱,発汗,頻脈 離脱せん妄(意識障害,失見当識,不穏,幻覚)

科治療を受けていない(ちなみに統合失調症に該当する人で精神科治療を受けていない人は17.8%であった)[3]。一方,前述の57万人のうち83%が過去1年間に何らかの医療機関を受診し,70%が健康診断を受診していると推定されている[3]。救命救急センターにも精神科医療につながっていない依存症患者が多く受診しているであろうと考えられる。

2. 解毒治療

まずはアルコールにせよ薬物にせよその物質がない状態でも耐えられる身体にしなければならない。これを"解毒"という。できるかぎり入院での解毒を勧める。この時期で重要なのは,離脱症状のコントロールと,今後の治療への動機づけを高めることである。

1) 離脱症状のコントロール

入院時は直前まで使用していた薬物の作用が出ていることもある。アルコールなら酩酊,覚醒剤ならハイテンションであったり攻撃的であったりするかもしれない。それが治まれば離脱症状が出現する時期である。

どの物質による依存症でも離脱症状として病的な焦燥感(いらいら)が出現する。焦燥感に伴ってせん妄が出現すれば"病的"の判断が容易であるが,せん妄を伴わなければ,"そんな性格の人"と誤って判断してしまうこともあり,注意が必要である。覚醒剤の離脱期にいらいらして攻撃的な"いかにも"な外見の中年男性が,3日後に,外見は同じであるが"穏やかなおっちゃん"になることは,しばしば経験する。このような焦燥感は「ゲーム依存」にも出現する症状であるため,物質の作用とは関係ないかもしれない。

2) アルコールの離脱症状

アルコールの離脱症状は特徴的なことも多いので,ここに分けて書く。アルコールの離脱症状は断酒後概ね48時間以内に起こる「早期離脱症状」と,それ以降に起こる「後期離脱症状」に分かれる(**表Ⅱ-17**)。

臨床現場では,このような離脱症状の予防に入院時からベンゾジアゼピン系

薬剤（ジアゼパムなら15〜30 mg）の投与を行っている。しかし，離脱症状が出ない患者に薬剤を投与する結果となったり，投与量が必要以上に多くなることが多いので，アルコール離脱せん妄の評価尺度であるCIWA-Ar[注1]を用いて投与の可否・投与量を決定する方法が推奨されている[4]。CIWA-Arの評価にスタッフが慣れていないときは，CIWA-Arの評価は行わずに固定した投与スケジュールで投薬を行う方法も提唱されている[4]。このスケジュールで投薬を行っても，長期飲酒の高齢者ではアルコール離脱せん妄が1カ月程度遷延し，治まるのを待つしかないという症例を時々経験する。

注意点であるが，前期離脱症状の痙攣にもジアゼパムが有効であるが，その他の抗てんかん薬は効果がないといわれている。

3）治療への動機づけ

治療への動機づけとは，アルコールや薬物の問題が自分にあることに気づいていない患者に対して，治療の動機を形成させることであり，その面接法が多くの書籍で紹介されている[5]。問題に気づいていない患者でも，わずかでも「やめたほうがいいかな」と思っていることが多いので，われわれはすべての患者を"迷っている人"とみなして，薬物やアルコールについての情報提供を行い，やめようと思う気持ちを少しずつ引き出していく。決して押しつけにならないよう心がけ，"情報提供"というスタンスをとる。

4）解毒治療の期間

解毒の期間は，とくに決まっているわけではないが，われわれは「少なくとも2週間は入院してほしい」と患者に伝えている。

3. 再使用予防

物質がない状態に耐えられる身体ができたら，次は再使用の予防である。治療の基本は外来診療と自助グループへの参加である。

1）治療目標は「断薬・断酒」

覚醒剤などの違法薬物であれば"断薬"を目標にすることは異論なしであろうが，アルコールや処方薬の依存では，完全にやめるべきか，節制して使用すべきか悩むかもしれない。しかし，依存症の本質の一つはコントロール障害であり，一度使用してしまうと少量でとどまらないため，基本的には断酒，断薬を指導する。

[注1] CIWA-Ar：the revised clinical instiute withdrawal assessment for alcohol scale（臨床アルコール離脱評価スケール改訂版）

2）外来診療は動機づけの維持と併存疾患の治療

精神科の外来診療では，患者が治療への動機づけを維持するよう精神療法を行う。依存症治療では以下の自助グループ参加がきわめて重要であるため，それが継続できるようサポートする。

依存症以外にうつ病や不安障害などが併存する場合も多く，それら併存疾患を見落とさずに治療していくことも重要である。

3）自助グループでは回復者に導かれるように回復を目指す

自助グループとは当事者同士が支え合う組織のことで，依存症以外でも各種疾患の"患者会"が自助グループである。依存症の自助グループは50年以上前から活発に活動し，現在も依存症治療に不可欠な存在である。自助グループに参加するか否かで断薬・断酒が成功する率が大きく変わってくる。なお，依存症は，数年間断薬・断酒していても些細なきっかけで再びコントロール不能な物質使用に陥ることも少なからずあるので，自助グループにもできるだけ長く参加するよう指導する。

4）時間を持て余すことは大きなリスク

依存症の患者は，その物質使用に大きな時間を割いてきているので，断薬・断酒をするとぽっかりと時間が空いてしまう。その時間を埋めるような仕事や趣味や用事があるとよいが，それらを持ち合わせていない患者が多くいる。その時間を持て余すと，薬物やアルコールのことを考えてしまい，再使用のリスクとなる。このため，空いた時間を埋める手段をもたない人には，依存症デイケアや依存症専門の作業所に平日は毎日通所するよう指導する。そこでは，作業療法に加えて認知行動療法を用いた再使用防止プログラムを提供している。

その他利用可能な専門施設は，1～2年程度共同生活をしながら再発防止プログラムを受ける社会復帰施設や，2～3カ月間で集中して再発防止プログラムを提供している専門病院がある。いずれにしてもそこで完結ではなく，退所・退院の後に精神科外来への通院と自助グループへの通所は継続する必要がある。

◆ 救急病棟・救命救急センターでできること

1．情報収集

飲酒量についてはすべての患者に必ず聴取すると思うが，過去に依存症を指摘されたことがある患者は，後ろめたさからか飲酒量を少なく申告する傾向があることに留意する。患者の家族に薬物使用歴や飲酒量を聴取する，救急隊に最近の救急要請歴を聴取することで情報を得られるかもしれない。検査ではトライエージDOA®が参考にはなるが，依存に陥っているか否かまでは判定でき

8 アルコール・薬物依存が疑われる患者への対応

ない。アルコールであれば，肝機能障害が参考になるかもしれないが，必ずしも飲酒量と比例するわけではない。アルコール依存症の患者のなかには，飲酒ばかりでほとんど食事していない人もいるので，電解質異常（ナトリウム，カリウム，マグネシウム，リン）やビタミン不足による大球性貧血にも注目する。そのほかにも，アルコールは尿酸の代謝を阻害するので高尿酸血症を呈している患者も多くいる。釈迦に説法かもしれないが，アルコール依存症の身体変化において，重篤な電解質異常が起こる症例があるため注意を要する。低マグネシウム血症を呈することが多く，マグネシウムは糖代謝の補酵素としても働くので，低マグネシウム血症はウェルニッケ脳症の増悪因子になる。

2. 離脱症状の管理

入院時に酩酊や薬物の作用で興奮していても，その作用が治まると別人になる。覚醒剤の依存症患者なら虚脱状態で傾眠になる人も多いであろう。しかし，時にその後も興奮が続く場合があるかもしれない。そのような場合，鎮静が必要かもしれない。

アルコールに関しては，前述したベンゾジアゼピン系薬剤の投与を行うかどうかを検討する。後期離脱症状である離脱せん妄の危険因子としては，過去にアルコール離脱せん妄歴があること，朝から飲酒していること，過去に離脱時の痙攣発作を経験していること，入院前の食事量が極端に少ないことがあげられる。もし前述の固定法での投与を検討しているが，投与すべきか否かで迷う際は参考にしてほしい。アルコール依存症が疑われる患者を鎮静する場合は，鎮静に用いる薬剤がベンゾジアゼピン系（ミダゾラムなど）でなければ，ジアゼパムの筋肉内注射をしたほうが無難かもしれない。前述の固定法と同等のジアゼパム投与を考慮すること。

なお，アルコールの急性中毒で搬入となった患者には，ジアゼパム投与で昏睡を助長する場合があるので，使用は禁忌となっている。

3. 救命救急センターでのかかわり方

動機づけの面接で指南されているとおり，非難や一方的な指導では患者の行動は変化しない。救命救急センター内でのかかわり方について，以下を参考にしてほしい。

1）過去に依存症医療や自助グループにふれたことがある患者に対して

患者には自分でもやめないといけないという思いはある。「このままだと早死にするよ」などといった漠然とした表現はやめる。周囲の専門家ではない人

から同じようなことをいわれてきたので患者はうんざりするであろう。伝えるのであれば、「○年生存率○%」といった具体的な数字を伝えること。

数カ月間、断薬・断酒を頑張ってきて、最近再使用して、その後に何らかの原因で救命救急センターに搬送された場合には、数カ月間断薬・断酒ができたことを評価して、これを機会にもう一度頑張りましょうと伝えること。

2）過去にまったく依存症を指摘されたことがない患者に対して

患者は、「やめないと」といくらか思いながら過ごしているので、"自分でコントロールできないのなら依存症に陥っている可能性がある"と医学的所見を伝えて、以下への相談を勧めてほしい。もっとも厄介なのはアルコールで、依存症に陥っている可能性があると伝えても響かない。そんなときは AUDIT[注2]と呼ばれる3分程度でできるスクリーニングツールがあるので[6]、それを評価して患者に示すと「一度相談してみようかな」程度の認識になるかもしれない。

4．退院後の相談先

覚醒剤などの違法薬物依存症の患者の場合は DARC（ダルク）という社会復帰施設が各地にあり、場合によっては病院まで面会に来てくれる施設もある。違法薬物の専門医療機関は少ないが、ダルクとつながっていると受け入れ可能な医療機関も多くある。

アルコール依存症の患者に対しては、断酒会、AA（Alcoholics Anonymous）などの自助グループは国内各地に多数あり、J-MAC などの社会復帰施設、アルコール依存症専門の作業所などがある。アルコール依存症を扱う医療機関も多くあるので、紹介先には困らないであろう。

処方薬依存やガスの依存など、違法薬物でもアルコールでもない場合は迷うところであるが、ダルクでもアルコール関連施設でも受け入れができる場合が多いので、問い合わせてみてほしい。

◆ 皆さんの認識に変化は生じたでしょうか？

蛇足になるかもしれないが、自殺未遂に関して、10年以上前では救急医療現場でもネガティブな印象を抱いている医療従事者が多かったが、自殺対策基本法が成立したころ〔平成18（2006）年6月〕から、日本臨床救急医学会を中心に、自殺未遂者に対する治療の必要性の啓蒙が行われ、救急現場で働くスタッ

[注2] AUDIT：the alcohol use disorders identification test

フの認識が変わったという歴史がある。

実はアルコールについても国が問題視し，平成25（2013）年12月に「アルコール健康障害対策基本法」が成立した。今後も自殺対策と同様に，アルコールをはじめとした依存症治療においても医療従事者の認識に変化が生じて，関連機関との連携がますます密になればと願っている。

◆文　献
1) 融道男，中根允文，小見山実，他監訳：ICD-10 精神および行動の障害；臨床記述と診断ガイドライン，新訂版，医学書院，東京，2005, p87.
2) 尾﨑米厚：アルコールの疫学；わが国の飲酒行動の実態とアルコール関連問題による社会的損失．医学の歩み 254：896-900, 2015.
3) 遠山朋海，樋口進：地域医療連携に関する取り組みと今後の課題・治療ギャップについて．Frontiers in Alcoholism 5：12-16, 2017.
4) 瀧村剛，松下幸生：アルコール離脱の薬物療法．日アルコール関連問題会誌 16：1-5, 2014.
5) ウイリアム・R. ミラー，ステファン・ロルニック著，松島義博，後藤恵訳：動機づけ面接法；基礎・実践編，星和書店，東京，2007.
6) 久里浜医療センター：AUDIT. 2008. http://www.kurihama-med.jp/alcohol/audit.html

II章 各 論

9 せん妄が疑われる入院患者への対応—高齢者，認知症も含めて

順天堂大学医学部附属練馬病院メンタルクリニック　**八田耕太郎**

◆ 精神症状の評価は軽い意識のくもりの有無の鑑別が最優先

　脳の機能には思考・認知，感情，意欲といった大枠があるが，それらの異常を論ずる前提として意識清明であることが要求される。裏を返せば，意識のくもり，とくに，見逃されやすい軽度の意識のくもりの有無の検討が精神症状の評価における最優先事項である（図Ⅱ-16）。意識清明であることを確認して初めて，幻覚妄想状態なのか躁状態なのかうつ状態なのか衝動制御不良の状態なのかといった状態像の鑑別に意義が生じるのである。本稿では最優先事項である意識のくもりを伴う精神症状，すなわちせん妄が疑われる入院患者への対応を概説する。

　図Ⅱ-17[1]に示したとおり，せん妄は，軽度の意識のくもりに幻覚や興奮が加わって意識の質が変化し，かつその水準が変動する状態である。診断には米国精神医学会のDSM-5を用い[2]，軽度の意識のくもりとしての注意や周囲を認識することの障害（A項目）とその時間的な変動（B項目），認知（記憶，見当識，言語，視空間の弁別能力，知覚）の障害（C項目），およびそれらが発症前からある認知症や重篤な意識障害からの回復過程で説明できないこと（D項目），さらにその状態を惹起し得る身体状況因の存在（E項目）といった必須項目の有無を検討する。

　診断における重要な点として，A項目にある注意の障害を見抜くことである。意識のくもりの指標として見当識の確認は必須であるが，発症前から認知症がある場合，見当識の障害のみでは判断できないことが多い。軽い意識のくもりとしての注意の障害は，話しかけに注意が向くか，展開する会話に適切に対応して注意を維持できるか，逆に話しかけるほうを見つめ続けるなど注意の固着がないかといった点を判断材料にする。注意の固着について補足すると，意識清明の2人が相対して会話する際，適当に視線を逸らしたり戻したりしながら進行する。見つめ合う状況は緊張を生むからである。ところが軽度に意識がくもっていると，その緊張を感じないため見つめ合うことに苦痛が生じない。例外は，緊張病（カタトニア）のような過覚醒の状態である。

9 せん妄が疑われる入院患者への対応— 高齢者，認知症も含めて

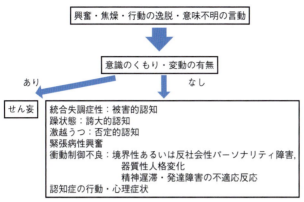

図Ⅱ-16 興奮という症状から精神状態像の特定へ

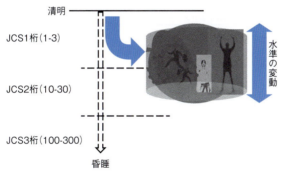

図Ⅱ-17 せん妄の概念

〔文献1）より引用〕

◆ せん妄誘発因子の検討

図Ⅱ-18[3)]に示したとおり，せん妄発症にはさまざまな機序が関与する。その誘発因子をとらえることができれば，その因子を除去あるいは低減することで，起きているせん妄を収束させたり再出現を予防したりすることに役立つ。しかし，癌性疼痛に対するオピオイド投与のように，誘発因子を除去できない場合も少なくない。

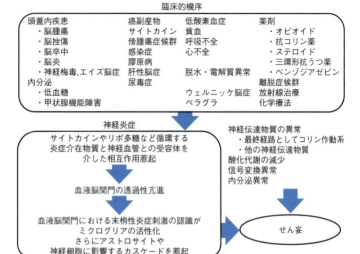

図Ⅱ-18　せん妄発症の機序

〔文献 3）より転載〕

◆ 非薬物療法的アプローチによるせん妄のケア

　可能であればせん妄発症前にせん妄リスクを評価して予防的介入を始めるのが望ましい。NICE ガイドライン[4]によれば，65 歳以上，せん妄の既往，認知症，現在の股関節骨折，重症化する身体状況といった項目に該当すれば，入院 24 時間以内にせん妄誘発因子の有無を評価することが推奨されている。救急医療では重症化する身体状況ゆえに入院するわけであって，すでにせん妄危険因子を 1 つ有している。評価するせん妄誘発因子は，認知機能障害，失見当識，脱水，便秘，低酸素症，不動，可動域制限，感染症，多剤服用，疼痛，低栄養，感覚障害，睡眠障害といった項目である。そしてそれぞれに対して予防的介入を行う。

①認知機能障害や失見当識を呈する場合
・適切な照明と明確な指示を提供
・24 時間表示の時計とカレンダーを見やすい場所に設置
・どこにいて，周囲に誰がいて，何をしにここにいるかといったことを認識し直せるよう説明

9 せん妄が疑われる入院患者への対応—高齢者,認知症も含めて

- ・回想など認知を刺激するよう仕向ける
- ・家族や友人の定期的な訪室を促す

②**脱水や便秘を呈する場合**
- ・飲水を促し,必要に応じて輸液
- ・心不全や慢性腎臓病などに配慮し輸液の電解質管理を専門医に相談する

③**低酸素症を呈する場合**
- ・酸素飽和度の最適化

④**不動,可動域制限がある場合**
- ・術後まもなく動かす,必要なら補助しながら歩かせる,歩行不能であれば可動の範囲で運動させる

⑤**感染症がある場合**
- ・検索し治療する,不必要な尿道カテーテルは避ける

◆ 薬物療法によるせん妄治療

　薬物療法によるせん妄治療のランダム化比較試験(randomized controlled trial;RCT)が初めて報告されたのは平成8(1996)年,プラセボ対照で有効性が初めて報告されたのは平成22(2010)年である。このようにエビデンスが非常に少ない領域である。これは,せん妄が急性発症の意識のくもりを伴う精神疾患であるため,RCT実施に際して多くの困難を伴うことによる。したがって現時点では,少ないエビデンスおよび薬理学的考察を背景にした現場の経験知を用いて薬物療法の推奨を構築せざるを得ない。そのような対応の一つである日本総合病院精神医学会のせん妄の治療指針の2015年改訂版の治療アルゴリズムを図Ⅱ-19に示す[5]。

　まず,わが国では糖尿病やその既往のある患者にオランザピンとクエチアピンが禁忌とされていることに注意する。抗精神病薬の副作用として比較的頻度の高い錐体外路症状が出現しにくい点で,クエチアピンやオランザピンが好まれる。液剤のあるリスペリドンや口腔内崩壊錠のあるオランザピンは服用させやすいことが実務上有利である。しかし,この2剤とも半減期が長いため,睡眠覚醒リズムの面からは高齢者に不利になることがある。したがって,クエチアピンやペロスピロンといった半減期の短い抗精神病薬を選択するのがとくに高齢者の初回投与では理にかなっている。これら4剤は,薬力学的特徴や半減期の差異が明瞭であり,現場での経験上もそれらを実感できる。ハロペリドールの注射製剤は必須であるが,錐体外路症状の出現のしやすさは嚥下性肺炎の危険性を上げたり,抗コリン薬を必要としてかえってせん妄が増悪したりする可能性を孕む。したがって,内服可能になり次第ハロペリドールから切り替え

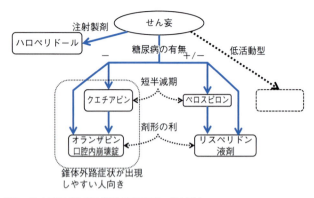

図Ⅱ-19　せん妄に対する薬物療法アルゴリズム

〔文献5）より引用・改変〕

表Ⅱ-18　せん妄に対する抗精神病薬投与の際の留意点

短半減期から	
低用量から	ハロペリドール（1/5A, 1/4A, 1/2A または 1A）
投与時間帯	定時設定は夕食後や眠前に
副作用観察	・錐体外路症状 ・QTc 延長（≥500 ms／60 ms 以上延長）

ようとするのが現場的標準と思われる。また，ハロペリドールは1Aが5mgという比較的高用量であるため，高齢者に投与する際はとくに量の加減に注意を払う必要がある。舌下吸収であるアセナピンも，半減期は長いが内服できない状況での選択肢である。抗精神病薬投与の際の留意点を表Ⅱ-18に示した。

　せん妄のなかで唯一，アルコール離脱せん妄はロラゼパムなどのベンゾジアゼピン系薬剤が優先である。ただし，きわめて激しい離脱症状でベンゾジアゼピン系薬剤では対処不能な場合，救急医が慣れている鎮静法でまず制御する。幻覚や興奮が激しい場合はハロペリドールなどの抗精神病薬を併用せざるを得ないこともあるが，アルコール依存者は心伝導系の障害が潜在し得るため，QTc延長に注意する。ガバペンチンなどの非ベンゾジアゼピン系の抗てんかん薬が近年注目されている[6]。

　なお，ICUでの鎮静処置については本稿ではふれない。

9 せん妄が疑われる入院患者への対応— 高齢者，認知症も含めて

◆ せん妄予防のための睡眠対策

　高齢者は救急入院中，せん妄を発症しやすい。一般的にはせん妄は身体状況の改善とともに収束するが，長期的には認知機能低下に関連することが明らかにされている[7]。このため，近年はその予防に力点が置かれるようになっている。予防の有力な方略として，メラトニン神経伝達の促進がある。メラトニンは深夜2時ころをピークとする夜間分泌が特徴であるが，高齢になるほどそのピークが下がり分泌が減少する。この生理現象はせん妄に必発な睡眠覚醒サイクル障害との関連を推測させ，それゆえ平成22年以降，メラトニンおよびその受容体アゴニスト（ラメルテオン）のせん妄予防効果に関するRCTが実施され，一定の成果を収めてきた[8)9)]。平成29（2017）年には，覚醒維持に中核的な役割を果たす神経ペプチドであるオレキシンの受容体拮抗薬（スボレキサント）によるせん妄予防効果もRCTで報告された[10]。両薬剤が使用可能なわが国では世界に先駆けて，せん妄誘発物質であるベンゾジアゼピン受容体作動薬を避け，せん妄予防効果を有するメラトニン受容体作動薬やオレキシン受容体拮抗薬が高齢者の不眠対策に用いられる時代になっている。

◆ 認知症の行動・心理症状（BPSD）との鑑別および対応の違い

　不安・焦燥・易怒・興奮・徘徊など認知症のBPSD（behavioral and psychological symptoms dementia）はせん妄と混同されやすいが，すべき対応が異なるため，鑑別は重要である。言動異常が意識のくもりやその変動に起因する場合はせん妄，状況理解できない不安に起因する場合が認知症のBPSDである。

　発症したせん妄は意識のくもりゆえに薬物療法を要することが多いが，認知症のBPSDは不安が本質であるため，もっとも効果的なのは家族の寄り添いである。ICUで家族に泊まってもらうわけにはいかないが，一般病床に移動後，家族の夜間の付き添いによってBPSDが発生しないケースはよく経験する。必要のない薬剤投与を避けられる点で，患者にとって最良の非薬物的アプローチである。

◆ 脳侵襲後，せん妄から通過症候群へ

　脳挫傷，脳卒中，脳炎など脳に直接侵襲があった後，せん妄から回復，すなわち意識が清明化しても情動不安定，攻撃性，あるいは無欲といった症状が通過症候群として持続することがある。とくに情動不安定，攻撃性といった興奮系の症状には抗てんかん薬を，その気分安定作用を期待して投与し（精神科で

は抗てんかん薬を気分安定薬とも称する），効果不十分であれば抗精神病薬を併用する。通過症候群は出現しない場合もあれば，数日あるいは数週間持続する場合もあり，長いケースでは半年程度続く場合もある。半年を超える場合は人格変化として残遺することが多い。英米圏の概念ではないため DSM-5 などの診断分類には登場しないが，脳侵襲後の臨床経過を理解するのに有用な概念であり，薬物療法の選択に影響するためせん妄と区別する意義がある。

◆文 献

1) 八田耕太郎：せん妄・精神運動興奮. 救急医学 39：1780-1786, 2015.
2) American Psychiatric Association：Diagnostic and Statistical Manual of Mental Disorders：DSM-5, 5th ed, American Psychiatric Association Publishing, Washington, DC, 2013.
3) 八田耕太郎：せん妄. Clinical Neuroscience 32：935-937, 2014.
4) Young J, Murthy L, Westby M, et al：Diagnosis, prevention, and management of delirium：Summary of NICE guidance. BMJ 341：c3704, 2010.
5) 日本総合病院精神医学会せん妄指針改訂班編：せん妄の臨床指針：せん妄の治療指針第2版，星和書店，東京，2015, p100.
6) Maldonado JR：Novel algorithms for the prophylaxis and management of alcohol withdrawal syndromes：Beyond benzodiazepines. Crit Care Clin 33：559-599, 2017.
7) Davis DH, Muniz Terrera G, Keage H, et al：Delirium is a strong risk factor for dementia in the oldest-old：A population-based cohort study. Brain 135：2809-2816, 2012.
8) Hatta K, Kishi Y, Wada K, et al：Preventive effects of ramelteon on delirium：A randomized placebo-controlled trial. JAMA Psychiatry 71：397-403, 2014.
9) Hatta K, Kishi Y, Wada K：Ramelteon for delirium in hospitalized patients. JAMA 314：1071-1072, 2015.
10) Hatta K, Kishi Y, Wada K, et al：Preventive effects of suvorexant on delirium：A randomized placebo-controlled trial. J Clin Psychiatry 78：e970-e979, 2017.

II章 各論

10 子どもの精神科救急—自殺と虐待を中心に

東海大学医学部専門診療学系精神科学　三上　克央

◆ 救急医療現場での子どもの精神科症例

　子どもの救急医療現場では，精神科医療を必要とする症例のおよそ8割は自殺企図症例であり[1]，救急医療現場での子どもの精神科症例として，自殺企図症例への評価と対応は重要である。また，救急医療現場では，生命身体の危機的状況にある患児が搬送されるが，外傷の場合，不慮の事故以外に虐待が疑われる症例を経験する。さらに，災害や事故による外傷で患児が救急施設に搬送された場合，さまざまな状況で当該患児のメンタルヘルスが問題となる。本稿では，以上の問題における救急医療現場での子どもの初期診療について述べたい。

　なお，本稿での「子ども」の範囲は，青年も含む広い概念，すなわち，児童と青年とする。

◆ 救急医療現場での自殺企図の評価と対応

1. 自殺企図の評価

　子どもの自殺企図症例は総合病院の救急施設に搬送されるため，総合病院の救急施設では子どもの自殺行動への迅速な評価と対応が求められる。子どもの自殺企図症例に対して行う精神医学的評価の内容は，成人症例の場合と大きくは異ならないが，診療手順や面接方法はいくつかの工夫が必要である[1]。

　最初に行う評価は，患児が自殺企図か否かであり，この判断はきわめて重要である。なぜなら，自殺企図か否かで，その後の院内の（さらには退院後の）対応が異なるからである。自殺企図か否かの評価には自殺念慮の有無を評価する必要があり，意識障害の改善後は，子どもであっても躊躇なく直接聞くことが望ましい。子どもは成人と比べ，自殺念慮があればむしろ明言する，ということを経験する。そして，自殺念慮に基づく身体損傷は自殺企図と評価し，自殺念慮が不明瞭でも，客観的な致死的手段による自己の意思に基づいた身体損傷は自殺企図と評価する。自殺再企図の切迫度は，自殺念慮の持続性や具体的計画性，自制困難か否かを評価するのが一般的であり，いずれかに該当すれば

自殺再企図が切迫していると評価する点は成人と同様である。ただし，子どもの場合，自殺の計画性が稚拙であいまいなことが多い。したがって，子どもの自殺企図症例では，具体的計画性が乏しくても，計画しようとする意思があれば切迫していると評価すべきである。

このような自殺の評価に加え，現病歴や既往歴，併存疾患，家族歴，家族構成の確認といった通常の評価を行い，さらに子どもの場合，主に保護者（通常は患児の家族）から情報を確認する。その際，以下の点を念頭に置くとのちの対応に役立つ。すなわち，家庭や学校での様子，精神科通院歴，不登校歴（幼稚園や保育園も含む），患児の家族の精神科通院歴や自殺企図歴，患児の養育環境（両親の存在や関係，経済状況など）である。また，自殺企図の直接的な動機や自殺に至った状況は，患児だけでなく患児の保護者からも確認する。なお，自施設に精神科医が常駐していれば，患児の精神医学的現症を行動面や認知面，思考面，感情面を中心に評価する。

また，表Ⅱ-19に示した子どもの自殺の危険因子と保護因子[2)-4)]を検討し，自殺再企図の危険性を評価する。精神疾患の評価は，精神科医不在の施設では難しいが，精神科通院歴があれば精神疾患を有すると評価する。子どもの場合も，成人同様，精神疾患の併存と自殺企図歴が自殺既遂の二大危険因子である。国際的にも，また，わが国でも，思春期自殺者のほとんどに精神疾患を認め，精神疾患ではうつ病がもっとも多い[2)3)]。一方，思春期自殺企図症例の12％に自閉スペクトラム症を認め，際立った特徴を有する[4)5)]。とくに男児の自殺企図症例の40％以上に認めることから，男児では常に自閉スペクトラム症の可能性を念頭に置く必要がある[5)]。

2. 評価に基づいた対応

搬送された子どもが自殺企図と評価された場合，早急に患児の保護者へ連絡する。子どもの場合，自殺企図が初発である頻度や精神科通院歴がない頻度が高い[3)]。したがって，子どもの自殺企図症例の場合，身体的に帰宅可能であっても，いったんは救急施設に入院とし，再企図防止の道筋をつけたい。入院となった場合，スタッフの目の届く病床が望ましく，周囲から危険物を除去し，患児がベッドを離れる場合は必ず誰かが同伴する。患児の話を聞く際は，話を聞き整理することを心がける。話を聞く時間と場所をあらかじめ設定しておくことで，患児と医療スタッフ双方にとって無用な不全感を可及的に防止できる。患児本人が語ろうとしない場合は無理に促す必要はない。再企図防止には精神科による加療が必要であるが，子どもの症例に対応できる精神科は多くはない。したがって，ソーシャルワーカーや地域の保健所と入院早期に相談し受

10 子どもの精神科救急―自殺と虐待を中心に

表Ⅱ-19 子どもの自殺の危険因子と保護因子

危険因子	性　別	自殺既遂は男児，自殺未遂は女児の頻度が高い
	精神疾患	8割以上に認める。とくにうつ病の併存の頻度が高い。物質依存・乱用は国際的には自殺の危険因子であるが，わが国での併存の頻度は低い
	自殺企図歴	男女ともに（男児＞女児）自殺既遂の危険が高まる。自殺企図後3～6カ月後に再企図の危険がもっとも高まり，自殺企図後2年間は一般人口より自殺の危険が高い
	家族背景	患児の家族の自殺歴やうつ病の既往は自殺の危険因子となる。虐待は，あらゆる虐待が自殺の危険因子となる
	ライフイベント	患児の家族の喪失体験や両親の離別，学校不適応（とくに学校の中退）などが否定的なライフストレッサーとして自殺の危険因子となる
	メディアの影響	子どもの自殺の特徴として，他の世代と際立って異なる点は群発自殺がみられることである。この群発自殺は，メディアによって助長されると考えられている
保護因子	家族の凝集性など	患児の家族相互の交流が盛んで，家族内で情緒的支援が得られていることは自殺の保護因子となる。学校との良好なつながりも保護因子となる

〔文献2)-4)を参考に作成〕

診先を決める必要がある。

　患児が保護者と帰宅する際，①自殺念慮がない，②明らかな抑うつ状態を認めない，③自殺念慮が出現したら精神科受診の約束ができることを確認する。精神科医不在の施設で抑うつ状態の判断は難しいが，患児の家族からみて，最近の患児本人の表情の変化や機嫌，意欲（何でも面倒くさがるか），生活リズムなどが，通常の患児本人と異なるかどうかをメルクマールとするとよい。以上の①～③を満たせば帰宅後外来通院を，満たさない場合は，入院施設のある精神科の受診を考慮する。

以上が、子どもの自殺企図症例に対する救急施設での対応である。さらに、自施設に精神科医が常駐し、かつ当該患児の退院後自施設の精神科で診療を継続する場合、入院を患児本人および患児の保護者との治療関係を構築する機会ととらえ、入院中に当該患児の生育歴を患児の保護者から確認することが望ましい。子どもの自殺企図症例の再企図防止の要諦は、表Ⅱ-19に示した危険因子（とくに精神疾患）を軽減し保護因子を強化することである。そして、この保護因子の強化のためには、患児およびその家族、治療者とで、患児の生育歴を確認する必要がある。そして生育歴では、幼児期からの親子の営みを中心に、患児の思考習性や感情表出の傾向を把握するとともに、認知特性や知能、行動特性、これまでの対人関係、気分変動や不安の発現のパターン、そして現在の生活習慣行動レベルや学校と家庭での適応状況を詳細に確認する。

われわれは、子どもの自殺企図症例の再企図防止のためには、当該自殺企図の直接の誘因のみならず、自殺準備因子を念頭に置くこと、すなわち、幼児期から患児のこころの奥底に横たわってきた心理社会的準備因子の把握に努める必要性を繰り返し指摘してきた[1)3)-5)]。このような生育歴の評価は、患児の家族力動の考慮が不可避であり、患児の自殺再企図防止にとってもっとも重要な家族の保護機能（表Ⅱ-19）を強化する端緒となる。すなわち、患児の家族が、自殺企図の要因に患児の直近の問題だけでなく、幼児期からのさまざまな生活環境がかかわってきていることを認識することにより、患児の精神科医療への参加を促し、ひいては家族の保護機能の強化につながっていくことが期待できる。

なお、生育歴の確認は患児本人と患児の家族にとってきわめて侵襲的な作業であり、退院後自施設で治療関係を構築する覚悟がなければ詳細な確認は必要ない。しかし促さなくても、患児の保護者が自発的に養育歴を振り返り、混乱する場面に遭遇することがある。その場合、担当医は自殺の予測はきわめて困難であることを保護者に伝え、退院後再企図防止につなげる道筋を提案する。いたずらに患児の保護者を責めることは厳に慎むべきである。

◆ 救急医療現場での虐待を疑う症例への初期診療

児童虐待の防止等に関する法律（以下、児童虐待防止法）第2条は、保護者が児童（18歳未満）に行う行為として、身体的虐待と性的虐待、ネグレクト、心理的虐待の4つの行為を虐待として定義している。児童相談所における児童虐待相談の対応件数は、近年増加の一途をたどり、対象は就学前の児童が約4割を占め（小学生まで含めると約8割）、相談件数の内訳は心理的虐待と身体的虐待で約7割を占めている[6)]。このような状況で、救急医療現場で虐待を疑う症例として評価と対応が問題になるのは、主に身体的虐待である。

表Ⅱ-20 虐待の可能性を考慮する状況

身体所見	・外傷痕や火傷痕（とくに輪郭が明瞭な外傷痕や火傷痕），骨折，誤飲，溺水，多数の齲歯，口腔内熱傷，硬膜下血腫などが同時期に複数存在している ・患児の保護者が述べる受傷理由では説明できない外傷や火傷，骨折，事故などが複数存在する ・外傷による救急搬送が反復する
子どもの行動	・誰にでも身体接触してくる無分別な社交性 ・意識は清明であるが問いかけに対する反応性が乏しい ・患児の保護者と分離しても平然としている，または過剰に警戒する ・不特定の対象への加減のない乱暴な言動
保護者の態度	・状況説明が一貫しない，または説明の前後関係が矛盾する ・搬送時に平然としている ・患児に無関心 ・患児や患児のきょうだいをよく怒鳴る ・患児の入院を不自然なほどかたくなに拒む

〔文献 7) を参考に作成〕

1. 虐待を考慮すべき状況

子どもの虐待を救急医療現場で疑うためには，子どもの外傷の鑑別に虐待を含め，虐待を意識するところから始まる。そして，子どもの外傷症例が搬送された際，とくに表Ⅱ-20のような場合には虐待症例の可能性を考慮する[7]。

ここで注意したい点は，表Ⅱ-20のような場合に子どもの虐待を疑うことは重要であるが，一方で，医療従事者はいわゆる虐待の犯人捜しを行ってはならない。虐待の事実認定と判定は医療従事者が行うものではなく，児童相談所の任務であることは忘れてはならない。子どもの虐待を疑うということは，外傷を加療しつつ当該患児の安全を第一に考えるということであり，同時に，支援を必要とする患児の家族の存在を認識することにほかならない。

2. 虐待を疑った症例に対する対応

虐待を疑った症例に対する救急医療現場で行う対応は，第1には患児の安全確保であり，患児の安全が確保された後に児童相談所への通告を検討する。医

師は,虐待の早期発見に努めなければならず(児童虐待防止法第5条第1項),児童虐待を疑った場合には児童相談所または福祉事務所に通告する義務がある〔同法第6条第1項。なお,虐待を疑った場合の通告義務者に同項は制限を設けていない。また,同条第3項によれば,この通告義務は医師の守秘義務(刑法第134条第1項)に優先する〕。しかし,虐待を疑うこと,患児の安全を図ること,さらには通告し院内外の連携を図ることの一連の対応は,担当医や担当看護師に相当の心理的,かつ物理的な負担を強いる。したがって,当該症例について虐待を疑った場合,まずは患児の加療を理由に入院させ安全を確保し,その後は病院(組織)の判断として患児の対応を進めて行くことが望ましい。そして,病院は,虐待委員会や虐待対応チームを設置し,虐待対応マニュアルを作成し,虐待を疑った場合の通告は,当該病院の判断であることを担当スタッフに保証することが重要である[8]。虐待委員会や虐待対応チームは,多職種により構成されるが,専任のソーシャルワーカーは,院内外の迅速な連携のため必須の存在である。なお,病院としての判断で,児童相談所への通告だけでなく警察への通報を考慮する場合もある。

3. 診療録の記載

虐待が疑われる子どもを診療した場合,のちの児童相談所(さらには警察)や患児の保護者との対応のためにも,担当する医師や看護師は,診療録を記載する際に以下の点に留意する[7]。まず,相手が話した言葉をそのまま,誰が話したかとともに記載する。そして,診察中,気になる患児の保護者の言動があれば,それをそのまま記載する。この場合,担当医の主観的な判断が入らないように注意する。さらに,患児やそのきょうだいが話した内容や,その態度や行動で気になることがあれば,それもそのまま記載する。病院に来た患児の家族については,いつ誰が来たのかを記録する。

＊虐待の初期診療については,文献7)と8)はとくに参考とされたい

◆ 救急医療現場における外傷後の子どものメンタルヘルス

災害や事故による外傷で患児が救急施設に搬送された場合,身体加療を進めていく過程で,当該患児のメンタルヘルスが問題となることがある。患児の身体に後遺症が残る場合や,家族で災害や事故に巻き込まれ,家族を喪失した場合など,外傷後のさまざまな状況で子どものメンタルヘルスの評価と対応は救急医療施設で問題となり得る。

このような場合でも,まずは現病歴や既往歴,簡単な生活歴,生活状況,家

族の状況について，患児の保護者から丁寧に確認することが重要である．とくに，事故や災害後の患児の様子，患児の知的能力や神経発達症傾向の有無，生来の不安の強さ，過去のトラウマの既往，従前の患児と家族との関係性や事後の家族状況などは，患児の心理的反応の強さに影響を及ぼす可能性があることから，十分に評価することが望ましい．

そして，患児の精神状態の評価は，患児の年齢や言語能力，知的能力に応じた面接が必要となり，例えば，就学前と青年期の患児では，また知的に問題のある患児とそうでない患児では，患児本人とその保護者への面接方法が異なる．あくまで一般論であるが，就学直前から学童期の患児の急性期のストレス反応としては以下の症状を認め得る．すなわち，過剰に適応する，甘えが強くなる（時に赤ちゃん返りをする），不機嫌になり落ち着きがなくなる，表情が乏しくなり話をしなくなる，感覚が過敏になる，寝つきが悪くなり途中で目を覚ます，悪夢をみたり夜泣きをしたりするといった精神症状や，頭痛や嘔気，腹痛，下痢，便秘，呼吸困難感，動悸といった身体症状である[8]．

このようなストレス反応を認める患児への急性期の対応は，患児がもっとも安心を感じる大人（通常は患児の家族）と多くの時間を過ごす環境をなるべく早く設定することである．周囲の大人は，患児に対して何か特別なことを行う必要はない．患児が語りたければ聴くことに専念し，語りたくなければなるべくかたわらに居ることを心がける．ただここで，救急施設のスタッフは，支援者である大人が，患児の不安を前に不安を強くしている場合や，患児の前では無理をして気丈に振る舞っている場合を見逃してはならない．このような場合，患児と大人の不安が相互に助長し合い，患児の不安はいっそう強くなる．そうだからといって，患児の支援者の不安を責めても患児の不安の解消とはならない．その際の救急施設のスタッフの任務は，患児の支援者の労をねぎらい，休息を提案し，言葉と態度で患児の支援者を十分に支持することである．

◆文　献

1) 三上克央：児童思春期症例に対する精神科リエゾン．臨床精神医学 46：57-63, 2017.
2) 渡辺由香，尾崎仁，松本英夫：子どもの自殺．児童青年精神医学とその近接領域 56：137-147, 2015.
3) 三上克央，猪股誠司，早川典義，他：思春期における自殺企図の臨床的検討；入院を必要とした症例を中心に．精神医学 48：1199-1206, 2006.
4) Mikami K, Onishi Y, Matsumoto H：Attempted suicide of an adolescent with autism spectrum disorder. Int J Psychiatry Med 47：263-271, 2014.
5) Mikami K, Inomata S, Hayakawa N, et al：Frequency and clinical features of per-

vasive developmental disorder in adolescent suicide attempts. Gen Hosp Psychiatry 31：163-166, 2009.
6) 厚生労働省：児童虐待の定義と現状．http://www.mhlw.go.jp/stf/seisakunitsuite/bunya/kodomo/kodomo_kosodate/dv/about.html
7) 日本小児科学会：子ども虐待診療手引き；子ども虐待診療手引き第2版．http://www.jpeds.or.jp/modules/guidelines/index.php?content_id=25
8) 日本総合病院精神医学会児童・青年期委員会編：子どものこころの診療ハンドブック，星和書店，東京，2016.

II章 各論

11 医療従事者に対してトラブルを引き起こす患者への対応

福岡大学医学部精神医学教室 衛藤 暢明

　現代の医療において，患者もしくは患者の家族が引き起こすトラブルは常に存在し，内容も多岐にわたる。さまざまなリスクの高い患者を相手にしている救急医療においてはとくに注意すべき事柄でもある。

◆ トラブルに気づく

　まずトラブルであることを認識することが必要である。医療の場面で患者・患者の家族が起こすトラブルは，医療のなかで生じたものであっても，医療システムの枠からみた場合，境界線上にあるか，枠外の事柄であることが多い。そのため認識が難しく，通常の医学的判断や知識に基づいた判断だけでは対処できない事態がしばしば生じる。救急医療の現場で生じ得るトラブルについて，以下の3つを中心に述べる。

1. 暴言・暴力

　暴言は，「傷つけることを意図した乱暴な言葉，脅し，悪質なクレーム」を指し，暴力は「身体への傷害（未遂も含む），物を投げるなどの器物破損」と定義される[1]。

2. 執拗に対応・説明を求める

　医療行為において生じた事態に対して，通常の対応を求めることから始まり，しだいにエスカレートさせ要求する対応が過剰となり，しばしば医療体制の弱みに付け込む。結果として医療従事者の大きな負担となり，現場に混乱をもたらすようなトラブルとなる。以下に具体例を示す。
　それぞれの部署，職種，個人の十分な連携がとれず，統一した対応が難しい大きな組織ほど大きなトラブルに発展しやすい。
　例）
　・処置や投薬によって生じた避けられない有害な結果について医療従事者の

責任を追及する
- 医療従事者側からの説明の不足や予定の変更に対して不満を訴える
- 鎮痛薬や向精神薬に対する薬物依存が形成され,希望どおりの処置・処方が行われないと騒いだり暴れたりする
- 患者の複数の家族や関係者が見舞いに来るたびに説明を求める
- 頻回に状況を報告させる

3. 指示に従わない

治療の全面的もしくは部分的な拒否により通常の医療行為が行えないことで生じるトラブルがある。以下に具体例を示す。全面的な拒否であれば医療そのものを受けるかどうかの問題になり,患者が医療場面から去るということが起こり得る。部分的拒否の場合には医療場面にとどまることが前提になる。実際にはこの部分的拒否のほうが問題になることが多く,現場の混乱を引き起こしやすい。この場合,複雑な問題の整理が必要になる。

例)
- 服薬,食事,安静などの指示を守らない
- 特定の検査や必要な処置を拒否する
- 治療の途中で退院や帰宅を要求する
- 特定の診療科(例えば精神科)の受診を拒否する

◆ トラブルに対処する手順

1. 状況を把握する

トラブルが発生した場合には状況をできるだけ正確に把握し,それに基づいて対応を考える。その時点で「いつ」「どこで(どのような状況で)」「どんなことが」起こったのかを診療録に記載し,判断の根拠とする。

2. 背景の要因を探る

1) 意識障害の鑑別

トラブルが身体的な状態の悪化や薬物の影響下に起こり,意識障害に基づいている可能性について検討する。例えば,せん妄は,急性に発症し,症状の重症度もその時々で変動するという特徴を示す。意識障害が患者の引き起こすトラブルに影響している場合に,意識障害が改善すると,トラブル発生の原因そ

のものが取り除かれることがある。
2) 精神疾患の鑑別
　以下のような意識障害以外の精神障害に基づいて患者がトラブルを起こす場合，身体的な治療と並行して精神科的な治療が必要になる。
　例)
- 統合失調症（幻覚・妄想などの症状，興奮）
- 躁状態（易怒性，興奮）による暴言・暴力
- うつ症状による治療の拒否
- 心気症による検査・治療の過度な要求
- パーソナリティ障害による治療スタッフに対する攻撃，過度な依存，治療への非協力

◆ トラブルに対する具体的な対応

1. 暴言・暴力に対する対応[2]

　実際に暴力が生じる場面では，いくつかの予兆がある。
1) 暴言・暴力の予兆
- 時間を気にし始める
- 落ち着きがなくなる
- 語気が荒くなる
- 早口になる
- 急に言葉が少なくなる
- 目つきが変わる（鋭くなる）

2) 暴言への具体的な対応の方法
- 予兆を感じ取ったら，まず積極的に傾聴する姿勢を示す。自分の主張を理解してもらえたと感じた場合に，患者自身が怒りを鎮める場合がある。
- 複数のスタッフで対応し，説明，観察，記録などの役割を分担する。対応には，少なくとも相手より多い人数を集める。
- 傾聴する際，「お気持ちは理解できます」など相づちをうつ。
- 暴力の可能性があれば，相手の手足が届かない十分な距離をとる。
- 暴力に訴えて出てくるような言動（威嚇）があった場合は，「それは困りましたね」とだけ答え，間をおいて相手の様子をみる。その際，こちら側が落ち着いた冷静な態度を保つ。
- 話し合える状況でないと判断したら，「そういうことであれば私が対応できる範疇でなくなります」「冷静にお話しできないのであれば，私も話を打ち

切らせていただきますがよろしいでしょうか」などの言葉をはっきり伝え，毅然とした態度を示す。

3) 暴力が起こったら

- 暴力を振るった段階で，相手は患者やその家族ではなく，「加害者」となる。
- 器物破損も暴力に含まれる。
- 暴力が起こったら即座に暴力があったことを周囲のスタッフに知らせる。他の職員に応援を求め，速やかに警察に通報する。
- 積極的な反撃はせず，防御に努める。相手が逃亡しようとしたら無理に止めない。
- 暴力が起こった現場を保存し，証拠を確保する。相手の言ったこと，やったことをできるだけ詳細に記録する。
- 被害者を助け，医師の診察を受けさせる。その際，必ず診断書を作成してもらう。

2. 悪質なクレーム，要求に対する対応[3]

クレームが悪質なものに思われたり過度な要求と感じられたりすることがあっても，まずは相手の言うことを遮らずに話を聴く姿勢を見せる。何を求めているのか（金銭や「特別扱い」であることもある）を明らかにしたうえで，チームで対応するように努める。対応の窓口は一元化するが，担当者任せにせずに病院や部署全体で協力する。医療従事者側にミスや事故があれば隠さない。

対応の際に担当者が，相手の要求に対して即答したり約束したりせず，「詫び状」や「念書」などに署名・押印などはしない。相手の要求を精査したうえで，いわれのないものであると判断したらはっきりと拒否をする。

誠実に対応しても納得せずに業務が滞ってしまう場合，業務の妨害になることを伝え，法的措置をとることを警告したうえで警察官の出動要請を行う。

要求に対して各部署や担当者間での対応が一致しないために起こる問題の場合は，一定の日時を定めて，施設全員の総意で拒絶するという方法をとる。

3. 治療への部分的・全面的拒否

必要な治療であっても患者の拒否が強く，部分的もしくは全面的に受け入れない場合，そのことを患者本人・患者の家族に確認して治療を中断しなければならないことがある。

その際，重要な事柄として，患者の意思決定が意識障害の下に行われていないこと，またその意思がある程度の期間（時間）維持され変化がないことが条

件となる。患者の言動が，意識障害に基づいたものでないかを十分に検討すべきである。このような場合の意思表示が，しばらくすると変化することや，そのときの言動を記憶していないこともあるため，経時的な変化の有無を確実に行う。

以上のような可能性を踏まえ，患者の申し出による治療の中断の判断に関しては，意識障害の疑いがなく，患者の治療拒否が時間をおいても変化がないことを確認し，そのことを診療録に記載しておく。

◆ 対応時に考えるべきことと事後の振り返り

1. 暴言・暴力の性質を見極める

暴言・暴力が起こった際に，背景の状況について検討することで，より冷静な対応が可能になる。暴言・暴力の背景を考える際に，以下の2つの典型を極とするスペクトラムに分けることが有用な場合がある[4]。

1）搾取的暴力

反社会性パーソナリティ障害にみられる他者を搾取する（金銭や特別対応など見返りを求める）ことを目的とした暴力である。行政や司法により対応されるべきものである。

2）破局的暴力

内界の破局の表れとしてみられる精神病的な暴力である。緊張病による精神運動興奮で生じる暴力行動が典型的である。精神科医療が援助の対象となるものであり，薬物療法も有効なことが多い。

実際には以上の2つを明確に分けることが困難な場合も多い。しかし，このような考え方をスタッフ間で共有することで，統一した対応に近づける際の手がかりになる。

2. 健康な部分をみつけ，働きかける

トラブルを起こした患者・患者の家族には，多かれ少なかれ精神的な問題が現れる。通常の治療においては，患者の「健康な部分」が医療従事者に協力し，助言を受け入れ治療が進んでいく。一方，患者の「病的部分」は，医療はいかなる問題も解決すべきであると考え（万能的期待），現実の状況を受け入れない（否認）傾向や，自分にはまったく責任がなく過失は常に自分以外にあると考える傾向（被害的・他罰的心性）を生み出す。また，特定の医療従事者を理想化することや，もしくは逆に悪者扱いを行う「色分け」する傾向（スプリッ

ティング)も病的な部分に基づいて現れる。

さまざまなトラブルがパーソナリティの病的な部分の現れとして出現している場合に,健康なパーソナリティ部分がみえにくくなり影を潜めてしまうことがある。このような場合にこそ,その人の健康な部分をみつけ出し,そこに働きかける努力が求められる。

具体的には,患者(患者の家族)の求めていることを十分に把握しようと努めたうえで,なお治療の必要性について冷静に,繰り返し説明し,治療への協力と積極的な参加を促すことが健康な部分への働きかけとなる。

3. 1人で対応せず,他の医療従事者・職種と情報共有する

トラブルが発生したとき,1人だけで対応するのではなく,上司や同僚,他職種,安全管理に関する部署に相談・連絡を行いながら対応を検討する必要がある。医療従事者の孤立を減らすことは,トラブルが生じた場合に相手に対して毅然とした態度をとり客観的で冷静な判断を保つことに役立つ。このような場面にこそ,「孤立しない,孤立させない」姿勢が必要となる。

4. 医療スタッフのメンタルケア

多忙な日常業務をこなしながらトラブルに対処することは,精神的に大きな負担となる。患者の起こしたトラブルへの対応に多くの時間とエネルギーを割くことになれば,次のミスやさらに大きな問題を引き起こしかねない。また,医療従事者の側に,患者の要求はどのようなものでも受け入れるべき,という認識や文化が存在している場合に,システム全体の問題としてよりも個人の資質の問題ととらえられがちである。

患者の起こすトラブルには,治療スタッフの誰もが巻き込まれ得るものと考え,当事者となっている医療スタッフには前記の技術的サポートに加えて精神的なサポートを十分に受けられる体制を準備することが望まれる。個々の医療スタッフがこのようなサポートを得られない場合に,無意識に患者に対して直接・間接的に害を及ぼす行為が引き起こされる危険がある。医療場面で治療スタッフが抱く患者への意識的・無意識的感情(とくにネガティブな感情)について,スタッフ間で率直に話し合われ,十分意識化される環境を作り,患者の前でプロとしての矜持と責任をもった態度をとれるようにしたい。

5. 法的手段に訴える

以上のような点に留意しながら患者の引き起こすトラブルに対応したとしても，本質的な解決に至らない場合もある。その場合，医療従事者の側から法的な手段に訴える必要性も出てくる。具体的には警察官の出動要請や，弁護士への相談，訴訟などが考えられる。

医療従事者以外の専門家を入れることは，第三者に法的な見地からトラブルを検証してもらうという意味で非常に有用な手段といえるであろう。その際，診療録をはじめとする記録の重要性を意識しておく必要があり，また証拠となり得るものの保全に努めなければならない。大きな問題が予想される場面（面接）でのICレコーダーを用いた録音，スマートフォンでの記録（録音，録画）も，客観的に状況を把握し，問題点を明らかにするうえで有効である[5]。

法的手段についての知識をもっておくことは，トラブルを起こす患者への対応の際の余裕を生み出す効果がある。また，実際に警察官の出動要請を行った経験がその後の別の場面での対応に役立つ場合があり，組織としての基準や過去の実体験を共有しておくことが重要であろう。

6. 医療スタッフの側の対応を見直す

患者のトラブルにさらされている救急の医療現場での感覚からすると決して多くはないと思われるが，患者が引き起こすトラブルの発生に不適切な医療従事者の態度や言葉遣いが要因となっていることがある。ある医療機関，もしくはある部署のなかで治療スタッフが通常の対応と思っていることでも，医療現場になじみのない患者・患者の家族や他業種・他部署からの視点でみると違和感を与えることがある。

また，患者を安心させるために用いられる話し言葉や，親しみを込めた呼び名が，結果として患者を「子ども扱い」し，その結果当然責任をもつべき大人としての判断を失わせる（退行）こともある。とくに患者が無力な状態に置かれやすい救急医療の場面では，医療スタッフの対応が患者の子どもじみた要求やわがままを誘発している可能性について検討する必要がある。

救急医療の場面で患者が引き起こすトラブルは，今後も避けられない問題として存在し続けると思われる。トラブルが生じた際の対処について，医療スタッフが共通の認識をもち，普段からトラブルが起こった場合の準備をしておくことは，安全管理上とくに重要な事項といえる。のみならず，トラブル対応にかかわるシステムについて検討し，対処能力を向上させることは，救急医療の質そのものを向上させることになるであろう。

Ⅱ章 各 論

◆文 献

1) 和田耕治, 奈良井理恵:暴言・暴力の現状と対策. 和田耕治編, ストップ!病医院の暴言・暴力対策ハンドブック;医療機関における安全で安心な医療環境づくりのために, メジカルビュー社, 東京, 2008, pp18-25.
2) 澤井直樹:暴言・暴力の発生時に必要な対応. 和田耕治編, ストップ!病医院の暴言・暴力対策ハンドブック;医療機関における安全で安心な医療環境づくりのために, メジカルビュー社, 東京, 2008, pp99-107.
3) 援川聡:クレーム対策;専門家からのアドバイス. 大阪府保険医協会編, 医療機関まさかのトラブル対策;こじらせないための処方箋, プリメド社, 大阪, 2007, pp30-37.
4) 藤山直樹:暴力の精神療法についての覚書き. 精神科治療学 11:919-925, 1996.
5) 滝川稚也:院内暴言・暴力対応策. JA徳島厚生連阿南共栄病院教育委員会編, 医療従事者のためのモンスターペイシェント「対策」ハンドブック;院内暴言・暴力は許さない!, メタ・ブレーン, 東京, 2011, pp2-31.

II章 各論

12 身体的治療の実際

公立昭和病院救急科 小島 直樹

本稿では精神科領域を背景とした疾患の身体的治療として，遭遇する機会の多い急性薬物中毒を中心に一酸化炭素中毒および悪性症候群について解説する。

◆ 初期診療（緊急対応を含む）

初期診療は，救急診療の大原則である「ABCDE アプローチ」が中心となる。これは決して精神科領域だからといって特別なものではなく，内科，外科領域すべての疾患に対して共通の診療手順である（図II-20）。すなわち気道（Airway），呼吸（Breathing），循環（Circulation），中枢神経障害（Dysfunction of central nervous system），低体温（Exposure and Environmental control）の評価，およびそれぞれの状態に対しての緊急対応である。気道（A）が危うければ，気道確保として用手気道確保，昏睡体位の維持，経鼻エアウエイの挿入，さらには気管挿管を考慮する。呼吸（B）に問題があれば，酸素投与，人工呼吸器の導入を考慮し，循環（C）に問題があれば輸液負荷，あるいは昇圧薬などを開始する。意識（D）の異常として，痙攣発作があればジアゼパムやミダゾラムの静脈内注射を行う。低体温（E）に対しては，致死的な不整脈を回避するため迅速な復温を行う。ただし，気管挿管，人工呼吸器の導入などは時間，人手を要するので，まずは，身近にあるバッグバルブマスクを用いた人工呼吸によっていち早く対処することを心がける。突如現れるかもしれない心室細動などに対して，除細動器の準備も忘れずに準備しておく。

◆ 急性薬物中毒

1. 鑑別診断

中毒治療を進めていくうえでは鑑別診断が重要である。どのような薬物をどのくらい，いつ服用したのかを把握して特異的な治療を行う。その際に重要となるのが情報収集であり，既往歴，常用薬，患者本人，患者の家族からの病歴聴取，発症現場の状況，かかりつけ医からの情報などを収集する。服用薬物を

初期緊急対応

A：気道確保（昏睡体位，下顎挙上，経鼻エアウエイ，気管挿管）
B：呼吸管理（酸素投与，人工呼吸器）
C：循環管理（輸液負荷，昇圧薬，抗不整脈薬）
D：中枢神経（抗痙攣薬，鎮静薬）
E：低体温（加温輸液，体表加温）

鑑別診断，病態把握

血液検査，画像検査

各疾患への特異的治療

中毒であれば，除染，排泄促進，解毒・拮抗薬

合併症治療

昏睡に伴う誤嚥性肺炎，横紋筋融解症，深部静脈血栓症など

図Ⅱ-20　共通した身体的治療手順のフローチャート

同定する際には尿中薬物定性試験が広く用いられている。代表的なものに「トライエージDOA®」があり，外来で簡単にかつ迅速に行うことのできる検査キットである。ただし，保険請求はできない。

2. 中毒に対する特異的な治療

中毒に対する特異的な治療は大きく分けると，①吸収の阻害，②排泄の促進，③拮抗薬・解毒薬の投与である。

1）吸収の阻害

服用した薬物が体内に吸収されないようにすること，すなわち腸からの吸収を阻止する，という考えに基づいて行う処置が胃洗浄，活性炭の投与である。

(1) 胃洗浄（gastric lavage）

以前と比べて，各施設で胃洗浄を施行する症例は激減している。平成9 (1997) 年に American Academy of Clinical Toxicology, European Association of Poisons Centres and Clinical Toxicologists (AACT/EAPCCT) から Position

Statement[1]が発表され,胃洗浄に対する適応および禁忌事項が明確に提示された。その後,平成16(2004)年[2],平成25(2013)年[3]とアップデートされている。わが国でも日本中毒学会から平成20(2008)年に『急性中毒標準診療ガイド』[4]が発刊され,全国的に胃洗浄に対する認識が標準化された。現在では,胃洗浄はルーチンでは行わず,胃洗浄が第一の適応となる薬物はなく,胃洗浄が適応となる中毒はまれである,という考えが標準である。たとえ施行する場合でも,中毒の専門家のいる病院で手技に慣れた者が実施すべきである。しかし,日本中毒学会が述べているように服用後1時間以上経過しても胃管から大量の薬塊が吸引されるような場合は胃洗浄で薬物が回収できる可能性があるので,ガイドラインを加味したうえで個々の症例に応じて適応を検討する。

一方,禁忌事項は,意識障害があり気道反射が消失しているのに気管挿管していない症例である。胃洗浄による代表的な合併症は誤嚥性肺炎である。他の禁忌事項として石油製品,有機溶剤を服用した場合や,酸,アルカリなどの腐食性物質を服用した場合である。胃洗浄の適応は,個々の症例に応じて誤嚥性肺炎や胃管による機械的損傷などの合併症を鑑み,その効果と合併症を天秤にかけたうえで慎重に考慮しなければならない。

(2) 活性炭(charcoal)

活性炭は吸着力が強く,表面積が非常に大きいので多くの物質を効率よく吸収する。活性炭の投与は,カルバマゼピン,フェノバルビタール,テオフィリンなどの毒性の高いものに対して,摂取後速やかに少なくとも1時間以内に行われると有効性が高くなる。ただし,意識障害があり,咽頭反射が消失している患者には気道確保ののちに行う必要がある。18 Fr以上の経鼻,経口胃管を用いて1 g/kg(50~100 g)の活性炭を投与する。意識が清明であれば,患者自ら服用してもらう。

2) 排泄の促進

排泄の促進とは,体内にいったん吸収されてしまった薬物を体外へ取り除くことで,その方法には血液透析,血液吸着,活性炭の繰り返し投与,尿のアルカリ化[5]がある。ここでは,血液透析と尿のアルカリ化について解説する。

(1) 血液透析(hemodialysis)

血液透析で有効に除去できる薬物は非常に限られている。除去が期待できる条件は,薬物の半減期が長く,分子量(500 Da以下),分布容積(distribution volume;VD)が小さく(VD<1),さらに蛋白結合率が低いものである。分布容積とは体内の薬物がどれだけ血液内や組織内に分布しているかを示す値で,VD<1であるとより多く血液内に分布していることになり,それだけ血液透析で除去されやすいということになる。また蛋白結合率は低いほど遊離している薬物が多く,より透析膜を通過しやすくなる。血液透析が推奨される薬物は,

リチウム，アスピリンおよびメタノール，エチレングリコールなどのアルコール類，バルビツール酸系薬物，カルバマゼピンなどである。

(2) 尿のアルカリ化

慣習的に行われてきた強制利尿は無効であるが，尿のアルカリ化はアスピリンとフェノバルビタール中毒に対して有効である。尿pHを7.5以上に保つように炭酸水素ナトリウムを1〜2 ml/kg適宜投与する。

3) 拮抗薬，解毒薬の投与

数多くの薬物，自然毒があるなかで拮抗薬や解毒薬があるものはさほど多くない。また，日常の臨床で遭遇する頻度の高いものはさらに限られている。代表的なものを以下に示す。

(1) ベンゾジアゼピン系薬物

ベンゾジアゼピン系薬物の拮抗薬にフルマゼニルがあるが，原則として診断的に用いる。フルマゼニルはベンゾジアゼピンよりも作用時間が短いので，一度覚醒しても再び意識障害に陥ることを想定しておかなければならない。ただし，ベンゾジアゼピンによって昏睡状態に陥っている患者の気道を維持するために，フルマゼニルの持続投与を考慮する場合もある。フルマゼニルの使用禁忌は，痙攣の既往がある患者や，同時服用薬物のなかに三環系抗うつ薬などの痙攣を起こし得る薬物が含まれているときである。

(2) アセトアミノフェン

市販の感冒薬の過量服用の場合は必ずアセトアミノフェンが含まれているかどうかを確認する。拮抗薬としてN-アセチルシステイン（NAC）があり，服用4時間以降の血中濃度がRumack-Matthew[6]およびSmilkstein[7]のノモグラムの上方の場合，または服用量が150 mg/kgを超える場合にNACの投与を考慮する。ただし，体格が小さい，アルコール常飲者，低栄養，肝障害を認める例，チトクロームP450酵素系を誘導する薬物を常用している例，繰り返しアセトアミノフェンを服用している例では150 mg/kgよりも服薬量が少なくてもNACの投与を考慮する。NACの投与量は初期量が140 mg/kgで，以降70 mg/kgを4時間ごとに17回投与する。

3. 合併症治療

急性薬物中毒症例に認められる合併症には代表的なものとして誤嚥性肺炎，圧挫症候群（crush syndrome），肺血栓塞栓症があり，来院時にすでにこれらの合併症が顕在化していることもある。臨床の現場では，中毒症状そのものに対する治療よりも，これらの合併症に対する治療が主体となることが多い。

12 身体的治療の実際

◆ 一酸化炭素中毒

1. 鑑別診断

一酸化炭素（CO）中毒は，火災や自殺現場など発症状況から容易に疑われる場合以外に，感冒疑いの頭痛や脳卒中疑いの意識障害などで搬送されることもある。一般採血に加えて一酸化炭素ヘモグロビン（CO-Hb）濃度を確認する。また，他の薬物過量服用やアルコール服用が併存していることも多い。

2. 特異的治療

曝露後できるだけ早期に（救急搬送の現場から）高濃度酸素吸入を開始する。COはHbに対する親和性が酸素の200〜250倍であり，CO-Hb濃度が高くなるにつれて血液の酸素運搬能が低下し，全身，とくに脳と心臓の虚血症状が出現する。重症例にはNPPV（non-invasive positive pressure ventilation）を導入し，呼吸不全，昏睡状態の場合は気管挿管下に人工呼吸を行う。高気圧酸素（hyperbaric oxygen；HBO）療法の適応基準やプロトコルに定まったものはなく，それぞれの施設の現状を踏まえ搬送のリスクなども考慮して判断せざるを得ない。一般的にはCO-Hbの値を参考にしながら，意識障害，心筋虚血などの症状がある場合や，妊娠症例などを適応としているところが多い。

◆ 悪性症候群

1. 鑑別診断

悪性症候群（neuroleptic malignant syndrome）は，抗精神病薬服用中の患者に起こり得る重篤な病態として，常に想定しておくべき疾患である。ただし，薬物過量服用による昏睡状態の遷延によって誤嚥性肺炎，横紋筋融解症に陥り，発熱，高クレアチンキナーゼ（CK）血症を呈している場合があり，ほかにも脳髄膜炎や痙攣，熱中症など実際の臨床では鑑別に難渋するケースが多々ある。悪性症候群を診断するにはCaroffの診断基準[8]が有用である。発症前7日以内の抗精神病薬の使用歴，38℃以上の発熱，筋強剛などに加えて，CKの上昇，意識障害，頻脈，頻呼吸，発汗，振戦などの有無を確認するが，筋強剛，CKなどがすべて出揃うとは限らない。

2. 特異的治療

悪性症候群はきわめて緊急度の高い致死的な病態なので，他の鑑別疾患が否定された場合には，疑いの段階で直ちに治療を開始すべきである．治療は，まずは緊急処置に続いて原因となっている抗精神病薬の中止，迅速な全身冷却，急速大量輸液，さらに，適正な鎮静を加えたうえでメシル酸ブロモクリプチン 2.5〜5 mg を 1 日 4 回，ダントロレンナトリウムを 2 mg/kg 静脈内注射から開始する．

◆文 献

1) Vale JA：Position statement：Gastric lavage. American Academy of Clinical Toxicology；European Association of Poisons Centres and Clinical Toxicologists. J Toxicol Clin Toxicol 35：711-719, 1997.
2) Vale JA, Kulig K；American Academy of Clinical Toxicology；European Association of Poisons Centres and Clinical Toxiclogists：Position paper：Gastric lavage. J Toxicol Clin Toxicol 42：933-943, 2004.
3) Benson BE, Hoppu K, Troutman WG, et al：Position paper update：Gastric lavage for gastrointestinal decontamination. Clin Toxicol（Phila）51：140-146, 2013.
4) 日本中毒学会編：急性中毒標準診療ガイド，じほう，東京，2008.
5) 上條吉人：臨床中毒学，医学書院，東京，2009.
6) Rumack BH, Matthew H：Acetaminophen poisoning and toxicity. Pediatrics 55：871-876, 1975.
7) Smilkstein MJ, Knapp GL, Kulig KW, et al：Efficacy of oral N-acetylcysteine in the treatment of acetaminophen overdose：Analysis of the national multicenter study（1976 to 1985）. N Engl J Med 319：1557-1562, 1988.
8) Caroff SN, Mann SC, Lazarus A, et al：Neuroleptic malignant syndrome：Diagnostic issues. Psychiatr Ann 21：130-147, 1991.

II章 各 論

13 在宅医療における精神科的問題への対処

医療法人社団志朋會　樹診療所　山田　朋樹

金井　緑

◆ 精神疾患に関する在宅医療の現状

　国の医療施策の一つである地域医療構想にもあるように，地域包括ケアシステムに向けた取り組みは全国的に進められている。誰もが安心して地域で暮らせる仕組みづくりを構築するために，介護分野だけでなく医療分野においても病院の機能分化，在宅医療の充実化について明確化される傾向にある。そのなかでもとりわけ在宅医療はここ約10年をみても飛躍的に発展しており，平成18（2006）年に9,434機関であった在宅療養支援診療所の数は平成27（2015）年に14,562機関に増加している[1]。もちろん，主に精神疾患の加療を対象として在宅医療を行う医療機関数も少しずつ増加しているが，その数はまだまだニーズに及ばない。精神疾患を対象とした在宅医療で名高いのは平成14（2002）年のモデル事業から始まったACT（包括型地域生活支援プログラム：assertive community treatment）[2]であり，重篤な統合失調症などの対象者に対して大きな役割を果たしている。ACTのような活動にかぎらず，一般的な精神科診療所において在宅医療を行うことも増えてきた。だが，対象者の高齢化に伴い身体合併症が増えてくると，身体疾患の加療に不慣れな精神科医による治療ではカバーしきれない状況に陥る。逆も然り，内科医らによる在宅医療では，精神疾患に関する積極的な治療はなかなか難しい。在宅医療は臨時の往診の場合を除き，複数の医療機関からの定期的訪問診療が受けられないという診療報酬制度となっているため，心身ともにさまざまな問題のある患者へ専門の医療機関が在宅医療を分担し合うことが事実上不可能である。単独で精神面も身体面もカバーする体制がとれる医療機関はまれであり，結果的に在宅医療において精神面への適切な医療提供に苦慮しているのが現状である。

◆ 在宅医療の仕組み

　在宅医療では，一般的に通院困難な患者に対し定期的な訪問を行い患者の状態を常に把握していく。まず，外来通院患者などの状態が悪化し患者の家族などから要請があって，臨時に患家に出向いて行う医療行為は「往診」であり，

あらかじめ契約したうえで毎月予定を決めて定期的に患家へ出向いて行う医療行為は「訪問診療」と明確に定義が異なることを言及しておく。さらに，厚生局に申請のうえ「在宅療養支援診療所」の指定を受けている医療機関は，訪問診療以外に24時間・365日「往診」できる体制をとっていることが多い。このため診療報酬においては比較的高い点数での算定が可能となっている。癌末期の患者と厚生労働省の指定する特定疾患患者を除けば，週に3回以内と訪問診療可能な回数に制限があるが，1～2週間に一度の訪問診療を行うことが在宅医療機関における標準的な頻度と思われる。「在宅精神療法」という算定項目には，外来診療における「通院精神療法」と異なり，30分未満（330点），30分以上（400点），60分以上（指定医：540点）の3種類のバリエーションがある。それだけ精神疾患における在宅医療には時間を要するケースがあると想定されているのであろう。

24時間往診応需については，あくまで「往診できる体制」をとっていることに意義があり，定期的な訪問に常に重点を置く必要がある。夜間・休日に頻繁に連絡があると担当医の疲弊は蓄積するし，患者の家族の生活リズムにも崩れが生じる。したがって，患者の日常の状態を正確に把握し，通常と状態が異なる場合には訪問時の診療に十分時間をとることや，普段の訪問回数自体を増やすことでこまめな観察を行う。なるべく緊急対応に至らないような工夫を普段から心がけることが肝心である。通常の診療時間内は医師だけでなく常駐しているさまざまな職種のスタッフが1人の患者に対して多面的な対応を継続的に行っていく。具体的には次項に記載する。

◆ 多職種連携の重要性

在宅医療においてもっとも重視されることの一つが多職種連携であるが，病院でも多職種がかかわっているのは同様である。ただし，病院では規模も違い，職種，部署ごとにより明確に役割，業務内容が決まっていることが多い。診療所では職種も人数も病院に比べて限られているため，場合によっては一部の専門的な行為（医療処置など）を除けば，業務内容を重複し合い補い合いながら物事を進めていく。TPOを考え，より流動的に役割をスイッチしながら診療にあたることでサービス提供の抜け穴を埋め，限られた時間での合理的な体制をとるのである。

また，病院との大きな違いのもう一つは，他機関との連携である。診療所内で補いきれない多くの職種は他機関にあり，そこに介護，福祉のサービス提供がある。在宅療養を安定したものにするには医療だけでは不十分であり，必要な介護，福祉サービスとの協同は不可欠である。具体的には，ケアマネー

13 在宅医療における精神科的問題への対処

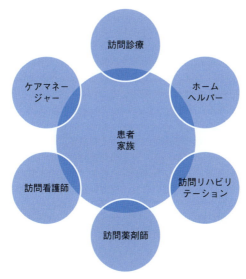

図Ⅱ-21 在宅療養において，患者・家族とそこにかかわるさまざまな職種

ジャー，訪問看護師，精神保健福祉士，ホームヘルパー，訪問リハビリテーション，訪問薬剤師，などさまざまな職種と情報共有を行い，患者および患者の家族に対してのさまざまな視点とアプローチを通して状況を適切に把握し対処にあたることが可能となる（図Ⅱ-21）。

以下に各職種の概ねの役割を示す（実際には医療機関ごとの特色があるため，あくまで一例である）。

1. 診療所内の主なスタッフ

1）医 師

医療行為の中心であることはいうに及ばず，介護も含めた在宅医療の全体的な方針を監督，指揮する役割である。緊急時の判断・方針も最終的には医師が決定する。活動範囲や施行内容，他機関とのやり取りや事務的作業量を考えると医師単独のみでは賄いきれず，業務を取捨選択しての活動となる。できるかぎり医療業務に専従するためコメディカルの力を積極的に活用することが望まれる。

2) 看護師

在宅医療においても医師をサポートする不可欠な職種である。医療の補助はもちろんのこと，身体的，精神的状態の把握や情報収集，患者の家族サポートに加え，他機関との医療的情報の伝達や依頼，報告を一手に担っている。医師が診察をしている間に患者の家族が看護師に「実は……」と相談し，患者本人が隠匿する精神症状の悪化などを知らせてくれる場合もある。医師・看護師の2人以上の体制で在宅医療を行うことのメリットは大きい。

3) 精神保健福祉士

他機関と在宅医療を行う診療所のあらゆる相談窓口といえる。新規の在宅患者訪問依頼の調整，ケアマネージャーとの介護サービスの調整，新規患者がまだ入院中の場合は看護師と共に医療機関に赴き，患者の家族や病棟スタッフからの聞き取りを行い，不足している社会資源利用の導入や手続き方法に関するアドバイスなどを行うため，退院に向けた準備や調整などがよりスムーズになる。

2. 他機関の主なスタッフ

1) ケアマネージャー

介護サービスの利用調整の要である。在宅介護サービスのすべてを調整し，利用者の生活全般を整えていくトータルケアマネージメントを行う。介護スタッフに限らず利用者にかかわる多くの関連機関，職種との窓口となるため，診療所側の精神保健福祉士や看護師とのやり取りはおそらく他機関のどこよりも密に行われている。

2) 訪問看護師

身体管理・状況把握を行ううえで不可欠なスタッフである。診療所内の看護職は訪問診療における医療の補助が中心であることが多く，かかわる時間も限られる。訪問看護では一定時間を確保し，健康管理，入浴介助などの清潔保持や褥瘡処置・輸液などに代表される医療的処置，場合によってはリハビリテーション，薬剤管理など幅広く対応している。条件が合えば，頻回な訪問も可能なため，よりきめ細やかな状態把握が可能となり危機的状況にも早期にも気づきやすい存在である。

3) ヘルパー

日々の状態，生活状況を一番知っている身近な存在である。介護サービスの利用の仕方によっては毎日朝昼晩などと自宅訪問していることもあるため，利用者とのコミュニケーションも関係構築も行いやすい。そばにいる身近な役割であるからこそ，日常的な会話のなかから利用者の心情，不安の表出や気持ち

の変化などを感じ取れることも多い。とくに単身生活患者などには頼りになる存在といえる。

4) 訪問薬剤師

患者に薬剤治療を行う際に大切な存在である。最近は訪問薬剤指導として在宅医療を受けている患者宅を訪問して処方薬を届ける薬局が増えてきた。もちろん届けるのみではなく，専門的な見地から服薬管理や用法・用量の説明を行い，内服チェックや残薬の確認が確実に行えるため，やはり単身生活患者の継続的服薬管理が円滑となる。

◆ 緊急時の対応について

1. 在宅医療における一般的な対応

在宅医療における大前提は，「在宅で行い得る治療には制約がある」という厳然たる事実である。技術の進歩や，制度上の改革で以前と比して在宅で可能な医療上の手技は数を増しているとはいえ，病院などと同じ質の医療を提供し続けることはできない。在宅医療は「治す医療」でなく「支える医療」であるということを忘れてはならない。そのような意味では，病診連携が今後ますます重要になることは論をまたないが，ここのところ，ダブル主治医制が考え方として医療従事者・患者側共に徐々に受け入れられてきているように思える。つまり，日々の支える医療は訪問診療医が主治医としてかかわり，緊急時や特殊な検査・医療が必要な状態の際は病院などの主治医が担当するという手法である。身体救急については，最後の砦として119番通報が可能であるという点で心強い。

ますますこのような考え方が広まることが期待されるが，とはいってもまずは緊急の状況に至らないように状況把握を行い，訪問回数を適宜変更するなどかかわりの度合いにおける緩急をつけて病状，生活の状況などをコントロールすることの重要性は前記したとおりである。その点で，ERや通常の外来診療で「来院する患者を待つ」医療とは対照的であるといえる。

2. 在宅医療において精神症状の増悪を阻止するために必要なこと

精神症状にとくに焦点を絞った場合においては，精神医療における患者-主治医関係の特殊性を鑑みるとダブル主治医制をとっていくことはまだまだ難しいところではあるが，やはり病診連携は欠かせないものとしていっそうの整備が求められる。具合の悪い患者，時に希死念慮の訴えがある患者などについて

は，もし外来医療であれば，早めの受診を促す，希死念慮の訴えのある患者には自殺を実行しない約束をする，次回外来に必ず来るよう約束を行う，などのアプローチは一般的に行われているが，患者の家族や介護スタッフなどの見守りのあるなしにかかわらず，結局のところ患者本人の次回外来受診まで治療者は待つしかない。しかしながら，在宅医療では，必要に応じて連日電話連絡を行って状況を把握する，患家に訪問している介護スタッフ，ケアマネージャー，訪問看護師から頻繁に情報提供をもらう，といったことを含め，診療所の看護師が状態観察で患家に行くことや，緊急往診も含め医師の訪問も随時行うことが可能である。

在宅医療における緊急状態の把握と対策は，前記のように多面的に多職種からの情報提供が得られることがメリットの一つであるが，患家の中に入って状況そのものを実際に見ることができるため，精神状態悪化による生活の乱れを比較的早く察知することが可能である。時には近隣住民からの直接・間接的な情報提供もあり，実際の服薬の状況もみることができるため，怠薬による精神症状の悪化も視覚的に把握でき，リスクの高い薬剤の大量の残薬などは患者本人・患者の家族の同意を得て引き上げて来ることも可能である。もちろん，危険物が自宅にあるような場合も然りである。患家における危険防止のための患者の家族指導も直接的に行える。実際に，精神症状の悪化をきたした場合は，薬剤投与により症状コントロールを試みていくが，夜間および休日の場合は薬局が休業などで対応できないことも多々あり，それに備えてあらかじめ不穏時に使用する頓用の薬剤を処方しておき患者家族に管理しておいてもらうことも必要である。また，診療所内に最低限の向精神薬の備蓄をしておき必要な際に提供する。また，精神症状の悪化に対する投薬後の状態観察を適宜行い，症状コントロールを図る。その際には連日の訪問が必要となることもある。また，同居の患者の家族や，同居者がいなければ訪問看護師，ヘルパーなど介護スタッフなどの頻回の見守りが重要であり，必要に応じて依頼を行う。

さらに，24時間患者のそばにいる同居家族にも常時注意を払っておく。当然患者の家族の精神的負担・介護負担は蓄積していく。ゆえに緊急の状態になる前から，介護サービス利用によるデイサービス，ショートステイをうまく利用して，患者の家族が患者本人と適宜距離をとることのできる時間を作り，精神的ストレスを軽減しておくことも，間接的には患者の継続かつ安定した在宅療養生活を保つ手段の一つである。

3. 精神症状の増悪が発生した場合

それでもカバーできず，急性期の状態を呈している場合については患者本

人,患者の家族の安全を保つために入院を検討することとなる。自治体により精神科救急システムには大きな差異があるため119番通報のように確実に利用ができない場合があり,そのために普段から入院可能な精神科病院などの医療機関との関係を保っておくことは大切である。やはりここでも早めに状態観察を行い,入院が必要と判断されたらすぐに依頼先の精神科病院などへ入院相談を行う。その際に,緊急性が高いと判断した根拠について明確に伝えることで,先方の病院も早急に受け入れの調整を行い即日対応が可能であった例は多くある。精神疾患における激しい症状増悪が夜間や休日に発生したものについては,現状では外来医療などと同様に自治体主導の精神科救急システムや自傷他害の差し迫ったケースでは警察の介入を要する。精神科救急システムを利用することはほとんどの状況で強制入院となり,患者本人や患者の家族にとって精神的負担やダメージが大きい。また患者本人は「自分の家族やかかりつけの先生に入院させられた」という被害的感情が残ることもしばしばあり,退院後の在宅療養生活に支障をきたす可能性も高い。ゆえに,普段からできるかぎり本人にも症状増悪時の入院加療の必要性について伝え,了解を得たうえでの対応を行っていくよう注意を払う。

4. とくに高齢者について等

高齢者が多い在宅医療の現状を鑑みれば精神症状を主に診ている患者であっても,身体的な問題で緊急な対応を行うことも多い。在宅療養支援診療所は「緊急時においては連携する保険医療機関において検査・入院時のベッドを確保し,その際に円滑な情報提供がなされること」がその施設基準の一項目となっており,連携している医療機関へ加療を依頼することも多い。さらに,いったん入院となったら役目は終了ではなく,入院した後も頻繁に情報収集を行い,時に入院中の患者にも面会に行って状態把握を行い,退院後のスムーズな在宅医療につなげられるよう常に意識したかかわりを続けなくてはならない。

迅速な対応を依頼できる病院を把握し関係性を継続しておくことは,入院可能なベッドをもたない無床診療所の大きな強みとなる。同時に退院後の患者の在宅療養について責任をもって引き受けると伝えることも,連携している病院からの信頼感獲得につながる。これらを踏まえると精神疾患をもつ患者の在宅医療を行う医療機関には,精神保健福祉士の存在はやはり欠かせない。

◆ 在宅医療で精神疾患を診ること

在宅医療において患者を診ることは,外来医療や入院加療といった環境設定

とは大きく異なり，患者本人の生活の場に足を踏み入れ，生活そのものにふれ治療を行うことである。精神疾患においては，外来医療で得られる情報は患者本人や患者の家族，関係者からの口頭による訴えであり，短い時間に診察室という環境のなかだけで得られた情報である。一方，入院加療は24時間医療スタッフなどに見守られた環境にいる患者であり，患者の日常生活とはどうしても切り離された状況で診ていかなければならない。在宅医療においては，医師や看護師が実際に患者本人の家に訪問し，自分たちの目で患者の生活の場を見て，その環境下にいる患者を「生活者」としてとらえながら治療にあたるのである。とくに精神疾患については見た目における生活の乱れと精神症状の悪化が並行している印象が強い。したがって，そこには医療モデルとしてのアプローチだけでなく，生活モデルとしてのアプローチも必須であり，疾患に焦点を当てる，病状コントロールを目的とする，というだけではなく，患者本人や患者の家族が地域で安心して生活を続けることをどう支えていくか多職種で考えていくことが重要となる。結果的に生活を立て直していくことが患者本人の安心や患者の家族の安心につながり，症状の安定につながることも多い。そして安心，安定が継続できれば急性期の対応，救急医療につなげずにすむこととなる。

　繰り返すが，在宅医療における緊急対応の要は，逆説的ではあるがいかに緊急対応を行わないための普段のサポート体制をしっかりと構築しておくか，に尽きる。患者本人や患者の家族の生活に寄り添うという視点を維持しながら，普段の患家における生活の質を保ち状態悪化を未然に防ぐための細やかな努力を怠らないことが大切である。

◆文　献

1) 厚生労働省：在宅医療（その2）．2017. http://www.mhlw.go.jp/file/05-Shingikai-12404000-Hokenkyoku-Iryouka/0000161550.pdf
2) ACT-K出版委員会監，佐藤純，三品桂子編著：日本で始めるACTチームの立ち上げ方；アウトリーチによる包括的地域生活支援のコツ，久美，京都，2010.

II章 各論

14 違法薬物摂取が疑われる患者の診療で留意すべき法的問題

国立研究開発法人国立精神・神経医療研究センター精神保健研究所薬物依存研究部　**松本　俊彦**

◆ 患者の違法薬物摂取を正確に知るには

いうまでもないことであるが，患者が違法薬物を摂取している可能性を疑ったならば，診断や治療を進めるためにもその真偽の確認は欠かせない。

しかし，それは容易ではない。薬物関連精神障害はあらゆる精神障害を模倣し得るので，精神症状だけで鑑別するのは至難の業である。簡易検査キットの有用性は認めるものの，反面，偽陽性率が高く，危険ドラッグには無力であるのも事実である。

もっとも確実な方法は，患者自身による申告である。しかし，違法薬物使用自体が犯罪にあたる以上，患者から正直な申告を得るには不可欠な条件がある。それは，その情報が治療という患者利益のために用いられ，何らの不利益も被らないことが保証されていることである。要するに，情報収集の成否は，患者の違法薬物使用を知った医療従事者がどう対応するつもりなのか―治療か，それとも告発か―にかかっている。

そこで本稿では，「患者の違法薬物使用を知った際に医療従事者はどう対応をすべきか」に焦点を当て，法的な問題に対処するうえで必要な知識を提供したい。なお，ここでいう違法薬物とは，麻薬及び向精神薬取締法（以下，麻向法）が規定する麻薬，大麻取締法が規定する大麻，あへん法が規定するあへんおよびけしがら，覚せい剤取締法が規定する覚醒剤，ならびに医薬品，医療機器等の品質，有効性及び安全性の確保等に関する法律（以下，医薬品医療機器等法）が規定する指定薬物を指す。

◆ 患者の違法薬物使用を知った際の対応の原則

1. 医療従事者は本務に忠実であるべき

わが国には，患者の違法薬物使用を告発すること（警察通報など）を医療従事者に義務づけた法令はない。一方，刑法第134条第1項では，医師等の医療職に就く者が，「正当な理由がないのに，その業務上知り得た秘密を漏らしたと

きは,6月以下の懲役又は10万円以下の罰金に処する」と規定している（秘密漏示罪）。このことを踏まえれば,医療従事者は,それぞれの業法（医師法,保健師助産師看護師法など）に定められた守秘義務を遵守し,医学的な助言や指導といった本来の職責を果たすべきである。

違法薬物使用は犯罪であると同時に,自らの心身の健康を害する医学的問題でもあり,後者に関与することこそが医療従事者の本務である。したがって,患者の違法薬物使用に気づいたならば,薬物をやめるための専門治療を受けるよう提案し,しかるべき機関への紹介や地域の社会資源に関する情報提供を行う必要がある。近年では,「DARC（ダルク）」などの民間薬物依存症リハビリテーション施設は国内各地に広がり,薬物再乱用防止プログラム「SMARPP」の実施機関も増えつつある（SMARPP実施施設情報は薬物依存研究部ウェブサイト参照：http://www.ncnp.go.jp/nimh/yakubutsu/）。

「地域に社会資源がない」,あるいは「わからない」という場合には,都道府県・政令指定都市に設置されている精神保健福祉センターを紹介するとよい。同センターは,地域の専門医療機関や民間リハビリテーション施設,自助グループに関する情報を把握しており,自施設で「SMARPP」などのプログラムを提供しているところもある。

2. 告発しても違法とはいえないが……

もっとも,医療従事者が患者の違法薬物使用を告発しても,直ちに秘密漏示罪に問われるわけではない。実際,判例（最決平成17年7月19日刑集59巻6号600頁）[1]では,医師が患者の尿検体から検出された覚醒剤反応の情報を警察に伝えたことには,「正当な理由がある」としてその違法性を否定している。しかし,この判例は医療従事者による犯罪告発を奨励するものではなく,あくまでも「（状況によっては）守秘義務違反にはあたらない」という裁判所の判断を示したものでしかない点に注意すべきである。

原則論でいえば,医療機関で実施した検査の結果を勝手に警察に提出するのは倫理上問題がある。医療機関の検体所有権は患者にあり,治療以外の目的に転用するのは明らかに目的外使用にあたる。警察に尿検体を提出したければ,患者に使用目的を説明し,同意を得たうえで,再度採尿するのが筋である。

3. 公務員であっても裁量ができる

ただし,その医療従事者が公務員である場合には,刑事訴訟法（以下,刑訴法）第239条第2項に定められた「公務員の犯罪告発義務」との関係を考慮し

14 違法薬物摂取が疑われる患者の診療で留意すべき法的問題

なければならない。この刑訴法第239条第2項は、一般的には、当該公務員に犯罪を告発する法律上の義務を課したものであると理解されており、これに違反した場合には罰則規定もある。

とはいえ、この犯罪告発義務はすべての公務員に対して無条件に課せられるものではない。公務員といえども、職務上正当と考えられる程度の裁量は認められており、その本務内容によっては守秘義務を優先できる[2)3)]。例えば、捜査機関職員が改悛の情を判断して告発を裁量することは許されないが、医療職の者が患者の違法薬物使用について治療上の見地から告発をしないことは、職務上正当な行為とみなされる。

同様の裁量は、公務員が所属する行政機関に対しても許容されている。すなわち、「告発を行うことによりその行政機関にもたらされる不利益」と、「告発を行わず犯罪が訴追されないために生じる不利益」とを比較して、「告発を行うことによってその行政機関にもたらされる不利益」のほうが大きい場合には、告発しなくても告発義務違反にはあたらない[2)]。具体例としては、「精神科医療機関が患者の違法薬物使用を告発した結果、現在、薬物依存症の治療を受けている他患者が安心して治療を受けることができなくなり、当該医療機関の本来の目的が阻害される」という事態が想定される。

4. 守秘義務の放棄を検討すべき状況もある

しかし、守秘義務の解除を検討すべき状況もある。それは、薬物使用が他者の権利を深刻に侵害する結果を引き起こす危険性がある、あるいは、犯罪を告発し犯人の処罰を求めることについて公益上の強い要請があると判断された場合である。具体的には、他患者への違法薬物の譲渡や販売、使用の勧誘、あるいは、医療従事者への暴力や威嚇など、治療環境を破壊する行為がみられる状況である。そのような場合には、犯罪告発行為は、刑法第134条第1項違反(秘密漏示罪)にはあたらない。

◆ 麻薬中毒者の届け出に関する対応

1. 届け出先は都道府県知事

麻向法第58条の2は、「医師の診察の結果受診者が麻薬中毒者であると診断したときは、すみやかに、その者の氏名、住所、年齢、性別その他厚生労働省令で定める事項をその者の居住地の都道府県知事(都道府県薬務課)に届け出なければならない」と定めている。

この制度は，薬物依存症者に対する医療的な対応を促進することを目的として，1960年代初めに制定されたものである。麻薬中毒者として届け出られた後は，当該患者は，麻向法による措置入院の要否判断，環境浄化（患者から提供された薬物入手先情報に基づき，薬物入手ルート摘発を行う），ならびに退院後の監督の対象となる。

なお，ここでいう麻薬とは，ヘロインやモルヒネ，コカイン，LSD，MDMAなどの，麻向法が定めた麻薬に加え，あへんや大麻など，他の法令による違法薬物も含まれている（ただし，覚醒剤は含まれていない）。

2. 麻薬中毒者は依存症とほぼ同義

昭和41（1966）年厚生省薬務局長通達によれば，麻薬中毒とは，「麻薬に対する精神的身体的欲求を生じ，これらを自ら抑制することが困難な状態，即ち麻薬に対する精神的身体的依存の状態をいい，必ずしも自覚的または他覚的な禁断症状が認められることを要するものではない」という。

麻薬中毒者とは医学的概念ではなく，あくまでも行政的な概念であるが，この通達の説明に基づけば，それは，世界保健機関（WHO）の精神障害診断分類ICD-10における「依存症（候群）」とほぼ同義の概念と考えてよいであろう。

3. 麻薬中毒者届け出制度には問題がある

今日的な視点でみると，麻薬中毒者届け出制度には2つの問題がある。

一つは，薬物依存症患者の医療アクセスに悪影響を及ぼす可能性がある，という点である。この制度には，麻薬取締官（司法警察員）が関与する局面があり，したがって，薬物の再使用時に逮捕される危惧がゼロとはいえない。また，この制度による監督期間は，保護観察などの刑事処分と比べても著しく長期であり，患者の人権擁護という点で問題がある。以上により，本来治療を必要とする患者を専門治療から遠ざけてしまう。

もう一つは，この制度が精神科医療の実態にそぐわず，その存在意義が希薄になっている，という点である。本制度が麻薬中毒者として当初想定したのはヘロイン依存症患者であったが，現在わが国で問題となっているのは覚醒剤依存症患者であり，それにもかかわらず，覚醒剤は本制度の対象となっていない。また，現在流通している麻薬の多くは幻覚薬であり，覚醒剤と同様，精神病症状によって事例化している。このため，覚醒剤と麻薬の関連精神障害のいずれも，措置入院は，「自傷他害のおそれ」を要件とする精神保健福祉法の枠組みで対応されているのが現状である。

4. むやみな届け出は控える

監督期間の長さや司法警察員関与の可能性など，患者の人権擁護にかかわる問題を勘案すれば，麻薬中毒者の診断は，限られた情報に基づく短時間の診察でなされるべきではない。そこはやはり，薬物依存専門医による慎重な検討を経たうえでなされるべきであろう。したがって，プライマリケアや救急医療の現場では，麻薬中毒者の届け出は控えたほうがよい。

◆ 危険ドラッグに関する法的対応

1. 危険ドラッグと指定薬物

現在，危険ドラッグの含有成分の多くは，指定薬物として規制対象となっている。指定薬物とは，「中枢神経系の興奮若しくは抑制又は幻覚の作用を有する蓋然性が高く，かつ，人の身体に使用された場合に保健衛生上の危害が発生するおそれがある」ことから，薬事法（現在は医薬品医療機器等法に改正）によって，その製造，輸入，販売，授与，所持，購入などが禁止されている薬剤成分のことである。

平成23（2011）年以降，急激に社会問題化した危険ドラッグへの対策は，当初，有害な薬剤成分が判明した時点で新たに一つずつ指定薬物に登録するという，「個別指定」の形で進められた。しかし，化学構造式の側鎖を微妙に改変した新たな脱法的な成分が次々に登場し，事態は新規開発と追加規制との「イタチごっこ」の様相を呈した。

そこで厚生労働省は，平成25（2013）年と平成26（2014）年に，基本骨格が同じ物質を一括して規制する「包括指定」を実施し，流通前に先回りして規制できる対策をとった。さらに，平成26年11月には薬事法を改正して医薬品医療機器等法を制定し，危険ドラッグ販売店舗への販売停止命令や自主検査命令の要件を拡大した。これにより販売店舗は撤収を余儀なくされ，一部のネット販売ルートを残すのみとなったわけである。

2. 告発よりも公衆衛生への貢献が重要

危険ドラッグの場合，医療従事者の告発はしばしば徒労に終わる。警察が指定薬物の使用や所持などを証明するのは容易ではなく，不起訴処分となるケースは少なくない。

しかし，患者名を明かさない形で，都道府県薬務課に対して未知の危険ド

◆ その他の司法的問題

1. 強制採尿は令状を確認して

警察からの強制採尿の要請があった場合，医師にはこれを受ける/拒むという裁量が許容されている。ただし，協力する際には，必ず裁判所の令状を確認したうえで行う必要がある。なお，医療従事者の側から警察に強制採尿をするように要求するのは，本務から逸脱した行動ではあるものの，それ自体に違法性はない。

2. 捜査情報照会は文書で回答が原則

自身が治療にかかわった患者が何らかの犯罪によって逮捕され，警察から捜査情報の提供を要請される場合がある。この要請に関しては，拒んでも罰則はなく，また，患者本人の同意なしに回答したとしても違法ではない。しかし後々，守秘義務違反を理由に患者から提訴されるリスクは常につきまとう。

そこで，緊急の場合を除き，警察に対して「患者本人からの書面による同意」を得るよう要求し，そのうえで，「文書で照会を受け，文書で回答する」を原則とすべきである。そして回答にあたっては，質問事項に即した事実を端的に記すにとどめ，質問事項以外の事柄には言及してはならない。なお，回答は医療機関の管理者名義とする。

◆ 医療従事者の本務を優先すること

「違法薬物使用は刑罰の対象であって医療の対象ではない」と考える医療従事者は，いまだ少なくない。なかには，刑事罰こそが薬物依存症の治療と妄信し，見当違いの正義感から積極的に警察通報を行う医療従事者もいる。

しかし，覚醒剤依存症患者の再発がもっとも多いのは刑務所出所直後である。要するに，刑罰は問題の根本的解決にはならない。それどころか，服役のたびに地域での孤立を深め，ますます薬物をやめにくい状況に追い込まれている現実がある。

今日，国際的には，薬物問題は犯罪ではなく健康問題—それも，再発と寛解を繰り返す慢性疾患とみなされている。そしてエビデンスは，再発を繰り返し

ながらでも治療を継続していれば，最終的に断薬を達成する可能性が高まり，たとえ断薬に不成功でも，物質摂取量・摂取頻度は減少し，医学的障害や心理社会的損失の抑制には成功することを示している[4]。

本稿で述べたように，医療従事者の裁量を妨げる法令は存在しない。ならば選択すべきは，患者の健康増進に関してエビデンスが確立された方法に決まっている—筆者はそう考えている。もちろん，強要するつもりはない。残念ながら，サイエンスよりもイデオロギーを重視する医療従事者がいるのは承知している。それもまた裁量権の行使であるといわれれば，確かにそのとおりではある。

ただ，告発を選択したとしても，社会資源の情報提供だけは怠らないでほしい。当然ながら，患者が専門治療を拒み，情報提供さえ受けつけないこともあろう。その場合には，患者の家族に情報提供をしてほしい。依存症には「患者本人が困るより先に患者の家族が困る」という特徴があり，治療はしばしば患者の家族の相談から始まる。なお，地域の精神保健福祉センターでは，薬物依存症者の家族相談に対応している。

もしもそれさえせずに，告発のみでこと足れりとする医療従事者がいたならば，われわれはもはやその人のことを医療従事者と呼ぶべきではない。筆禍を恐れずにあえていえば，「白衣で変装した捜査機関職員」と呼ぶべきである。

◆文　献

1) 裁判所：最高裁判例；最決平成17年7月19日刑集59巻6号600頁．http://www.courts.go.jp/app/hanrei_jp/detail2?id=50093
2) 河上和雄，古田佑紀，原田國，他編：大コンメンタール刑事訴訟法，第2版，第4巻，第189条～第246条，青林書院，東京，2012, pp769-770.
3) 安冨潔：刑事訴訟法，三省堂，東京，2009, p79.
4) Emmelkamp PMG, Vedel E：Research basis of treatment. In Evidence-based treatments for alcohol and drug abuse：A practitioner's guide to theory, methods, and practice (Practical Clinical Guidebooks Series), Routledge, New York, 2006, pp85-118.

II章 各論

15 救急医療における行動制限（抑制・拘束）

芳和会菊陽病院看護部　**本武　敏弘**

　救急医療の現場で患者は，急激な状況の変化および内因性疾患や外傷などの痛みのなかで現実検討能力などの精神機能が低下することがある。われわれは，そのような患者に安全な医療を提供するために行動制限を行うことがある。しかし，行動制限を行うことによって身体的，精神的の両側面において二次的な問題も生じやすく，行動制限を行ううえでの適切な技術を習得しておくことはもちろんのこと，行動制限中の観察にも十分配慮する必要がある。本稿では基本的な行動制限の考え方と，実際の行動制限の方法（機械的抑制・徒手的抑制），行動制限における倫理的配慮について述べる。

◆ 行動制限の基本的な考え方

　精神保健福祉法では行動制限を「入院中の者につき，その医療又は保護に欠くことのできない限度において，その行動について必要な制限を行うことができる」（第36条）と定義している[1]。行動制限には，通信・面会の制限，信書の受信の制限，電話の制限，隔離，身体拘束，任意入院患者の開放処遇の制限がある。身体拘束は「衣類又は綿入り帯等を使用して，一時的に当該患者の身体を拘束し，その運動を抑制する行動の制限」とされている〔平成12（2000）年，厚生省告示第96号〕。精神科領域での身体拘束は，精神保健指定医の診察を行い，必要であると判断された場合に実施され，患者および家族に対してその理由を説明し告知したうえで実施するようにとされている。一方，徒手的抑制（手を握るなどの行動制限）は明確に定義されていない現状がある。

　精神科領域以外では身体拘束に法的な根拠は示されていないが，日本医療機能評価機構は行動制限を重要な項目としてあげており，精神科領域と同様の配慮が求められている。

　救急医療の現場で行われる行動制限を必要とする事由には，身体疾患および外傷などによる意識障害・せん妄，幻覚・妄想状態など統合失調症の陽性症状，躁状態，希死念慮・自殺企図，認知症の周辺症状（BPSD）などによる医療行為への拒否的な言動・抵抗などがあげられる。そのような患者に対して，安全に看護や医療行為を提供するにあたり，行動制限は必要な方法であるが，必ず

医師や看護師が複数名で，その適応の是非や方法，期間について話し合い，常に妥当性に配慮を巡らせる必要がある。そして行動制限の必要性について患者本人ならびに患者の家族へ目的・理由を説明し，説明した内容を記録に残さなくてはならない。また院内に行動制限最小化に関する委員会が設置されている場合には，身体拘束を実施した事例について，その妥当性を検討することも必要であろう。

◆ 行動制限の具体的な方法

総合病院の救急医療の現場では，精神科病院と異なり，注射針をはじめ危険になり得る医療機器が多くあり，患者と医療従事者の安全を守るためには環境整備とともに専門的な知識に基づいた行動制限が必要である。しかし救急医療の現場において安全に患者の行動を制限する方法については確立されていない。本項では精神科病院で使用されている行動制限の方法を紹介する。機械的拘束はマグネット式抑制帯（以下，抑制帯），徒手的抑制は「チームテクニクス」について述べる。

抑制帯による身体拘束の判断は身体抑制の3要件（切迫性，非代替性，一次性）および日本集中治療医学会のフローチャート[2)]を参考にされるとよいであろう（図Ⅱ-22）。

1. 機械的拘束（抑制帯）

患者の行動を制限（腰部，肩，両上下肢）することを目的に抑制帯は柔道着のような厚い生地とマグネットを用いて作られている。

1）抑制帯使用のリスク

基本的にはベッドのフレームに固定をするが，ベッド自体に損傷や部品の外れがないかを確認する。適切に設置できていない場合や，適切な拘束ができていない場合には，拘束部位の圧迫などにより，呼吸状態の悪化，拘束部位の内出血，重傷の場合には壊死にもつながる可能性がある。過去には身体拘束中の窒息および循環動態不良などで患者が死亡した事故も起きており，徹底した安全管理および身体管理が求められる。

患者を拘束する際には，ボディチェックを行い，衣服に危険物（ライター，刃物，ひもなど）があれば除去しておく必要がある。万が一，刃物などがポケットなどに入っていた場合には医療従事者が外傷を負う可能性もあるので，直接，素手で確認する前に金属探知機などを使用してもよいであろう。救急医療の現場では繁忙が極まることで，確認が不十分になる可能性もあるので必ず複

II章 各論

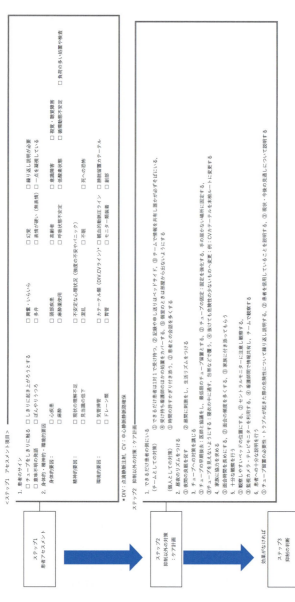

図II-22 行動制限フローチャート

医師との協議の下、抑制内容を実施し記録する
抑制期間中は、毎日ステップ1に戻り医師と共に評価し記録する

[文献2) より引用・改変]

表Ⅱ-21 拘束中の観察項目

身体状態に関する項目

バイタルサイン(体温・脈・血圧・呼吸)
チアノーゼの有無(顔色・口唇色,爪の色など)
排泄状況(尿意・便意の有無,排泄の確認)
関節可動域(関節拘縮などの異常の有無)
せん妄・その他精神状態に関する項目

意識レベル(JCS 3-3-9 などに基づいて観察)

現実見当識(日時・場所など)
知覚の異常(幻視・幻聴など)

不適切な抑制帯の使用に基づく項目

皮膚の状態(内出血痕,擦過傷など不適切な拘束に伴う皮膚の異常)
抑制帯自体のねじれ,不適切な抑制帯の固定などがされていないか
抑制帯自体の破損などの有無

数名で行うことが望ましい。

2)抑制帯使用中の観察

拘束中に異常が生じたときに,拘束によって生じた異常なのかどうかを判断するために,抑制帯を装着する前に必ず,意識レベル,バイタルサインや身体の状況(外傷なども含む),精神状態を記録に残しておく。観察の頻度は過去の判例などから 15 分ごとが適切である。拘束中の観察点は,意識レベル,呼吸・循環動態(バイタルサイン),擦過傷などの皮膚の状態,拘束部位は適切か,拘束具の不具合はないか,拘束具による過度な圧迫はないかなどである(表Ⅱ-21)。とくに飲食物摂取の前後,および過鎮静状態にある患者は誤嚥などのリスクも高まるので注意が必要である。

3)抑制帯使用中の援助

褥瘡予防のための 2 時間ごとの体位変換とマッサージ,肺塞栓予防のための弾性ストッキングの使用など身体拘束による二次的問題の予防,およびせん妄の予防にも配慮が必要である。せん妄の予防にあたっては気温や照明,騒音などに留意することはもちろん,時計やカレンダーなどの設置(リアリティ・オリエンテーション)も必要である[3]。部屋にそれらが設置してあっても患者の視野から見えているかどうかの確認が必要である。医療従事者が定期的に時間や現在の状況について説明するとともに患者の不安に寄り添うような言葉かけを行うことが有意義である。ナースコールを設置できないほど,患者の状態が

不安定な場合にはより頻繁に患者を訪問し，状態の観察および現在の状況についてリアルタイムで説明することが必要である。せん妄状態に至った場合には早期にリエゾンチームや精神科医，精神看護専門看護師などのリソースの活用を検討すべきであろう。また，拘束によってできなくなったセルフケア行動(食事・排泄・清潔など)の代償的な援助も必要になる。

4）身体拘束の解除

身体拘束の解除において，肺塞栓などの深部静脈血栓症などのリスクが伴い，また，患者の精神状態が不安定な場合には医療従事者の安全を脅かすことにもつながりかねない。そのため，身体拘束の解除において医師の診察は必須であり，加えて複数名で患者の身体・精神の状態評価を行い段階的に進めることが望ましい。

2. 徒手的拘束（チームテクニクス）

チームテクニクス[4]とは「包括的暴力防止プログラム（comprehensive violence prevention and protection programme；CVPPP）」に含まれる不穏状態にある患者の行動を安全に制限し，安全に移動するための技術である。CVPPPは精神科医療における院内暴力に対して厚生労働省の指定を受けて英国に派遣された国立病院機構肥前精神医療センターなどの国公立病院の看護師らが中心に開発したものである。CVPPPは英国の「Control & Restraint」（C & R）を参考に，暴力のリスクアセスメント，マネージメント，暴力発生時にその場から安全に避難する，安全に患者の行動を制限し移動することを目的に作られている。CVPPPは平成16（2004）年に第1回の研修が開催されている。CVPPPの研修は4日間行われ，講義，実技演習，ロールプレイなどから構成されている。CVPPPに関する資格はトレーナー，インストラクターがあり，トレーナーは勤務している自施設内での研修ができ，インストラクターは自施設以外での研修も開催することができる。研修開始当時は「心神喪失等の状態で重大な他害行為を行った者の医療及び観察等に関する法律」（医療観察法）に基づく，指定入院医療機関の医療観察法病棟に勤務する看護師らを対象に行われていたが，その後，一般精神医療，公的機関の職員など受講生の対象の幅は広がりつつある。平成28（2016）年時点で8,000名を超えるトレーナーを養成している。現在，平成28年より厚生労働省がCVPPPを中心とした「精神科医療体制確保研修」を行っている。チームテクニクスの原則を表Ⅱ-22に示す。3人が1つのチームとなり，明確な役割分担と関節可動域の制限を用いることで痛みが加わらないように妥当な力で行動制限できるよう配慮されている。チームテクニクスは訓練を受けた医療従事者が行うことが望ましく，原則としてCVPPPの研

15 救急医療における行動制限（抑制・拘束）

表Ⅱ-22 チームテクニクスの原則

1. あくまで最終手段であること
   患者の暴力に対してすべての介入が功を奏せず，言語での介入に反応できなくなったときに実施する
2. 基本は3人以上のチーム編成と明確な役割分担
   リーダーと両上肢をホールドするメンバー2名，および必要に応じて下肢を固定する役割や環境調整をするメンバーを追加する
3. 妥当な力
   関節の可動域や手首の固定をすることで，痛みを加えないで動きを制限する
4. 窒息の予防
   伏臥位での胸部の圧迫を避ける。やむを得ない場合であっても最小限にできるよう仰臥位への体位変換を行う
5. サイドウェイスタンスとサイドステップ
   約45°で患者と対峙する姿勢をとり，手の平を開く姿勢をとり，患者に敵意がないことを示しつつ攻撃に備える。移動はサイドステップ（足を交差させない）で行う
6. 手首の固定，ホールド
   手首を屈曲させ固定する。上下肢の動きを制限することで患者の攻撃行動を予防する，体幹部は抑えない

〔作者の許可を得てCVPPP研修資料と文献4）を基に作成〕

修を受けた者が実施すべきである。チームテクニクスは患者が不穏状態になった場合でも第一選択として行うのではなく，ディエスカレーション（言語的鎮静化）やリラクゼーション（深呼吸法など）による介入や代替の方法を実施しても，適切な医療を遂行することが困難であると判断された場合の最終手段である。

1）チームテクニクスの実施

チームはリーダー1名とその両サイドに1名（以下，メンバー）ずつ立ち，それぞれが"サイドウェイスタンス"（患者に対して身体を45°に傾け，両手の平を腰の高さで患者に向け，敵意がないことを示すとともに，攻撃に備える姿勢）を基本姿勢とする。この姿勢は患者に対して威圧的にならないように配慮されている。また患者との距離は腕2本分（パーソナルスペース）確保する。リーダーの役割を表Ⅱ-23に示す。リーダーは患者の行動制限の是非について判断し，リーダーの指示でメンバーは事前に取り決められた部位の可動域の制限を行う。チームテクニクスによる介入方法はエスコートする方法（患者の移動：図Ⅱ-23a, b参照），立ったまま動きを制限する方法，腹臥位で動きを制限する方法，仰臥位で動きを制限する方法など数種類が存在する。リーダーは

表Ⅱ-23 チームテクニクスにおけるリーダーの役割

1. アセスメントをする
   メンバーの選定，メンバー内での役割分担
   状況を把握してメンバーへの指示
   暴力の原因や刺激となるものの確認
   周囲の環境の危険物などの状況把握
   抑制後の患者の呼吸状態や痛みの確認
   妥当な力で動きが制限されているのか確認
2. 交渉（ディエスカレーション）を担当する
   患者への十分な情報提供
   ディエスカレーション（言語的沈静化）
   窓口の一本化（現場の混乱を避ける）
3. メンバーのサポート
   メンバーの疲労度に応じて応援を要請
   不適切な位置での抑制がされていないかを確認

〔作者の許可を得てCVPPP研修資料と文献4）を基に作成〕

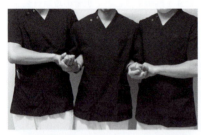

a. 患者を移動する際に両サイドから患者の上肢を固定して（エスコート）移動する。また患者の状況に応じてさらに行動制限をかける姿勢にも変えることができる

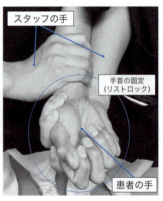

b. 患者の上肢を固定する際には手首を固定（リストロック）することで患者が力を入れにくくする

図Ⅱ-23 徒手的拘束

患者の状態や状況に応じてどの方法で介入するのが適切かを判断する。また患者の混乱を最小化するために患者へのディエスカレーションはリーダーが行う。

2）チームテクニクス介入中の観察

チームテクニクスによる介入中、リーダーは妥当な力で行動が制限されているか、意識レベル、呼吸状態などの観察を行いつつ、患者に対するディエスカレーションを継続して行う。最終的には患者を個室や隔離室などの安全な環境へ移動する。また救急外来などではさまざまな医療機器などが置かれている場合もあるので、それらを遠ざけるなどの配慮も必要である。

◆ 行動制限（身体拘束）の倫理的配慮について

行動制限（身体拘束）は、本来実施されるべきではないことが前提である。拘束される患者にとっては「基本的人権」を侵害される行為であり、拘束されている患者の姿を見た家族にとっても心的な負担を与えてしまうことを意識しておく必要がある。そして、医療従事者は安全に医療行為を行ううえで「やむを得ない」という理由の下で行動制限をしている。しかし、看護師をはじめとした医療従事者は、患者を行動制限することに対してジレンマを抱えていることが指摘されている[5]。つまり行動制限は、それにかかわる人たちそれぞれに心的な負担を与える事柄なのである。そのため、医療従事者は患者を行動制限しなくてもよいように基本的な接遇の徹底、環境的配慮、身体的・精神的アセスメント能力の向上、暴力に関する専門教育の受講に努める必要がある。また、組織としても行動制限に関する委員会を設置するなどして、行動制限が適切に実施されるようにしなくてはならない。

◆文 献

1) 精神保健福祉研究会監：四訂　精神保健福祉法詳解，中央法規出版，東京，2016．
2) 日本集中治療医学会看護部会：身体拘束（抑制）フローチャート．2010．http://square.umin.ac.jp/jsicmnd/icuguide_02.pdf
3) 日本総合病院精神医学会せん妄指針改訂班編：せん妄の臨床指針；せん妄の治療指針第2版，星和書店，東京，2015，pp43-46．
4) 包括的暴力防止プログラム認定委員会編：医療職のための包括的暴力防止プログラム，医学書院，東京，2005，pp66-70．
5) 日本看護倫理学会臨床倫理ガイドライン検討委員会編：身体拘束予防ガイドライン．2015．http://jnea.net/pdf/guideline_shintai_2015.pdf

Ⅲ章

コース開催の概略,
カリキュラム,必要物品,
運営のコツ

Ⅲ章 コース開催の概略，カリキュラム，必要物品，運営のコツ

1 PEEC™ コース開催の実際と救急医の役割

ひがしおかメディケアクリニック　東岡　宏明

　PEEC™ コース開発の経緯や現状，今後についてはすでに他稿で述べられているので本稿では控えるが，実際の PEEC™ コースを紹介するにあたりどうしても内容に重なりがあることを了解いただきたい。平成 24（2012）年に『PEEC ガイドブック』が刊行され，少し遅れて PEEC™ コースの展開が始まった。本稿では，PEEC™ コースをどのようにプロモートしているのかといった点に焦点を当て，救急医の役割について期待すべきことを述べたいと思う。

◆ PEEC™ コースの実際：現状と目標

　PEEC™ コースの展開にあたり，PDCA サイクルの活用を行っている。

1．開催企画（Plan）
1）現　状

　日本臨床救急医学会の「自殺企図者のケアに関する検討委員会」やその下部委員会である「PEEC ワーキンググループ」「病院前救護における自殺企図者のケア方法を普及させるためのワーキンググループ」の委員などが中心となって開催を募集し，地区担当委員が日程の調整や指導者の確保などを行うようにしている。

2）目　標

　ブロック単位，都道府県単位，二次医療圏単位で地域の救急医療や精神医療の核となる医師が開催を申請することが望まれる。

2．開催準備（Do）
1）現　状

　日本臨床救急医学会事務局と開催地域のコースディレクターやコースコーディネーターが協力して担っている。

2）目 標

学会事務局機能を強化することが急務であり，開催所属機関への負担軽減を図ることが必要である。

3. 開催（Do）

1）現 状

開催所属機関の医師がコーディネーターとなり，地域内もしくは非地域内のファシリテーターやアシスタント，タスクによる協力の下で開催している。

2）目 標

開催地域の受講生や近隣地域の見学者などのなかから，地域におけるコース継続に協力してくれる人材を増やしていく必要がある。

4. 開催報告（Check）

1）現 状

各コース終了後にファシリテーター，アシスタントによる振り返りとプレ・ポストテストおよびアンケートを集計し，学会事務局で統合管理されている。これらを「PEEC ワーキンググループ」で定期的にチェックして親委員会である「自殺企図者のケアに関する検討委員会」に報告するとともに，合同で評価を行っている。

2）目 標

プレ・ポストテストの内容の改訂やコース受講後の評価方法を開発することで，PEEC^{TM} コースの質を向上させること，学会事務局の統合管理の作業の簡素化による業務負担の軽減が必要である。

5. 改訂・改善（Act）

1）現 状

コース内での症例について現状では 4 症例で固定しているが，関連法規の解釈や社会的問題点などを考慮して修正を加えている。また，コースの質向上に欠かせない指導法の標準化については，ファシリテーターマニュアルやアシスタントマニュアルを受講生の意見などを取り入れながら作成し活用している。PEEC^{TM} コースは開催から 6 年目を迎えもうすぐ 100 回に達するが，いまだ開催されていない地域が多く存在するため，開催回数の多い地域から周辺地域に広めていく方法や，救急関連・精神科関連の学会を通じて広報していくことが

表Ⅲ-1 PEEC™ コースにおける救急医の役割

- 地域における中心的な救急医が，精神医療の中心的な医師と連携する
- 既存の標準化教育コースのノウハウを利用する
- 救急医療の多職種連携を精神医療面に拡大する
- 継続的なコース開催により人材育成を図る

重要であり，委員会で検討されている。さらに，平成29(2017)年からはPEEC™ コースを受講した救急隊員たちの要望に応える形で，病院前救護の視点での救急隊員を主なターゲットにした病院前PEEC™（PPST）コースが開発・展開されるに至っている（PEEC™ コースとの整合性を維持した内容である）。

2）目 標

症例については新たに4症例の追加が決定し平成30（2018）年度には正式に追加される予定であり，より受講者のニーズに適合できると考えられる。

PEEC™ コースを開催するにあたりもっとも重要な点は，開催の企画段階から開催地域における救急医療と精神医療の双方の領域の中心的医師の協力を仰いでおくことであり，それがコース開催の成功の秘訣であるとともに，地域での継続開催につながることを強調しておく。

◆ 救急医の役割

PEEC™ コースにおける救急医の役割（表Ⅲ-1）について述べる前に，PEEC™ コース開発のきっかけになった身体科救急と精神科それぞれの問題点（表Ⅰ-1, p3参照）が以前から存在していたことがあげられる[1]。精神疾患を抱える身体疾患や外傷の患者は増えており，心身の問題を完全に切り離して考えることは不可能な状況のなかで，救急医療と精神医療の担い手双方が連携することが社会的ニーズとなってきたといえる。筆者は救急医であり，今まで三次・二次救急医療機関で勤務した経験があるが，臨床以外に力を注いだことにoff the job trainingがある。

例えば，一次救命処置（BLS），二次救命処置（ACLS），外傷，脳卒中，災害などの領域での標準化教育コースである。救急医の多くはこれらのコースのいずれかに主体的に関与している。PEEC™ コースもこのなかに含まれるが，他のコースと違う点は，救急医が脇役的な存在でコースが進行する点である。前述のさまざまなコースについては，救急医が得意とする領域についての内容であり，当然，救急医が主体的な役割を担うが，PEEC™ コースについてはあくまでも精神科医の主導で進行する。最近では救急医と精神科医の資格を両方

1 PEEC™コース開催の実際と救急医の役割

時　間	内　容
1時間前 20分前	スタッフ打ち合わせ，会場準備 受付開始 ← 地域内の中心的な救急医
10分	コース開催挨拶（司会），スタッフ紹介，トイレ案内 プレテストおよび回収，アンケート配布
20分	講義：精神症状を呈する患者の初療アルゴリズムと精神科の現状など ← 地域内の中心的な救急医
ワークショップ 45分×4症例 (休憩15分×1回)	症例1，症例2，症例3，症例4 （グループ全員で協力しつつ対処法を考える） ← DVDを利用
15分	まとめと質疑応答 ポストテストおよび解説 ← 地域リソースの講義を追加
10分 20分	アンケート記入および回収，修了証授与，解散 反省会，撤収作業

図Ⅲ-1　PEEC™コース時間割

保持している医師も増えつつあるが，精神科領域の十分な知識とスキルをもった救急医はまだまだ十分とはいえない。したがって，精神症状の評価と対応についての質を担保するためには，精神科医による教えが必須であり，救急医療側の問題解決や精神科領域との連携に役立つと考えられる。コース開催にかかわる救急医はコースにおいては脇役（図Ⅲ-1）であるが，重要な役割を担っている。なぜなら，地域医療のなかで救急医療は重要な部分を占めており，メディカルコントロール（MC）などを通じて地域内の病院や消防組織などとの連携において救急医はリーダー的な存在で，コース開催前の広報やコース開催後の救急領域と精神医療領域の連携の具現化，人材育成を考慮した継続的なコース開催を進めるうえでキーパンソンとなるからである。これらのノウハウを救急医療と精神医療の連携に生かすことが重要であり，地域における救急医療のさらなる質向上に寄与すると考えられる。

また，救急医療側の職種には医師・看護師・救急隊員や臨床心理士，薬剤師，検査技師，放射線技師など多職種が存在し，いずれの職種も行動力に富んだ人が多く，多職種連携が比較的進んでいるが，今後は医療ソーシャルワーカー（MSW）や精神保健福祉士（PSW）といった職種との連携強化も期待されている。

最後に，筆者は2年前に救急医としてクリニックを開業したが，PEEC™コースで取り上げているような症例を，高次医療機関勤務時とは違った視点でみながら在宅医療の現場にもいろいろな精神症状の評価と対応を必要とする事案が多いことを実感している。PEEC™コースでの精神科医や臨床心理士などとのつながりは本当に役立つことだと思う。今後，各地でコース展開が進むことが望まれる。

Ⅲ章 コース開催の概略，カリキュラム，必要物品，運営のコツ

2 ファシリテーターの役割

日本医科大学武蔵小杉病院精神科　岸　泰宏

　ファシリテーターは，いうまでもなくファシリテーションするのが仕事である。ファシリテーション（facilitation）は Cambridge Dictionary[1]によると"to make something possible or easier"と定義され，"helping and co-operating"と同義とされている。したがって，参加者を援助し，容易に学習できるようにするのが一番の仕事となる。通常のワークショップでは，ファシリテーターはその領域のエキスパートでなくても行えるとされている。しかし，PEEC^{TM}コースでは，ファシリテーターは救急医療との連携で専門家としてもカウンターパートナーである精神科医が担当している。したがって，トレーナーに近いファシリテーターであるというのが特徴である。

　ファシリテーターは，PEEC^{TM}コースが目指すことを常に念頭に置いておく必要がある。それは，"救急外来や救急病棟・救命救急センターの医療スタッフ（とくに研修医と看護師）を対象に，精神科医がいない状況（少なくとも翌朝まで）での精神科的症状を呈する患者への，安全で患者にとっても安心な標準的初期診療ができる"ということである。したがって，机上での精神医学的知識を扱うわけではなく，「実践でどのようにするのが適切か」といった点に重点を置く必要がある。受講生に精神医学専門家（精神科医，臨床心理士，精神科看護師など）が参加している場合に，専門的な話題に偏らないように注意する必要がある。救急現場で，「どのようにできるか」に焦点を当てていく必要がある。

　PEEC^{TM}コースは"標準的な初期診療ができるようにする"とされているが，いわゆる高いエビデンスのある対応は少ない。PEEC^{TM}コースで扱う分野は，非常に複雑な問題が絡み合った症例を対象とするためである（つまり臨床試験では除外されてしまうような患者）。決して高いエビデンスとはいえないが，現況では最良といわれる対応を学ぶことを目標としている。この分野では，決定的な治療・対応法はない。精神科医が関与することですっきり解決できる問題も少ない。結局は多職種での連携で，できるかぎりの対応を行っていくのが主体となる。"こんなことをしている職種があるんだ""今度依頼してみよう""病院ではこんな苦労があるんだ""行政ではこんなこともしているんだ"など受講生が気づき，今後の地域での連携につながるようにファシリテートするのも大きな目標の一つである。

◆ PEEC™ コース前に行うべきこと

『PEEC ガイドブック』を一読しておくのは当然であるが，ファシリテーターを目指す精神科医に配られるファシリテーターマニュアルを精読しておく必要がある。大多数の PEEC™ コースは受講生からの参加費で賄われている。つまり，お金を払って学びに来ている積極的な受講生を対象としているわけである。したがって，均てん化された質の高いファシリテーションを行う必要がある。

◆ PEEC™ コース直前に行うべきこと

主催者が PEEC™ コースに慣れている場合には問題とならないことが多いが，グループワークが行われる場所の確認をしておく必要がある。テーブル・椅子・モニター・白板などが，グループ討論において適切な配置にあるかなどの確認をしておく。限られた空間でのワークになるが，なるべく他のグループと声が干渉しないような会場の設営が必要である。コース主催者と相談しながら，ファシリテーションしやすい環境を整える。

PEEC™ コースではアシスタントを配置しているが，このアシスタントとの"連携"も重要である。それぞれの症例での進め方の打ち合わせを行っておく必要がある。打ち合わせの視点については後述する。

また，PEEC™ コースは多職種が参加する。適切なファシリテーションを行うために，参加者の職種・経験年数などを把握しておく必要がある。

◆ PEEC™ コース内でのファシリテーション

教育において，よく参照されるものに Edgar Dale[2] により提唱された学習方法と効果がある。その教育を受けた場合の2週間後の記憶定着割合は，**表Ⅲ-2**のようにいわれている。

読む・聞く・見る・見聞き，するまでが受動的な学習とされており，記憶への定着は少ない。話す・話して行動するなどは，能動的学習とされており，PEEC™ コースは能動的ワークショップを基本としている。PEEC™ コースの症例によっては受動的な"レクチャー"になりがちであるが，なるべく避ける必要がある。そのような場合でも，受講生を必ず議論に参加させるように誘導していく必要がある。受講生が PEEC™ コースに参加する動機としては，"実際に困って"というものが多い。したがって，自殺企図患者や過換気症例への対応などは PEEC™ コースで"議論"し，その後に"実際に行う"ことが多い

表Ⅲ-2 記憶定着割合

10%	読む
20%	聞く
30%	見る（図・絵など）
50%	見聞きする（映画をみる，デモンストレーションをみる，現地で見学する）
70%	話す（ディスカッションに参加する，説明する）
90%	話して行動する（擬似的に行う，実際に行う）

ため，効果的な学習となり得る。

PEEC™コースのファシリテーターは，トレーナー的な意味合いも強い。それぞれの症例で，"精神科医はどのように考えて行動しているのか""何に気をつけて行っているのか"などに受講生は興味をもっている。適宜適切なアドバイスを行うのはよい。しかし，自分の体験談を語るのはよいが，あまりに極端で偏った体験を語ることで「PEECワーキンググループ」の方向性と異なる誤解を抱かれないような注意が必要である。また，ファシリテーターマニュアルの棒読みは厳に謹む。能動的な学習が主体であるため，ファシリテーターは話し過ぎないようにするのも大切である。能動的な学習がPEEC™コースの主眼であるが，待っていても意見が出なかったり，議論が深まらないこともある。また，ビデオ視聴後に討論項目を提示するため，ビデオの内容に意見が引きずられがちとなる。症例ビデオは病院内が設定となっているが，受講生は救急隊員，ソーシャルワーカー，行政関係，精神科病院スタッフなど多岐にわたっている。したがって，それぞれの立場・設定で，それぞれの患者に対応するのかを問うように議論を進めていかなくてはならない。例えば，自殺企図症例であれば以下のようなそれぞれの職種に合った質問をする必要がある。

- 救急隊員：自殺企図が疑われる患者が会話可能な場合に，自殺を意図したのか尋ねますか。意識がない場合，どのような情報を聴取しますか。
- 看護師：自殺企図で入院となった患者に，自殺企図について話しますか。
- 救急科医師：会話が可能になった時点で，自殺企図かどうか確認しますか。
- 精神科病院スタッフ：自殺企図後に入院となった患者には，どのように自殺念慮を確認していますか。どの程度の頻度で確認していますか。
- 行政関係：自殺企図歴のある患者が相談に来た場合，自殺に関して話題にしますか。

暴力的な患者への対応を含めて PEEC™ コースで扱う症例すべてで同様であり，それぞれの立場からのアプローチを話してもらうことで他職種への理解や新たな発見や解決方法に気づく可能性にもつながる。

1. アシスタントとの連携

PEEC™ コースの特徴の一つにアシスタントの存在がある。アシスタントは救急科看護師，精神科看護師，臨床心理士，ソーシャルワーカー，救急隊員など救急医療に携わり精神科的な問題に精通した精神科医以外が担当する。精神科医よりも実際に患者に接する機会が多い職種ともいえる。PEEC™ コースの成功には，アシスタントとの連携がもっとも重要といえるかもしれない。適宜アシスタントに話をしてもらい，実際に行っている対処法などを紹介するとよい。例えば，非薬物による鎮静方法[注1]（verbal de-escalation）において患者にどのように対応しているかなどは，ファシリテーターが解説するよりも実際にもっとも患者と接する機会が多い看護師や救急隊員に解説を行ってもらったほうがよい場合もある。"それぞれの職種ではこのように対応や視点が違うのか？"と気づかされることも多い。過換気症候群の症例でも，看護師が実際にどのように声かけしているかなどは，看護師が解説したほうがよい。ただし，限られた時間内での解説のため，体験談に長時間使用すると時間が足りなくなるために注意が必要である。

限られた時間内での議論のため，自発的に意見が出ない場合には発言者を指名していくことも多い。この場合には，受講生が日常の職場での上下関係や経験年数にとらわれることがないように誘導していく必要がある。アシスタントと連携し，それぞれの専門性を生かして，多方面からの体験・意見が出るように誘導していくことが大切である。例えば患者が接触する順番（例：救急隊→救急科看護師→救急科医師→病棟看護師→ソーシャルワーカー→行政職員）で指名してもよいし，議論が活発になる方策をそれぞれのファシリテーターがとっていく必要がある。PEEC™ コースでは"多職種によるつなぎ"を重要な点の一つとしているため，さまざまな立場からの異なった体験・意見を出させることが大切である。

[注1] 非薬物による鎮静は，言語や態度により興奮，焦燥を軽減する方法。薬物による鎮静は，身体拘束を必要とする場合でも，まずは行う必要がある

2. 意見のまとめと進め方

各症例のなかのポイントとなる課題についてある程度意見が出たところで，その課題に対するPEEC^{TM}コースでの推奨する対応スライドを提示する。先にも述べたが，高いエビデンスのある治療・対応法ではないが，その領域ではコンセンサスを得ており実践的な対応が記載されている。当たり前の対応や単純な方策が推奨されていることもあるが，ここで"Know-Do Gap"（知識と行動の隔たり）について強調してもよい。これは，"こんなことをやっているはず""やっていないはずはない""時々はやっているが……"と考えがちで，実際には行っていない（あるいは系統だって行えていない）ことが多い。PEEC^{TM}コースで扱う分野には医療安全に直結するものもあり，Know-Do Gapを解消していく点を強調する必要もある。

3. 症例のまとめ方

最後に総括とフィードバックを行うが，多職種から出たさまざまな体験・意見をアシスタントが板書し，症例のポイントのまとめを作成しているため，それを活用し，適切にまとめて提示する。加えて，PEEC^{TM}コースが推奨する方法を伝え，質問があれば受け付けるようにする。

◆ コース全体を通して

PEEC^{TM}コースにおけるファシリテーターは，トレーナー的な意味合いも強いが，発言し過ぎに気をつける必要がある。ディスカッション内でアシスタントが重要な鍵となるため，発言機会をうまく生かしながらファシリテーションしていく必要がある。決定的な対応法はないため，多職種連携の重要性を認識させるようにファシリテーションするのも大切である。

◆文　献

1) Camsbridge University Press：Cambridge dictionary：English dictionary. https://dictionary.cambridge.org/dictionary/english/
2) Dale E：Audiovisual methods in teaching, 3rd ed, The Dryden Press, New York, 1969.

Ⅲ章 コース開催の概略，カリキュラム，必要物品，運営のコツ

3 コースアシスタントの役割

日本赤十字社医療センターメンタルヘルス科　秋山　恵子

◆ コースアシスタントの役割

　PEEC™ コースは平成25(2013)年1月にトライアルコース，7月に本コースが始まり，現在は関東・九州を中心に開催され，全国から救急医療および精神医療に携わる受講生が集まっている。医師，看護師，救急救命士のほかに保健師やソーシャルワーカー，臨床心理士といった多種多様な職種の受講生が集まり症例検討を重ねるのが本コースの特徴であるが，受講生とファシリテーターである精神科医とをつなげる役割として重要な位置にいるのがコースアシスタントである。

　コースアシスタントはコメディカルスタッフが務め，症例検討の際に1ブースに2名配置されるのが基本となっている。そしてメイン・アシスタントとサブ・アシスタント（書記）とが役割を交代しながらグループディスカッションの活発化を目指して介入する。コースアシスタントには，救急領域・精神領域の臨床に精通した看護師，救急救命士，ソーシャルワーカー，臨床心理士が異職種でタッグを組んで臨むことが多い。表Ⅲ-3 にコースアシスタントの役割を，表Ⅲ-4 にアシスタント業務の流れを細分化して示したが，コース全体の運営に関与し，各ブースでのディスカッションの時間管理および他ブースの進行度と歩みを合わせるなど，細かな点に配慮する役割がある。

◆ コースアシスタントに求められるスキル

　コースアシスタントは PEEC™ コース内で多職種連携の実践を行い，救急医療と精神医療をつなぐロールモデルとなる必要があるが，"つなぐ"とは実際にどのようなことをするのだろうか。

1. 受講生をコースにつなぐ

　本コースでは残念ながらしっかりとしたアイスブレイクの時間を確保することが難しい。コースのスタッフ同士は研修の回を重ねるごとにネットワークができ，互いの人となりを知ったうえでコースに参加することができるが，受講

表Ⅲ-3 コースアシスタントの役割

1. メイン・アシスタント

- ファシリテーター(精神科医)と連携しコースを進める
- 受講生の職種や背景を考慮し,意見が偏らないように調整する
- ファシリテーターの進行に合わせながら,多方向からの意見が出るように促す
- 適宜,質問を投げかけ,ディスカッションを盛り上げる。そのために,あえて反対意見や臨床で感じる陰性感情を述べることもある
- 救急医療と精神医療の双方の立場を尊重する
- 『PEECガイドブック』を活用し,受講生が臨床で感じている問題点を解消できるよう努める
- 時間管理のためにコースの進行状況を把握し,他ブースとの足並みをそろえる
- アシスタントのなかでコース全体の進行を把握する役割を「アシスタントリーダー」と呼び,コース開始前のミーティングでリーダーを決めるようにする

2. サブ・アシスタント(書記)

- 書記として,各受講生の意見を簡潔明瞭に白板に板書し,グループ全員でディスカッションの内容を共有できるようにする(症例のポイントに出てくるキーワードを押さえておく)
- 問題点や実践していること,新たな気づき,今後の課題などを整理する
- 整理しながら答えを導く手助けを行う

3. タスク

- コースによってはタスクの役割を置かないことがあるので,アシスタントで行う
- 配布資料のタイミングや順番を確認しておく
    - □プレテスト
    - □講義資料・症例1資料(コースによっては症例2から始まる)
    - □各症例資料
    - □ポストテスト・アンケート
- 基本的にはプレテスト・ポストテストの管理は日本臨床救急医学会事務局が行うため,主催者に確認し郵送する。施設によっては,プレテスト・ポストテストに受講生の名簿番号を振り,空き時間に集計する

〔スタッフ用アシスタントマニュアルより引用・改変〕

表Ⅲ-4 アシスタント業務の流れ

	アシスタント	アシスタントリーダー
開始前	会場設営 資料準備・確認 コースパターンと時間配分の確認 アシスタントの打ち合わせ（アシスタントの組み合わせや仕事の割り振りなど） 受講生をブースへ案内 コースの開始前にプレテストの実施と回収を行い、アシスタントリーダーに渡す	コース主催者と情報共有 アシスタントとタスクに指示を伝える プレテストの回収
講義中		会場の室温・音響の調整
症例検討	1人は介入、1人は板書（症例ごとに入れ替わる） 板書担当は症例紹介の動画が始まった時間を確認し、終了時間を白板に記載する 動画を見終わった後に、資料を配布	症例検討開始と終了時間の確認 各グループでの進行状況を確認する コース全体の状況把握
コース終了時	ポストテスト・アンケートの配布・実施・回収、受講証はアンケートと交換で渡す	ポストテスト・アンケートの回収
終了後	片づけ・反省会	片づけの指示出し・現状復帰・反省会の内容を記録

〔スタッフ用アシスタントマニュアルより引用・改変〕

生はほとんどの場合が個人での参加のため、緊張したなかでコースが始まることになる。そのときに、コースアシスタントは受講生に声をかけ、コース参加の目的や勤務先の状況を確認しつつ、参加しやすい雰囲気づくりを行っていく。このような対応が受講生をコースへつなぐことになる。

2. 受講生とファシリテーターをつなぐ

次に、コースアシスタントは講義をせず板書や資料の配布などの環境整備や

質問の投げかけを行い,時には受講生の代弁をする。例えば,ファシリテーターの講義内容が専門用語で解説されたときに,「もう少し説明が必要です」と声をあげたり,「臨床ではこういう問題がある」とファシリテーターに伝えたりすることである。そして受講生の発言や質問に対して,肯定,受容,時には修正をしていく。肯定と修正を同時に行うことは矛盾するようにみえるが,発言するという自律的な態度を尊重し,発言の内容に対してはエビデンスに基づいて修正をする,といったフィードバックのスキルを活用し,受講生が恐れずに発言や質問をすることができる環境を用意するのがコースアシスタントの工夫と知恵を要する点である。

3. 多職種をつなぐ

コースによってはスタッフや受講生の職種が偏り,多様な視点でのアセスメントや対応方法を共有できにくい状況が生まれる可能性がある。そのような場合でもコースアシスタントは他職種の役割を理解し,その職種の視点を代弁することでディスカッションの広がりと深まりをつくることに貢献している。例えば,看護師のアシスタントが「ソーシャルワーカーは,生活保護受給のためのステップをご存じかと思いますが,職場内で相談はできますか」といった提示をすることが可能である。表Ⅲ-5にアシスタントが注意すべき点をあげたが,臨機応変な対応が求められるため,広い視野をもつことが要となる。

◆ コースアシスタントのステップアップ

コースアシスタントは,PEEC^{TM}コースの受講経験者で,コースの運営に自主的に参加する意思をもつことが前提である。そして図Ⅲ-2のようにプレアシスタントからアシスタントリーダーへとステップを踏み,コース運営が円滑に進むよう主催者と協力していく。

アシスタントリーダーは,アシスタント・プレアシスタントの職種や経験を考慮し,主催者・コースディレクター(CD),コースコーディネーター(CC)と相談しながらブースでの担当を考える。コース開催中は,コース全体や各ブースが円滑に進行しているか,各ブースのアシスタントが困っていないかを把握し,問題があれば適宜修正をしてコースが円滑に進むように対応する。

◆ 今後の展望と課題

PEEC^{TM}コースが各地で開催されるようになってきたが,まだ都市部での開

表Ⅲ-5 アシスタントの注意点

①受講生の経験などに合わせて柔軟に対応を変える
②ファシリテーターの進行の流れを理解し,相づちや質問の投げかけを行う
③アシスタントは,自分の意見を述べるだけでなく,受講生が自ら考える姿勢を支持し,声かけを行う
④学術的に修正が必要な場合は介入するが,意見が活発に出ているときは議論を見守る
⑤ファシリテーターの講義内容についての受講生の理解度を確認する
⑥とくに新規開催コースやファシリテーターのコース経験が少ない場合には,経験豊かなアシスタントがフォローする

〔スタッフ用アシスタントマニュアルより引用・改変〕

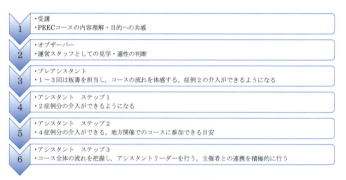

図Ⅲ-2 アシスタントのステップアップ方法
〔スタッフ用アシスタントマニュアルより引用・改変〕

催が中心となっている。しかし,PEEC^{TM}コースがその良さをもっとも発するのは,多様な職種が集まり,「病院前救護→医療→社会資源の活用」という一連の流れがディスカッションを通して体感できる点にある。そのため,PEEC^{TM}コース受講後にも続くような同じ医療圏や市区町村から受講生が集まっていると,イメージトレーニングからそのままPEEC^{TM}コースの実践へと移行することができる。「顔の見える関係」を構築することが重要なことは誰もが知るところであると思うが,実践するのはなかなか難しい。そのなかでPEEC^{TM}コースが顔つなぎをする役割をとれたら,患者やその家族はより丁寧な支援を受けることができるであろう。また,対応する救急医療関係者が戸惑わずに,安心し

て患者やその家族に接することができるのではないだろうか。

　今後，全国各地で PEEC^{TM} コースが開催されるにあたっては，人材育成が喫緊の課題である。前述したように同じ医療圏のなかでスタッフと受講生が集まることが望ましいが，まだそこまでは至っていない。プレアシスタントをサポートし，活躍できる場を準備していく必要がある。本書を手に取っていただいた方にもぜひ運営スタッフに加わることを検討していただきたい。

Ⅳ章

ケースシナリオ

IV章 ケースシナリオ

事例 1　大量服薬を繰り返すパーソナリティ障害の事例，身体的な治療継続が必要であるが，退院要求が強い事例

東海大学医学部専門診療学系精神科学　木本啓太郎
三上　克央

【患　者】20代，女性
【診　断】境界性パーソナリティ障害
【現病歴】高校卒業後，パートを転々としていた。20歳ころから，交際相手と同棲生活を送るようになったが口論が絶えず，徐々に不安，不眠，慢性頭痛を抱えるようになり，精神科クリニックに通院を開始した。これまでも人間関係や職場の問題で薬物の過量内服やリストカットを行い，救急搬送や入院加療が頻回である。現在は，実家で両親，弟と暮らしているが，週に3日夜間の飲食店でパートを続けている。患者の生活は不規則であり，しばしば仕事を休んでいる。自傷行為により，左前腕と上腕に無数のリストカット痕がある。今回，交際相手の男性との口論後，向精神薬を過量服薬して救急搬送となった。

【来院後経過】搬送時の意識レベルはJCS 200で直ちに気管挿管されICU管理となった。翌日，意識障害が改善し抜管されたが，誤嚥性肺炎が判明し，酸素・抗菌薬投与が必要であった。しかし，患者は「帰りたい」「たばこを吸いたい」「電話をかけたい」と要求を繰り返し訴えた。そして自由にならないことへのいらだちから医療従事者に対して攻撃的になっていった。担当医が，身体治療継続の必要性を説明するも，理解を得られなかった。徐々に興奮状態で多動となり，酸素マスクを外し点滴を抜去するなどの行動が出現し，治療の継続が困難となった。向精神薬による鎮静を試みたが改善はなく，やむを得ず身体抑制を行った。

事例1

Q1 自殺企図かどうかの確認を直接行ってもよいですか？

> **A1への誘導**
> ▶ 患者に自殺企図かどうかを直接確認する理由は？
> ▶ 自殺企図の評価方法について知る。

A1 搬送症例が自殺企図かどうかを確認するために，患者に直接確認すべきかどうかについては，慣れていないと，「デリケートな質問なので質問をすることは避けたほうがよいのか」「質問したことによって死を再度意識させてしまい，死にたい気持ちが強くなってしまうのではないか」「誰かが聞いているはずだから，何度も聞くと怒られてしまうのではないか」などと考え，死にたい気持ちを直接問うことを躊躇するかもしれない。しかし，医療従事者は患者に直接聞くべきである。なぜなら，今後の院内そして退院後の対応を決めるために必須な情報だからである。繰り返しになるが，医療従事者は「今回の行為は死のうと思ってやったのですか」と最初に直接患者に確認すべきである。

自傷行為も含めて，身体損傷で救急搬送された患者の場合，患者に明確な自殺の意図があれば，それだけで自殺企図として扱ってよい。また，患者が自殺の意図を否定したり黙秘を続けたりする場合でも，企図手段に客観的に致死的な手段を用いていれば，やはり自殺企図として対応する。なお，行為時に自殺の意図があれば，たとえ，その後に自殺の意図がなかったとしても，自殺企図として対応する。自殺企図の有無の確認の流れについては図II-12（p.67）参照すること。

Q2 では，どのような自殺念慮であれば，「強い」と考えられますか？

> **A2への誘導**
> ▶ 自殺念慮が切迫していると判断するのはどのような点から？

IV章　ケースシナリオ

A2　自殺念慮の強さ,つまり自殺念慮の切迫度については,具体的な計画性と持続性,強度,客観的に確認できるかどうかなどを考慮して評価する(図Ⅱ-13, p.68)。いずれか一つに該当すれば,自殺念慮は強い(切迫している)と評価してよい。自殺念慮の強さの評価は,入院中の管理,退院後の通院先の判断につながる。すなわち,自殺念慮の切迫度は,入院中の患者への見守りをどの程度注意したらよいか,退院後に従前の通院先へ受診するのか,また,精神科専門医療機関への転院や受診を行ったほうがよいかなどの判断の重要な指針となる。

Q3 自殺再企図の危険性をどのように評価したらよいですか?

> **A3への誘導**
> ▶自殺再企図のリスクを高める危険因子について考えてみよう。

A3　自殺再企図のリスクの評価も,退院後の治療方針(通院先への受診や精神科専門医療機関への転院,受診など)の参考となるため重要である。具体的に確認しなければならない項目としては,①過去の自殺企図・自傷行為歴,②身近な者との死別体験などの喪失体験,③いじめ,家庭問題などの苦痛な体験,④失業やリストラ,多重債務,生活苦,生活への困難感,不安定な日常生活などの職業問題,経済問題,生活問題,⑤うつ病や身体疾患,病苦などの精神疾患,また身体疾患の罹患およびそれらに対する悩み,⑥支援者の不在や喪失などのソーシャルサポートの欠如,⑦「農薬や硫化水素などを保持している」「薬を溜め込んでいる」などの企図手段への容易なアクセス,⑧絶望感や衝動性,自殺念慮や希死念慮,孤立感,易怒性,悲観,不安などの自殺につながりやすい心理状態,⑨家族歴,⑩患者本人やその家族,周囲から得られる情報や診察に基づく危険性などを評価し危険因子の確認を行う(図Ⅱ-14, p.70参照)。①～⑩において該当する個数が多いほど危険性が高まるわけではない。自殺企図歴と精神障害は二大危険因子であることが知られている。

Q4 自殺企図者に接する際に留意すべきことは何でしょうか？

〈A4への誘導〉
▶個人の対応として，具体的にはどのような対応方法があるか？

A4 個人の対応方法としては，医療従事者が自殺についての話題から逃げないことが重要であり，具体的には TALK の原則を念頭に置く。すなわち，Tell：はっきりと言葉にして「あなたのことを心配している」と伝え，誠実に対応する。Ask：死にたいと思っているか素直に尋ねる。Listen：相手の絶望的な気持ちを徹底的に受け止める。Keep safe：危ないと思ったら，まず本人の安全を確保して周囲の人の協力を得るなどに留意しながら対応する。

Q5 不適切な要求にはどのように対応すべきですか？

〈A5への誘導〉
▶あらかじめ，院内のルールを設定し，ルールを守る。

A5 「帰りたい」「治療を受けたくない」「たばこを吸いたい」「電話をかけたい」「スマートフォンを使わせてほしい」などの訴えは，本症例のようなケースでよく耳にする内容である。このような，不適切な要求に対してスタッフは，TALK の原則で対応しつつ毅然とした態度で対応しなければならない。病院としてあらかじめルールを作り，入院中にできることとできないことの線引きを入院時に明確にしておけば，ある程度は対応可能となる。さらに，不適切な要求に対応したスタッフは，自身が行った対応をスタッフ間で情報共有し，スタッフ全体として事後は統一した対応をとるよう心がける。すなわち，誰に聞いても同じ答えが返ってくる状況を設定することが，患者とスタッフ双方にとって望ましい。

ただ，要求が頻繁になり，医療従事者だけでは事態の収拾が困難となる場合，患者の家族の協力を得なければならない。そのためにも，患者の家族とは入院時から良好なコミュニケーションを維持し，円滑な関係を保っておくことが必要である。すなわち，入院時から，患者の家族も治療者の一員であるという方

Ⅳ章　ケースシナリオ

向性で接することが重要である。

なお，患者が本来やるべきことができないときには，医療従事者が患者に代わり必要な行為を行う場合がある。例えば，連絡手段をもたない，もしくは身体的症状から連絡が容易にとれない患者に対して代わりに家族連絡を行うなどである。

Q6 暴力に対する対応はどのようにすればよいでしょうか？　法的拘束力はありますか？

〈A6への誘導〉
▶暴力出現時の評価はどのようにするか？
▶暴力出現時に院内や院外の関連機関とどのような連携をとっていくか？
▶どのような法律に基づいた対応が適切なのか？

暴力行為を認めた場合は，まず意識障害の有無を確認する。なぜなら，意識障害の有無によって，その後の対応が異なるからである。意識障害があれば，「せん妄」がもっとも疑われ，せん妄を引き起こしている身体的疾患の治療を優先させる必要があり，鎮静のため薬物を使用する場合もある。意識が清明であれば，精神疾患の有無にかかわらず，暴力行為に対しては警察の介入が必要となる。意識が清明で自身の要求や欲求を満たすための暴力行為があった場合は，「当院は警察との連携を密にとっており，警察の指導の下，暴力行為に関しては直ちに通報を行うことになっています」と強い警告を行う。この警告だけでも，今後の暴力行為に対して抑止力となる。さらに興奮が持続している場合は，人員を要請する。実際に通報する場合は，暴力を受けた個人の判断ではなく組織（病院）として，警察の介入を依頼することが望ましい。

精神疾患を有している（もしくは，疑いのある）患者で切迫する自傷他害のおそれがあり，通報を行う正当な理由がある場合は，直ちに110番通報を行ってよい。精神保健福祉法第23条では，「警察官は，職務を執行するに当たり，異常な挙動その他周囲の事情から判断して，精神障害のために自身を傷つけ又は他人に害を及ぼすおそれがあると認められる者を発見したときは，直ちに，その旨を，最寄りの保健所長を経て都道府県知事に通報しなければならない」と規定されている。

ただ，臨床現場では，入院により身体加療の継続が必要な場合は，法律的に

事例1

は措置要件を満たさず,患者を警察が保護する可能性は低い。しかし,患者からの暴力があったことは事実であり,患者からの暴力に対して通報し,警察に対して介入の要請を行うことは問題なく,むしろ行うべきである。

Q7 「退院後に自殺をする」と患者から予告があった場合はどうすればよいですか？

〈A7 への誘導〉
▶その後の対応方法を検討する。
▶連携機関を考える。

まずは,患者がなぜ自殺の予告を行ったのか,その背景を聴取する必要がある。さらに,入院中の患者を注意深く観察し,再企図の可能性についての評価を行う。そのうえで,医療従事者の心配や懸念を患者に率直に伝える。なお,自殺の危険性が高い状態であれば,患者が「退院後に自殺をする」と語っても,入院中に自殺を再企図する可能性があり,医療従事者は,患者を十分に見守ることができる場所に移すなどの対応を行う。

退院後の方針は,自殺企図者への対応方法と同じ内容で問題ない。退院までに,患者の家族にも相談し,患者が今後どこで治療すべきかについて相談し治療先を選定する。その後,これまでの経緯や患者の状態について,通院先に診療情報提供を行う。また,退院後に経済面や福祉サービスの利用などの支援が必要であれば,患者が利用できる社会資源について具体的な助言を行う。院内にソーシャルワーカーが配置されている環境であれば,依頼することが望ましい。

Q8 自傷他害のおそれのある場合は,措置入院の適応であると聞いたことがありますが,どうすればよいですか？

〈A8 への誘導〉
▶自傷他害のおそれについて知る。
▶措置入院の具体的な流れとはどのようなものか？

IV章　ケースシナリオ

A8 　自傷のおそれとは，精神保健福祉法第27条では「自身を傷つけ」と規定されており，主として自己の生命や身体を害する行為が差し迫っていることである。一方，他害のおそれとは，同条によると「他人に害を及ぼす」と規定されており，他人の生命や身体，自由，貞操，名誉，財産などに害を及ぼす行為が差し迫っていることである。

　措置入院は，①精神障害のために，②自傷や他害のおそれがあり，③入院の必要性がある場合に適応があると判断される。具体的には，警察に連絡し，患者の保護を依頼する。そして，警察官が自傷他害のおそれがあると判断すると，精神保健福祉法にのっとり，措置入院の判断のための診察が精神保健指定医2人により行われ，2人が一致して入院の必要性があると判断した場合，措置入院となる。

Q9 退院時に患者の家族が来院できない場合は患者1人で退院させてもよいですか？

〈A9への誘導〉
▶単独退院時の評価と行うべき対応とは？

A9 　自殺企図によって搬送された患者や自殺念慮を有している患者に関しては，単独での退院要求を原則として認めない。単独での退院を許可した後に自殺既遂に至った場合は，医療従事者は責任を問われる可能性もあり注意が必要である。ただ実際は，単独での退院要求を認めざるを得ない場合もある。このような状況が起こり得ることを想定し，自殺企図者の家族に対しては入院時に，患者が自己判断で退院を要求する可能性があることを説明し，対応方法を決めておく必要がある。さらに，患者の家族にはいつでも病院から連絡できる状況を保ってもらう。また，退院時に患者の家族に対して，患者をなるべく1人にせず，早急に決められた精神科を受診するように伝え，その旨をカルテに記載する。例えば退院直後に患者が自殺再企図した場合，再企図の可能性が予見されているにもかかわらず，患者の家族に療養上の注意をしなかった場合は，療養方法の指導を説明しなかったとして，患者の家族と問題となる可能性もあり注意する。

　退院時に患者の家族や保護者が不在の場合や，単身生活でキーパーソンが不在の場合は，管理職であるスタッフや病院幹部と相談し，組織的に対応する。場合によっては，所属する市町村長の同意により医療保護入院を検討する場合

があり，この場合には該当する市町村の担当課に相談する。ただし，意識が清明であり，完全に判断能力が欠如している状況ではない患者を，本人の意思に反して病院にとどめておくことは難しく，その際には，病院として単独退院を認め，かつ，単独退院とせざるを得なかった経過を診療録に詳細に記載しておくことが重要である。

また，精神科症例であっても自殺企図例でなく，かつ退院時に切迫した自殺念慮を有していない場合は，原則として単独帰宅でもかまわない。

支援のポイント

境界性パーソナリティ障害の患者は，自殺企図や自傷行為，暴力などの激しい行動化を伴うことがある。一見，操作的であり支援を行っている医療従事者は患者に対して陰性感情が生じることがあるが，これらはいわゆる見捨てられ不安から生じる無意識の行動であることを理解する。

精神科医不在の救急施設においても，自殺に関することを適切に評価することが重要である。入院後の対応が異なるため，最初に，当該搬送症例が，自殺企図症例かどうかをしっかりと確認する。そして，当該症例が自殺企図症例と判明した場合，次に，自殺再企図のリスクを評価し，さらに自殺の切迫度を評価する。なぜなら，当該評価が，退院後の受療機関に影響するからである。

以上の評価を踏まえて患者に対応する。患者への対応は，医療従事者が個人として行う対応と組織とし行う対応に分類して理解する。話を傾聴することは大切であるが，時間や場所を決めずに（構造化せずに）面接を行うと，互いに陰性感情が強くなることはわかっておく。また，精神科関連の法律的な知識や退院までに行う必要のある支援の内容に関しては，ソーシャルワーカーと相談して理解しておく必要がある。

Ⅳ章 ケースシナリオ

事例 2 過換気症候群・パニック発作による頻回受診の事例

沖縄県立南部医療センター・こども医療センター精神科　井上　幸代

【患　者】43歳，女性
【現病歴】独り暮らし，無職の女性。夕食後より母親と電話で話をしていたが，些細なきっかけからけんかになった。30分後に電話を切った後，しだいに呼吸苦が出現し，その後手足のしびれ感が出現し，満足に動くことができなくなったため，自ら救急車を呼んだ。10分後に救急隊が到着したときには意識清明，呼吸苦，手足のしびれ感，めまい，嘔気を訴え，血圧133/80 mmHg，脈拍83/min，呼吸数32/min，SpO$_2$ 99%であった。
【来院時所見】救急室搬入時には頻呼吸状態であった。呼吸苦，動悸，胸痛，嘔気，手足のしびれ感を訴える。体温36.5℃，血圧135/74 mmHg，脈拍90/min，呼吸数28/min，SpO$_2$ 99%，GCS合計点15，心雑音や肺野にラ音，喘鳴を聴取しなかった。
【既往歴】特記事項なし。1週間前にも同様の症状を訴えて救急受診をしていた。違法薬物やアルコールの摂取はしていないと話す。
【検査結果】血算所見は正常範囲，血液生化学検査所見は肝機能，腎機能，電解質，血糖ともに正常範囲，炎症反応も認められなかった。動脈血液ガス分析はPaO$_2$ 112.6 mmHg，PaCO$_2$ 32.2 mmHg，pH 7.612であった。胸部単純X線写真でも異常像は認められず，心電図でも不整脈などの異常所見は認められなかった。
【経過1】検査中に頻呼吸は徐々に軽快しつつあったが，「このまま死んでしまうのではないか」という不安を訴え，30分程度経過した時点でも手足の違和感が残存していた。

表Ⅳ-1　過換気症候群に関連した症状

呼吸器系	呼吸困難，呼吸筋疲労，空気飢餓感
神経系	めまい，頭痛，失神，異常感覚
循環器系	胸痛，動悸
消化器系	口腔乾燥感，悪心，鼓腸，腹痛
精神系	集中力の鈍化，幻覚，不安感，パニック
全身状態	易疲労感，全身倦怠感

〔文献1）より引用・一部改変〕

表Ⅳ-2　過換気症候群の診断基準（東海大学呼吸器内科）

1．過換気とこれに伴う呼吸困難，四肢のしびれ，動悸などの症状
2．自然に，または何らかの処置による症状の急速な改善
3．過換気を生じる器質的疾患の除外
4．動脈血液ガス分析で $PaCO_2$ の低下と pH の上昇

1～4をすべて満たす場合に確定診断としている
〔馬上喜裕：過換気症候群．medicina 35（11増）：298-299, 1998. より作成〕

Q1 この症例の診断として何が考えられるでしょうか？

> **A1への誘導**
> ▶些細なきっかけから，発作性の頻呼吸，呼吸苦，手足のしびれ感を発症。
> ▶バイタルサインや身体所見の把握。

A1　過換気症候群（hyperventilation syndrome；HVS）とは，発作性の頻呼吸に伴い，呼吸困難，手足のしびれ感，めまいなど，表Ⅳ-1[1]に例示したような種々の症状を呈する症候群である。過換気症候群には確立された診断基準はないが，概ね類似の内容となっていて，本項では東海大学呼吸器内科による診断基準を示す（表Ⅳ-2）[2]。ただし，動脈血 CO_2 分圧の低下や呼吸性アル

カローシスについては，過換気誘発試験で過換気症状を発症した85人に動脈血CO_2分圧の低下が起こらないようにしたプラセボテストを行ったところ，56人に症状の再現が起きたという報告があり[3]，過換気症候群の一連の症状との関連は懐疑的であると考えられるようになっている。

Q2 精神状態の評価とすぐに行う対応は何でしょうか？

> **A2への誘導**
> ▶ 現病歴などで得られる情報から，この症例はどのような精神状態に置かれているか？
> ▶ 患者が搬送されてきた際に医療従事者がすぐに行うべき対応は？

A2 この症例の精神状態の評価としては，過換気症状と「このまま死んでしまうのではないか」という発言があることから，強い不安を認めていることがわかる。

過換気症候群を呈する患者の背景には精神疾患あるいは器質的疾患が存在している可能性があるが，この症例のように，けんかなどのストレスをきっかけに発症，強い不安を呈している，過去に何度か救急搬送され検査上異常がなかったなどの状況がある場合，実際に器質的疾患が存在しているにもかかわらず精査をせずに「精神疾患」「ストレスによるもの」と誤認されることがある。救急外来で過換気症候群の患者を診る場合，すぐに行う対応として重要なのは，患者の精神状態や過去のエピソードからの先入観で判断せず，バイタルサイン・身体所見・各種検査により器質的疾患を除外することである。

Q3 どのような疾患を想定しますか？

> **A3への誘導**
> ▶ まずは過換気症候群を誘発する器質的疾患の有無を鑑別する。
> ▶ 器質的疾患が疑われる場合にはその検査，治療を優先させる。

事例 2

表Ⅳ-3 過換気症候群を呈する重篤な病態

呼吸数が増加するメカニズム	疾患名
1．疼痛，発熱や交感神経亢進による呼吸数増加	大動脈解離，急性心筋梗塞，急性腹症，感染症，骨折，甲状腺機能亢進症，薬物（カフェイン大量摂取，アンフェタミン中毒等），熱中症，セロトニン症候群など
2．呼吸中枢障害による呼吸数増加	脳血管障害（脳出血，脳梗塞，くも膜下出血）
3．低酸素に対する代償で呼吸数増加	急性呼吸不全（気管支喘息，肺炎など），急性心不全，肺血栓塞栓など
4．代謝性アシドーシスに対する代償性過換気	糖尿病ケトアシドーシス，敗血症など
5．呼吸筋麻痺による換気量低下に対する代償で呼吸数増加	ギランバレー症候群，筋委縮性側索硬化症，重症筋無力症など

〔文献 4）より引用・一部改変〕

A3 過換気症候群の背景として器質的疾患が原因となっている場合があるため，慎重な鑑別診断が必要となる。過換気症候群を呈する重篤な病態の例を表Ⅳ-3[4]に示す。

検査としては，まずバイタルサイン（意識レベル，血圧，脈拍，体温，SpO_2 など），心音，呼吸音などのチェックが必要である。その後必要に応じて動脈血液ガス分析，血算，血液生化学検査，尿検査，胸部 X 線写真，心電図，頭部 CT などを行う。

なお，専門的な鑑別診断，検査については専門書を参考にされたい。

Q4 過換気症候群の背景としてどのような精神疾患などが考えられるでしょうか？

> **A4 への誘導**
> ▶この症例では，器質的疾患は鑑別除外されており，背景に何らかの精神疾患が存在することが示唆される。
> ▶ただし，多忙な救急現場では専門的な鑑別は不要。

Ⅳ章　ケースシナリオ

A4　一般的に，過換気症候群＝パニック発作，パニック症（パニック障害）というイメージをもつ医療従事者は多いと思われる。パニック発作とは，突然，前ぶれもなく強い不安を感じ，それに伴う身体症状の変化がさらに不安を強め，パニックになることをいう。発作中に感じる身体症状では頻呼吸や呼吸困難などの過換気症候群の症状とともに，精神面では「死ぬのではないか」「気が狂うのではないか」「その場から逃げ出したい」などの恐怖感を伴っている。発作は10分ほどで急速に増悪し，20〜30分ほど続く。時間の経過とともに症状はゆっくりと消失し，1時間以上持続することはまれである。

ただし，過換気症候群の背景因子にはさまざまな精神疾患やストレスが多く存在し，パニック障害のみならず，不安症（不安障害），うつ病，統合失調症などあらゆる精神疾患で起こり得る。岩手県高度救命救急センターでの過換気症候群の報告によると，精神科医が診察した65件のうち82％が何らかの精神疾患を合併しており，気分障害（うつ病・躁うつ病など）が22％，パニック障害が8％，ストレス関連障害が42％であり，そのなかには精神症状の重篤な者も含まれていた[5]。

多忙な救急現場では，時間を要する詳細な精神医学的な鑑別を行う必要はないが，医療従事者は，器質的疾患を鑑別除外すると同時に，背景に何らかの精神疾患を合併する場合があることを念頭に診療にあたる必要がある。とくに何度も過換気症候群やパニック発作を繰り返す場合や，精神疾患が疑わしい場合には，精神科医療へのつなぎを考慮する（Q6参照）。

Q5 どのような対処法（治療）があるでしょうか？

> **A5への誘導**
> ▶発作は20〜30分で軽快することが多い。
> ▶呼気を意識した呼吸を促す。
> ▶重篤な低酸素を引き起こす危険性があるため，紙袋再呼吸法（ペーパーバッグ法）は使わない。

A5　過換気発作の持続は長くても60分程度，多くは30分以内に軽快し，その予後は一般に良好であるため，緊急を要する器質的疾患の合併がない過換気症候群の場合，推奨される治療としては，「経過観察」でよい。呼気を意識した「呼吸法」を促すのもよい。吸気より呼気を長くすること，腹式呼吸を意識することがポイントである。

いわゆる「ペーパーバッグ法」は過換気発作の鎮静法として有名であるが，過換気症候群の一連の症状と，動脈血 CO_2 分圧の低下や呼吸性アルカローシスとの関連は懐疑的であること，治療効果が得られないことが多いこと，また重篤な低酸素血症を発症する危険や死亡例の報告があることから[6]，現在では推奨されていない。

患者の苦痛や不安が強く，経過観察や呼吸法が無効な場合は，抗不安薬（ベンゾジアゼピン系）による薬物療法を考慮する。救急現場では，ジアゼパム（セルシン®，ホリゾン®）5〜10 mg の筋肉内注射あるいは緩徐静脈内注射，経口可能であればロラゼパム（ワイパックス®，サワイ®）0.5〜1 mg などの内服が選択される。抗不安薬投与による低換気を生じることがあるので，パルスオキシメータなどを装着して低換気に注意する。なお，ベンゾジアゼピン系は常用量でも依存を形成しやすいこと，あくまで「対症療法」であることを認識して使用することが肝要である。

【経過2】本症例に対して検査結果などについて不安を和らげるように説明した。呼気を長くするよう意識したゆっくりとした呼吸を促し，モニタリングしながら経過観察したところ，20分程度で症状は軽快した。

Q6 頻回受診を防ぐために，帰宅までにしておくべきことは何でしょうか？

A6への誘導
▶この症例の一番の問題点は，救急搬送を何度も繰り返していること。
▶セルフコントロールを高めるにはどうすればよいか？
▶精神科医療へのつなぎは？

A6
救急頻回受診を防ぐための疾病教育と精神科医療へのつなぎのポイントを表Ⅳ-4 に示す。

精神疾患の発症または悪化の要因になり得る心理社会的問題（例えば，失業，パワーハラスメント，離婚問題など）がある場合，ソーシャルワーカーと連携し，社会的援助や人的資源を提供することが望ましい。しかし，夜間・休日の場合は，ソーシャルワーカーが不在で対応困難なことが多い。その際は，患者

表Ⅳ-4　疾病教育と精神科医療へのつなぎ

1．患者本人に，検査上身体的な問題はないこと，過換気症候群について説明し，精神科を受診するように勧める
2．患者家族またはキーパーソンの理解を得て，過換気発作時の対処法や精神科的治療への協力を求める
3．ソーシャルワーカーの介入の必要性について検討する
4．精神科宛に診療情報提供書を作成し，かかりつけ医をつくる

が抱える心理社会的問題に応じた各種相談窓口の連絡先などの情報をパンフレットで提供するとよい。都道府県の精神保健センターや保健センターなどで作成しているパンフレットもあるので，取り寄せておくことを勧める。

また，精神科医療につなぐ際には（面倒でも）診療情報提供書を記載することが望ましい。精神科宛の診療情報提供書の内容としては，以下の事項をわかる範囲で記載する。紹介先の選択は，患者本人と相談し，通いやすい精神科病院またはクリニックにする。

・簡単な精神状態の評価
・器質的疾患が鑑別除外されていること（どんな検査を実施したか）
・（もしあれば）精神状態を増悪させる誘因となる心理社会的問題
・精神科既往歴など

精神科への受診，精神科的治療の必要性を理解せず疾病教育に乗らないケースに関しては，患者本人やその家族（キーパーソン）に精神科医療の必要性についてよく説明し，診療情報提供書と近隣の精神科病院・クリニックのリストを渡し，いつでも受診できるようにしておくのもよい。

> 【経過3】過換気発作が改善した後に本人から聴取したところによると，これまで精神科，心療内科受診歴はなく，生活上での不安や気分の落ち込みがあることがわかった。死にたい気持ちはなかった。過換気症状を繰り返していることや，精神疾患が疑われることから，さらなる精査加療のために精神科・心療内科への診療情報提供書を記載し，帰宅とした。

看護のポイント

この症例では患者の「不安」への対処が看護のポイントであり，患者が不安を表出しやすいように，受容的・共感的態度で接することが重要である。具体的な対処法としては，以下を試みる。

- 呼気を意識した呼吸を促す
- ゆっくり，簡単な言葉で話しかける
- 静かな環境にする
- 開眼を促し，視野狭窄を解除する
- 安心できるようにタッチングを行う（女性患者の場合は女性看護師が対応する）

症状が落ち着いたところで，不安や困っていることについて聴取する。一刻一秒を争う救急現場だからこそ，看護師は意識的にゆったりと落ち着いた態度で患者の話に耳を傾け，患者に話しやすい雰囲気を作ることを心がける。

◆ 文　献

1) 富永隆子，瀧健治：過換気症候群．救急医学 27：1437-1439，2003．
2) 馬上喜裕：過換気症候群．medicina 35（11 増）：298-299，1998．
3) Hornsveld HK, Garssen B, Dop MJ, et al：Double-blind placebo-controlled study of the hyperventilation provocation test and the validity of the hyperventilation syndrome. Lancet 348：154-158, 1996.
4) 齋藤兄治：過換気症候群．救急医学 37：689-693，2013．
5) 中山秀紀，大塚耕太郎，岡山明，他：救急医療における過換気症候群の特性と精神症状評価．日救急医会誌 15：250-258，2004．
6) Callaham M：Hypoxic hazards of traditional paper bag rebreathing in hyperventilating patients. Ann Emerg Med 18：622-628, 1989.

Ⅳ章　ケースシナリオ

事例 3　合併する統合失調症により不穏・興奮を示す事例，ICUにおいて鎮静抵抗が強く，追加の抗精神病薬投与など対策を行う必要がある事例

医療法人日隈会日隈病院　徳山　祥音

【患　者】20歳，男性
【現病歴】中学までは友人も多く，活発な少年であったという。高校も進学校に入学したが，2年生に進級したころから口数も少なくなり，家に閉じこもるようになった。学校にも不登校となり，昼夜逆転の生活となった。結局，高校を2年で中退し，引きこもりの状態が続いた。壁に向かってぶつぶつとしゃべったり，急に泣き出したり，笑い出したりするようになったため，心配した両親と共に精神科を受診し，統合失調症の診断の下，入院治療となった。治療により日常生活が可能となり，退院した。以後，精神科外来通院を行っていたが，「もう治った」と語り，半年前から通院・服薬を中断してしまっていた。
【現病歴】「うるさい」「馬鹿にするな」と大声で叫びながら，自宅から飛び出し，走行している車と接触した。
【来院後経過】救急搬送され，多発骨折，肺挫傷が判明した。搬送時より「お前は自分を馬鹿にしている」「うるさい」「行かなくてはいけない」「殺される」などと語り，安静を保てない状態であった。そうこうしているうちに，近くで看護していた女性看護師が殴られ，蹴りを入れられた。

Q1 まず行うべき対応は何ですか？

> ### A1 への誘導
> ▶暴力行為（事件）が起きた際の行動は？
> ▶まず何をするか？
> ▶その後の対応は？

A1 まず行うべき対応を以下に示す。
・院内での暴力行為に対しては,被害者はまず逃げる(退避する)ことが初期対応の第一である。
・そのためには助けを呼ぶ(個人名で呼ぶのが大切である)。
・できるだけ大勢が集まる。
・助けに来た人たちは被害者と加害者の間に入り,まず加害者に声をかける。
・暴力を受けたスタッフはその場を去る。逃げる。
・被害者を速やかにその場から連れ去る。
その後は,以下を行う。
・患者は精神運動興奮状態のため,正確な情報処理能力が低下している。そのため患者と話すのは基本的に1人で,平易な言葉でゆっくりと話し,余計な刺激を与えないようにする。適宜,患者の理解や要求を要約し「〜ということでしょうか」と聞き返すなど混乱が治まるように配慮する。
・統合失調症,躁病,せん妄など精神症状による不穏・興奮であれば急速鎮静法(薬剤による拘束:後述)により今後改善する可能性が高いため,まずそれを試みる。パーソナリティ障害,行為障害など急速鎮静法が妥当でないときには,原則として当該職場から警察に保護を依頼する。

Q2 どのような精神状態と判断されますか?

A2への誘導
▶他の精神疾患の鑑別は?

A2 統合失調症の診断がついており,通院・薬剤自己中断により精神症状が再燃(relapse)した状態がもっとも考慮される。ちなみに,初発の統合失調症症例において,精神症状回復後の5年以内の精神症状再燃率は82%といわれている[1]。薬剤中断により,危険性が5倍高くなるとされている。

ここで注意しなくてはならないこととして,救急搬送後の精神症状が統合失調症によるものだけなのかを評価する必要がある。会話をしていて,些細な単語の間違いや,話のつじつまが合わない(統合失調症の場合では判別が困難な場合も多いが)など,意識障害を疑わせる症状がある場合には「せん妄」の合併を考慮する。日常臨床では,幻視や体感幻覚など幻聴以外の幻覚がある場合には,せん妄をはじめとした「器質性」をまず疑ってみる必要がある。身体症状が一段落し,転科・転院などの際,「medically clear(全身状態に問題なし)」

Ⅳ章　ケースシナリオ

とする前に，器質因を考慮する必要がある。精神疾患の既往がある場合には，必要な身体検索が行われにくいことが知られている[2)3)]。

Q3 このような精神運動興奮状態患者への接近・接触はどうすべきですか？

> **A3 への誘導**
> ▶他害のおそれの高い患者との接触の方法は？
> ▶幻覚・妄想についての対応は？

A3　Q1 とも関連するが，相手に接する場合にまず，医療従事者側の安全を図ることが必要になる。首を絞められる，凶器となる可能性があるためネクタイ，(安全ピンやひものついている) 名札，聴診器，ペン，はさみなどは身につけず，できるかぎり複数人で対応する。

患者との距離としては腕2本分離れることで，殴打だけでなく蹴りも届きにくくなる。

タッチングは本来患者を安心させるために行われるが，幻覚妄想などで興奮している場合においてはかえって刺激となり攻撃されていると誤解する可能性があるため，医療従事者の安全の面からも避けたほうがよい。

医療従事者は，興奮している患者を目の前にしても，落ち着いて対応するように心がけることも重要で，不安が伝わると，さらに興奮がエスカレートすることが多い。したがって，話し方は穏やかで，はっきりとした口調で話す必要がある (こちらが不安になると，声のトーンは高くなり，ピッチが早くなるので注意する)。このとき，緊張を緩和しようと笑顔をみせるのもよくない。あざけっているように感じさせたり，こちらの不安を伝えてしまうことになる。また患者とは物理的に同じ視線で話すことが重要であるものの，アイコンタクトを保ち過ぎないようにすることも大切である。相手の目は凝視せず，相手の口元くらいに視線を置き，大事なときだけ相手の目をみる程度でよい。

幻覚・妄想に対しては，救急の現場では事実関係について論じるのは避け，幻覚・妄想でつらい状況にあるということを理解するといった態度で接するのがよい。

事例 3

Q4 精神疾患患者が身体疾患治療を拒否した場合はどうなりますか？

A4 への誘導
▶判断能力はどのように考える？
▶現実検討能力のない疾患は？

患者が生命の危機に瀕している場合など時間的に余裕がない場合は、事前の説明を省略し、一般的な治療を優先させてから事後の説明を行うことはやむを得ないと考えられているが、問題は患者が意思表示できる場合である。

精神疾患患者の精神症状に対して強制的な入院を行って治療をすることが可能であるが、「精神疾患により病識がない」というのは、あくまで精神疾患についてであり、身体疾患に対する判断能力はあるというのが原則となっている。したがって、幻覚・妄想状態の患者が身体疾患治療を拒否した場合には、その治療は行うことができない。これらの判断能力（コンピテンシー：competency）に関して、欧米ではルールが決められている。判断に迷う場合（例：統合失調症で思路の乱れが著明であり、結果について理解が不能な事例など）は司法が迅速に対応するため、それに委ねることが可能である。しかし、わが国ではコンピテンシーに関しての基準があいまいであり、現場では困惑することが少なくない。アドホックで倫理委員会に委ねる程度しか方策はない。

問題となるのが「せん妄」の場合である。意識障害の場合には通常コンピテンシーはないと判断され、代理人に判断を委ねることが多い。ICU といった環境では、主にせん妄により、抜管後であっても 3/4 の事例ではインフォームドコンセントがとれないとも報告されている[4]。したがって精神疾患症例であっても、Q2 で述べたとおり、せん妄の評価が大切である。

Q5 拘束についてはどうですか？

A5への誘導
- 拘束の種類は？
- 拘束の法的根拠は？
- 拘束の際の評価・記載は？

A5 精神疾患により，自身ならびに他者に対しての安全が保てない場合には，拘束が必要となることが多い。しかし，身体拘束に関する法律（精神保健福祉法）は，精神科病床においてのみに規定されているため，一般病床ではこの法律を適用できない。薬剤による拘束（鎮静）に関する法律もない。したがって「患者にとって最良となる臨床判断」により，拘束を行う必要がある。拘束に対する決定に至った理由については，法律もないこともあり，後々のトラブルを避けるためにも診療録に明記しておく必要がある。また，それらについて家族にもわかりやすく説明する必要もある。当然，拘束の必要性を時間とともに頻繁に再評価していく必要がある。看護スタッフにも，より慎重な評価・記載が必要なことを徹底しておくことが好ましい。

身体拘束を実施する場合には，事故防止のため5人（頭部，四肢に1人ずつ）で行う必要がある。身体拘束は精神疾患や行動障害の治療にはならないため，行動障害・症状の治療効果も期待される薬剤による拘束（鎮静）を併用する。

Q6 薬剤による拘束（鎮静）には何がありますか？

A6への誘導
- 精神運動興奮状態にある患者への鎮静の方法は？

A6 鎮静を行う際には抗精神病薬（ハロペリドールなど），ベンゾジアゼピン系薬剤（ミダゾラム，フルニトラゼパム，ジアゼパム）などが使用されることが多い。主に催眠作用を狙ったベンゾジアゼピン系薬剤は抗幻覚妄想作用がなく，かえってせん妄などを増悪する可能性があり単剤の使用は推奨されないため，抗精神病薬単剤あるいは両者の併用が望ましい。

事例3

Q7 鎮静で使用する向精神薬の副作用は何ですか？

A7 への誘導
▶知っておくべき向精神薬の副作用は？

A7 抗精神病薬は薬剤によってその頻度は異なるが、いずれも**表Ⅳ-5**のような副作用をきたし得る。またオランザピン、クエチアピンに関しては重篤な耐糖能異常をきたし得るために糖尿病には使用禁忌となっていることに注意が必要である（ただし、オランザピン筋肉内注射用製剤に関しては単回使用を前提としているため、警告にとどめられており、使用は可能）。ベンゾジアゼピン系薬剤ではせん妄惹起リスクのほか、**表Ⅳ-6**のような副作用にも気をつけなければならない。

Q8 不穏が強く、自傷他害のおそれがある場合には、措置入院になるのではないですか？

A8 への誘導
▶精神疾患で他害のおそれがある患者への法的な対応は？

A8 原則的にはそのとおりである。精神疾患により自傷他害の危険性が高い場合、法的には通報による「措置入院」の対象となる。しかし、現実には病院に搬送された事例で、自傷他害の危険性が高い事例が円滑に精神科救急医療システムにのっとり、措置入院のための診察に進むことはまれである。自傷他害の危険性が高い事例は、本来であれば警察に連絡し、精神保健福祉法第23条に基づく警察官の通報、あるいは第22条による一般人（病院長や担当医）による通報により措置診察が行われることになっている。しかし身体疾患が合併していると、身体的に退院可能とならないかぎり、警察での保護は不能である。精神科救急医療を行っている施設も、精神科単科病院のことが多く、身体疾患が合併していると受け入れが不能であることが多い。したがって本例では、すぐに措置入院（あるいは医療保護入院といった精神科への強制入院）ということは困難であり、前述した身体拘束・薬剤による拘束で対応していくしかないのが現実といえる。

表IV-5 抗精神病薬（ハロペリドールなど）の副作用

急性ジストニア	投与初期に発症することが多い。主に首，舌，顔面，背中の筋組織に急性の筋痙直が生じる。頭部後屈や眼球上転がみられることも多い。喉頭ジストニアは気道閉塞がみられ，危険な状態である。治療はビペリデン（アキネトン®）5 mgの投与で改善する
アカシジア	静座不能症とも呼ばれ，症状としてはむずむずしてじっとしていられない，落ち着かない，部屋を歩き回るなどがある。精神症状による焦燥感との鑑別が難しい場合があるが，前者は抗精神病薬の減量（あるいは治療薬の追加），後者は増量と治療方針が正反対になるためその鑑別は非常に重要となる。治療薬としてはβ遮断薬，ビペリデン，ベンゾジアゼピン系などを使用する
パーキンソン症状	筋固縮，振戦，仮面様顔貌，流涎などの症状を呈する。治療は抗パーキンソン病治療薬の投与あるいは抗精神病薬の減量である
心循環系への影響	ハロペリドール投与の際にQT延長ならびにトルサード・ポアンツ（torsades de pointes）型心室頻拍が報告されているので[5]，心電図ならびに血中カリウム・マグネシウム値にも注意が必要である
抗コリン作用	抗精神病薬は抗コリン作用（薬剤により強弱はあるが）をもっている。したがって狭隅角緑内障の発作を誘発する可能性がある。その他，尿閉，便秘，イレウスなどに注意する必要がある。便秘による排便時のいきみは循環器系負荷をかけるため，予防的な下剤投与は重要である
悪性症候群	発熱，筋硬直，発汗，クレアチンフォスフォキナーゼ（CPK）の上昇，血漿ミオグロビンの増加，ミオグロビン尿症などが認められる。抗精神病薬を中止し，全身管理のほかにダントロレン（ダントリウム®），ブロモクリプチン（パーロデル®）の投与などを行う
遅発性ジスキネジア	通常は長期的な抗精神病薬の投与により出現するが，短期の場合でも生じる可能性がある。口唇の不随意運動が典型的である。治療抵抗性であり，非可逆性のことが多い

表Ⅳ-6 ベンゾジアゼピン系薬剤の副作用

呼吸抑制

もっとも注意しなくてはならない副作用が呼吸抑制である。ベンゾジアゼピン系薬剤の拮抗薬としてフルマゼニル（アネキセート®）が使用されるが，呼吸抑制作用の改善に関しては確立されていない[6]。また，ベンゾジアゼピン系薬剤と抗うつ薬あるいは抗精神病薬が併用されていたところにフルマゼニルを使用すると，ベンゾジアゼピン系薬剤の影響のみがなくなり（つまりベンゾジアゼピン系薬剤のもつ痙攣抑制作用のみが除かれ，抗うつ薬や抗精神病薬の催痙攣作用が相対的に急激に高まる），痙攣発作が生じることがあるため注意が必要である[7]

筋弛緩作用

筋弛緩作用も併せもつため，転倒に注意が必要である

逆説反応

鎮静の際にもっとも気にかけなくてはならない作用である。ベンゾジアゼピン系薬剤の投与により「脱抑制」となり不安・焦燥が増強することがある

Q9 身体症状が落ち着いた後はどうなりますか？

> **A9への誘導**
> ▶退院後の精神科的治療は？

A9 幻覚妄想に左右されて自殺企図に至った事例は，精神科病棟・病院での入院治療が必要となることがほとんどである。精神疾患による自殺企図の場合，精神科病棟での評価・治療を行ったほうがよい。整形外科的なリハビリテーションが必要な場合，精神科でリハビリテーションを併設している病院は少ないため，身体症状が落ち着く以前から転院について医療相談室ならびに家族と相談しておいたほうがよい（もっとも在院日数が長期化する疾病の組み合わせの一つである）。

Q10 暴力を受けた場合の対応はどうあるべきですか？

A10への誘導
▶ 医療スタッフへの対応は？
▶ 何をすべきで，何をしてはいけないか？

A10 本例では看護師が殴られているが，この看護師へのケアも大切である。通常，暴力被害者の心理として，衝撃・恐怖・怒りなどが出現する。加害者への怒り，理不尽さへの怒り，助けてくれなかった同僚・職場・管理者・組織への怒り，ふがいない自分への怒りなどが生じることが多い。表IV-7のような対応が推奨される[8)9)]。

◆文 献

1) Robinson D, Woerner MG, Alvir JM, et al：Predictors of relapse following response from a first episode of schizophrenia or schizoaffective disorder. Arch Gen Psychiatry 56：241-247, 1999.
2) Druss BG, Bradford DW, Rosenheck RA, et al：Mental disorders and use of cardiovascular procedures after myocardial infarction. JAMA 283：506-511, 2000.
3) Graber MA, Bergus G, Dawson JD, et al：Effect of a patient's psychiatric history on physicians' estimation of probability of disease. J Gen Intern Med 15：204-206, 2000.
4) Fan E, Shahid S, Kondreddi VP, et al：Informed consent in the critically ill：A two-step approach incorporating delirium screening. Crit Care Med 36：94-99, 2008.
5) Tisdale JE, Rasty S, Padhi ID, et al：The effect of intravenous haloperidol on QT interval dispersion in critically ill patients：Comparison with QT interval prolongation for assessment of risk of Torsades de Pointes. J Clin Pharmacol 41：1310-1318, 2001.
6) Mora CT, Torjman M, White PF, et al：Effects of diazepam and flumazenil on sedation and hypoxic ventilatory response. Anesth Analg 68：473-478, 1989.
7) Spivey WH：Flumazenil and seizures：Analysis of 43 cases. Clin Ther 14：292-305, 1992.
8) 堀川直史：院内暴力対応の重要な構成要因としてのメンタルヘルスケア．看護 59：194-201, 2007.
9) 堀川直史：職場における暴力およびハラスメント被害者への対応；職場との連携の重要性．精神科治療学 22：21-28, 2007.

表IV-7 暴力を受けたスタッフへの（主に上司としての）対応

事件直後

- 1人にしない
- 現場から離れたところで話を聞く
- 怖い思いをさせたこと，すぐに助けられなかったことを詫びる
- 心配しており，役に立ちたいと思っていることを伝える
- 事情と気持ちを聞き，その理解に基づいて共感的に接する
- 被害を受けたときの心理（恐怖，怒り，無力感など）は，誰もが感じることであると保証する
- 数日休ませる（休めることを伝える）

その後のケア

- 警察に被害届を出すことができることを伝える
- 被害者の家族に連絡し，事情を説明し，すぐに助けられなかったことを詫びる（これは非常に大切である）
- 何事もなかったかのようにみえても，数日後，1週間後，1カ月後に，プライバシーが保護された場所で話し合う
- 1週間後を目安に，症状や苦痛が改善していなければ，精神科受診を勧める
- 1～2週間後にカンファレンスを開く

ありがちな誤った対応

- 事態を正確に把握することを優先してしまい，被害者の心理に対する配慮が不足する
- 被害者に，自分の非を指摘されていると誤解させるような会話
- 被害者と家族に詫びることを忘れる
- そっとしておく。何事もなかったかのように対応する
- 「大丈夫？」「精神科・心療内科に行かなくて平気？」などといえば，心理に配慮したと思う
- 友達になぐさめ役を頼む

など

Ⅳ章 ケースシナリオ

看護のポイント

　本例での看護のポイントとして，暴力を取り上げる。看護師が受けるショックは相当なものであろう。暴力を受けたスタッフへのケアはQ10を参照してもらうこととして，ここでは暴力を受けないためにどうしたらよいかを述べる。

　そもそも患者が暴力を振るうのは恐怖や不安を抱えていることが原因であることが多く，とくに統合失調症の場合，その幻覚妄想状態に対して防衛のための暴力と考えてよいであろう。そう考えると，非日常的な救急の場面で，マスクをして白衣を羽織ったスタッフが正面から近づくことは，威圧的な印象を与えてしまうのは理解できる。不用意に接近することは，追いつめられて捕らわれた猛獣の檻の中に無防備で飛び込むようなことで，もっとも避けなければならない。

　看護をする際には，実施する看護行為を患者のわかりやすい言葉にして声をかけて，斜めから接近することや，すっと横に並ぶという方法が賢明である。精神看護の領域では「距離」という2つの意味を含んだ表現がよく使われる。それは患者と看護師との間の空間（物理）的な距離と，関係性の濃淡度を示す心理的な距離を意味する。看護を実践する際には，その距離を意識してみてほしい。そして，危ないと思ったら決して無理をする必要はない。一度その場を離れて複数のスタッフでかかわることを勧める。

IV章　ケースシナリオ

事例 4　睡眠薬の過量服薬によって搬送され，尿検査でアンフェタミンが検出された30代女性の事例

医療法人明和会くまもと悠心病院　　宮内　大介

【患　者】32歳，女性
【現病歴】元来気分の浮き沈みがあり，気性が激しいといわれていた。高校生のころより頻回の家出やシンナー乱用歴があった。また，同時期より過呼吸やリストカットなどがあり，気分障害（うつ病）の診断にて精神科に通院していた。高校卒業後は職を転々としていた。20代中ごろからはアルコール依存も加わり，それに伴う問題行動（対人関係や感情の不安定さ）にて向精神薬の過量服薬による搬送歴や覚醒剤の使用歴もあり，入退院を繰り返していた。現在は無職で，夫と小学生の娘の3人暮らしである。家事や育児は近くに住む母親がほとんど代行している状態であった。日ごろのこのような状況を夫から批判されたことをきっかけに，処方されていた睡眠薬を過量服薬した。翌朝，意識状態が悪いことに気がついた夫が救急車を要請し搬送された。
【来院後経過】搬送時，患者の意識状態はJCSでⅢ-200，左前腕部に注射痕があった。服薬内容の同定のために行ったトライエージDOA®による簡易尿検査でベンゾジアゼピン，バルビタール，アンフェタミンの項目が陽性であった。入院翌日には患者の意識レベルは回復した。発語不明瞭で歩行も不安定ではあるが，「夫と仲直りして家に帰ります」と述べる。両親，夫には疲弊した様子がみられ，「精神科に強制入院させてほしい」と述べる。

Ⅳ章 ケースシナリオ

Q1 どのような精神医学的診断が予想されますか？

A1 への誘導
- 生活史からどのようなことが考えられるか？
- 気分障害（うつ病）と診断されていたことをどのように考えるか？
- アルコールや覚醒剤などへの依存についてどのように考えるか？

A1 トライエージ DOA® の結果が陽性であり，覚醒剤乱用が強く疑われるが，他の精神疾患を合併している可能性についても考えておく必要がある。家出やシンナー乱用といった社会的逸脱行動がある。また，元来の性格傾向として気分の浮き沈み，気性の激しさを認める。これらについて，われわれが日常生活で経験する正常範囲のものか，病的なものかを考慮する必要がある。逸脱行動や不適応行動が多い場合，何らかの発達障害（注意欠如多動性障害や軽度の知的障害）をベースにもっている可能性もある。軽い躁状態でも，こうした行動を起こす場合がある。物質乱用歴について患者が自ら語ることは少なく，抑うつ状態を訴えうつ病と診断された可能性がある。アルコールや覚醒剤といった物質への依存のほかに，過食・拒食や自傷行為など行動への依存，対人関係への依存など，依存の対象はさまざまである。依存症の患者は，1つのものだけでなく，さまざまな物へ依存していく傾向がある（クロスアディクション）。本患者は元来の未成熟なパーソナリティと慢性的な気分の変調があり，心的負担が重なると依存傾向が強まり，ますます不適応に陥るという悪循環を繰り返している。

Q2 覚醒剤使用をみつけた医療スタッフの対応としてどのようなことに注意すべきですか？

A2 への誘導
- 個人の判断で対応することで起こり得るリスクは？
- もしも違法薬物が医療現場に持ち込まれていたらどうするか？

A2 本例のように違法行為が関係している場合には、慎重に対応を行わなければならない。個人の判断で通報すれば、その個人が違法行為をした患者から恨まれてしまうおそれもある。そのため、組織の取り決めに従って対応していく必要があり、それには対応マニュアルを作成しておくことが望ましい。具体的にはまず、覚醒剤反応が陽性であったことをスタッフ間で情報共有し、関係機関・部門との連絡係、家族対応係などを決め、協力体制を構築する。患者本人、患者の家族へ覚醒剤反応が陽性であることを説明し、初使用年齢、習慣性などの病歴を確認する。必要に応じてソーシャルワーカーや精神科医（本例であればうつ病、アルコール乱用の治療を担当している医療機関へ問い合わせるとよい）にコンサルテーションを求める。医療的対応と刑法に基づく対応のどちらを優先すべきか検討する。トライエージ DOA® が陽性であっても、実際の薬物が現場に持ち込まれてはいない場合が多い。しかし、患者の所持品から、違法薬物らしきものが出てくる場合がある。この場合は、その薬物に安易に触れないよう注意を要する。薬物所持についての捜査の際に、事情聴取の対象となることも考えられる。もし、触れてしまった場合には、そのことを記録に残しておく。

Q3 患者の情報を集めるうえでどのようなことに注意しますか？

A3 への誘導
▶患者の意識がない場合、どのように情報を聴取するか？
▶患者の意識が戻った場合、どのように情報を聴取するか？

A3 違法薬物乱用者の場合、通報されるのではないかとのおそれや後ろめたさから、自分に都合のよいことしか話さないことが多い。連絡のつく親族を探しつつ、同伴者からもできるだけ正確な情報を聞き出す必要がある。

過量服薬の転帰は通常 1 日～数日間であり、迅速に必要な情報を収集する。しかし、違法薬物乱用者においては、パートナーも乱用者である場合も多い。近い親族も本人をかばおうとすることも予想される。まずは、道義的、法律的なことを強調せず、「治療上、正確な情報が必要であること」をはっきり伝える。トライエージ DOA® は偽陽性の可能性もあるため現在使用中の薬剤について確認する（ジヒドロコデインおよびリン酸コデインを含む医薬品を服用した患者尿はモルヒネ系麻薬検出ゾーンで、マオウを含む感冒薬などの医薬品また

はマオウあるいはマオウメタボライト成分を含有するナチュラルハーブや自然食品を摂取した患者尿は覚醒剤検出ゾーンで偽陽性となることがある）。

患者に対しても，医療上必要であったため尿検査をしたところ，覚醒剤の反応が出たこと，治療上必要であるため病歴を聞きたいことをはっきり伝える。ただし，向精神薬の過量服薬後にしばしば，飲酒による酩酊状態のような抑制のきかない行動（脱抑制）や，前向性健忘を生じ，その間の行動を覚えていないことがある。このためこれらをきちんと記録に残しておく。

Q4 関係諸機関と連携するうえでどのようなことに注意しますか？

A4 への誘導
▶関係機関にはどのようなものがあるか？
▶違法薬物についての情報提供はどこまで許されるのか？

A4 このような患者は社会的背景にいろいろと問題があり処遇困難な例であることが多い。そのため，関係諸機関と速やかに連絡をとり，連携することが望ましい。精神科のかかりつけ医に入院したことを伝えて情報提供を依頼する。本例では小学生の子どもがおり，虐待，ネグレクトの可能性もあるため，児童相談所への連絡も考慮する。なお，違法薬物が麻薬の場合，保健所への届け出義務がある（覚醒剤の場合はない）。本書第Ⅱ章14（p.139）参照。

個人情報の保護に関する法律（個人情報保護法）によると，「人の生命，身体又は財産の保護のために必要がある場合であって，本人の同意を得ることが困難であるとき」および「公衆衛生の向上又は児童の健全な育成の推進のために特に必要がある場合であって，本人の同意を得ることが困難であるとき」については，本人の同意なしに個人情報を提供できるとされている。したがって，本例のような場合の情報提供は許されている。

Q5 警察への通報についてどのように考えますか？

A5への誘導
- 守秘義務と警察への通報はどちらを優先するのか？
- 搬送先の施設による対応の違いはあるか？
- 通報した場合，検体の扱いはどうすればよいか？
- 通報する場合，どのような点に気をつけるか？

A5 違法薬物使用者を発見しているので，警察へ通報するべきか否かが本例でもっとも重要な点である。医療従事者としては守秘義務について配慮する必要がある。国公立の医療機関の職員であれば，公務員の犯罪告発義務が課されている。実際には，告発はしてもしなくても違法ではなく，医師の裁量に委ねられている。薬物依存症治療のエビデンスでは，司法的対応よりも，地域における継続的な治療的対応のほうが，再犯防止や依存症からの回復に資することを示している。病院に行くと警察に通報されるのではないかという危惧が，患者本人やその家族の受療行動を抑制しているという事実もある。こうしたことから，本人，家族の回復のためには通報よりも治療を優先すべきである。しかし，現場に違法薬物らしき物が持ち込まれていた場合には，その処理を医療機関で行うことが困難であるため，警察へ通報せざるを得ない。本例とは異なり，不穏興奮などをきっかけに搬送となった場合には，搬送時から警察がかかわっている場合が多い。検査結果などを尋ねられることもあり得るが，警察への情報提供は口頭や電話で安易に行うのではなく，文書での手続きをしてもらい，文書で返答することに留意されたい。検体については，検体は患者のものであり，医師が治療，検査の目的以外に使用することはできない。したがって，通報に際して，捜査機関へ試料提出を行うことはできない。医療機関が保管している尿は証拠としては採用されず，捜査機関の法的な手続き（捜索差押の令状）を経る必要がある。

前述のように，違法薬物使用がわかっても，通報優先ではなく，治療や支援につなげることが望ましいのであるが，薬物が持ち込まれていたり，不穏興奮が強く自傷他害のおそれがある場合には通報せざるを得ない。その際には，可能であれば患者本人，あるいは患者の家族から承諾を得て，医師または患者の家族から通報する。その経過は診療録に詳細に記載しておく。患者およびその家族から同意が得られない場合に通報しても法律上の問題はない。通報することでトラブルに発展する可能性もあるので，「病院としてこのように対応して

いる」といった枠組みを患者にはっきりと示すことが必要である。また，官公署の正式な命令指示ないしは本人の同意なしで情報を開示すれば，漏洩にあたる可能性は排除できない。このため警察に対しては「捜査関係事項照会書」の提出を求めるべきで，そこに含まれない内容の開示は守秘義務違反に該当するため注意する。

Q6 患者の退院要求にどのように対応しますか？

A6への誘導
▶退院要求が出ているのはなぜか？
▶今後どのような行動が予測されるか？
▶どのように対処していけばよいか？

A6 意識回復後すぐに退院を要求する背景には，否認という防衛機制が働いている。否認は依存症を説明するうえで重要なキーワードの一つである。依存症者が自らの問題を過小評価，歪曲して反省を拒み，依存物質の乱用を続けようとすることがこれにあたる。反省するということは自らを真摯に振り返ることで，その力に乏しい者であるともいえる。これは「たいしたことではなかったのに，知らないうちに入院させられた」「治してくれなどと頼んでいない」といった言葉で表現される。また，逮捕を恐れており，早急にこの場から逃れたいとの心理も影響していると考えられる。前述の脱抑制により，理性的な行動が妨げられている可能性がある，元来の性格に加え，長期の覚醒剤使用の場合，易怒（怒りっぽい），情動不安定，衝動性の亢進といった人格変化が認められ，その影響も考えられる。意識障害から回復してくると，退院要求のほかに，電話の要求や持ち物にこだわるなどという行動が始まる。自身の要求が受け入れられない場合，違う医療従事者を片っ端から呼んで執拗に頼み込むため，業務に支障が生じる。現時点での退院が難しいと伝えた場合，大声，暴言，暴力に発展することも珍しくない。本例では患者の家族は「精神科への強制入院」と入院継続を希望しているが，逮捕を恐れて家族ともども無断離院する場合もある。

警察に通報した場合は，警察官立ち合いのもとに証拠採取がなされる。以後は警察官が病院に常駐する，あるいは退院とともに即刻逮捕となる。通報しなかった場合は，福祉関係者や患者の家族と協力しながら治療継続を説得する。その場合，「身体的な問題がなくなり次第，退院できること」を保証する。その

うえで，過量服薬をしたことや，薬物使用などに対する治療を受けるためにかかりつけの精神科へ必ず行くように勧める。

しかし，いったん納得してもすぐに退院要求を繰り返す場合もある。器物破壊や医療従事者に危害を与えるような場合は，そのことで警察に通報しても差し支えない。自己退院，無断離院に至った場合は，その経緯を詳細に診療録に残す。

Q7 精神科医とどのように連携しますか？

> A7への誘導
> ▶精神科医にどのように情報提供するか？
> ▶家族が精神科への強制入院を希望しているがどうすべきか？

依存症患者は薬物のために巧妙な嘘をつき，周囲に迷惑をかけて信用を失う。その孤独を紛らすためにさらに薬物に依存するという悪循環を繰り返している。その結果，患者を取り巻く周囲の関係も断ち切られる。予期せぬ救急病院への入院は，その悪循環を断ち切り，周囲が連携するきっかけになる可能性がある。

精神科に通院していても，覚醒剤乱用の事実を主治医が知らないことがまれにある。患者も「以後診てもらえなくなる」「主治医に怒られる」などといって情報提供を拒むことがある。しかし薬物の管理方法や選択，今後の治療方針などにもかかわるため，警察には通報しなくても，主治医への情報提供は行うべきである。

患者は家に帰るといい，その家族は強制入院させたいと真逆の主張をしている。現在の患者の精神状態としては，精神病的な症状や興奮，抑うつ，希死念慮などはないため，強制的な入院（家族の同意による医療保護入院）の対象とはならない。依存症の治療のための精神科への入院は，患者本人に治療意思があり同意している入院（任意入院）を前提としている。

依存症者は「自分は依存症ではない，自分の力でやめようと思えばやめられる」など，自分の依存について否認している場合がほとんどである。あるとき，「このままではほとほとだめになる」と考えるときがあり，「底つき体験」と呼ばれている。底つき体験を抱くときが，治療を導入できるタイミングであり，救急搬送直後はその大きな転機になり得る。この時期に，治療を受けて回復してほしいと伝えて，専門の機関へつなげることが大切である。

Ⅳ章 ケースシナリオ

表Ⅳ-8 支えとなる情報一覧

- 都道府県・政令指定都市にある精神保健福祉センター
- 全国薬物依存症者家族会
  http://yakkaren.com/zenkoku_kazoku_list
- ナラノン（NAR-ANON）：薬物依存者家族・友人のための自助グループ
  http://nar-anon.jp/
- 厚生労働省：ご家族の薬物問題でお困りの方へ
  http://www.mhlw.go.jp/bunya/iyakuhin/dl/yakubutu_kazoku.pdf
- 厚生労働省：知ることからはじめよう。みんなのメンタルヘルス
  http://www.mhlw.go.jp/kokoro/index.html

本患者の場合も家族は本人の問題行動に辟易しており，本人に対するネガティブな感情が強まっている。依存症がきっかけで，周囲の人々が離れていってしまい，患者本人が孤立してしまうことはよくある。逆に家族が過干渉であったり，過保護であったりして，かえって本人が回復する力をもつことを妨げている場合もある。依存症の治療には本人だけでなく，周囲も支援を受けたり，本人への対応の仕方を学習していく必要がある。本人に治療意欲がなくとも，家族に情報を与え，ねぎらい，励ますことは重要である。

Q8 患者本人そして患者の家族への支援策としてどのようなものがありますか？

> **A8 への誘導**
> ▶支援機関の情報提供をどのように行うか？

A8 自助グループや専門の医療機関などにつなげられれば一番よいが，地域の保健所や都道府県に必ず1カ所ある精神保健福祉センターも依存症への対応や情報提供を行っている。家族教室を実施しているところも多い。かかりつけがない患者の場合は，本人やその家族に相談に行ってみるよう勧めることが有効である。

また，表Ⅳ-8のような情報一覧を用意しておいて具体的に指示をする必要がある。口頭で「行ってください」だけの指導は指導の体を成しておらず，助言にもなっていないため，数日後，ふと思い立ったときに見返せるような配慮

が必要である。各都道府県や市町村は住民啓発用のパンフレットを多数作成しているため，常時取り揃えておき必要に応じて手渡したり，救急外来待合に配置しておくことも工夫となる。

> **看護のポイント**
>
> 　薬物依存とは，自分の意志では薬物の使用をコントロールできなくなってしまう障害である。依存者本人だけでなく周囲の人々を巻き込み，身体的な問題，社会的な問題が積み重なっていき，進行すれば死に至る病気である。依存症には否認が伴い，そこから脱することが本当に難しい。いったん依存症になると，社会から孤立がちとなり，いっそう病気が悪化するという悪循環に陥りやすい。そのような薬物依存に対して，人柄の問題であり，意志の弱い人間だ，覚醒剤や麻薬の使用は違法なので刑務所へ監禁すべきだ，などと世間一般の人たちは思っている。法的な問題だけでなく，対人関係の不安定さなども目立ち，接し方が難しいことから，できればかかわりを避けたいと考えている医療従事者が多い。しかし，薬物依存の問題はまれなものではない。薬物依存は物質の影響で生じる精神の障害であり，決して意志が弱いから，反省が足りないから繰り返すというものではない。他の疾患と同様に，病気として理解しようすることが必要である。看護師自身が無意識に感じている偏見と誤解を認め，否定的な感情を変えることが重要である。そして援助を必要としている人であることを認識して看護実践をしていただきたい。

Ⅳ章 ケースシナリオ

事例 5　アルコール依存の事例（大量連続飲酒を続けて，救命救急センターに入院した後に離脱せん妄をきたすような事例），退院後の精神科受診をかたくなに拒否している事例

横浜市立大学附属市民総合医療センター精神医療センター　　内村　放

【患　者】50代，男性

【現病歴】20代前半から大酒家で，アルコール性肝炎のためこの2年間で2回の内科入院歴がある。内科入院時にアルコール依存を指摘され専門機関への受診を促されたが，「依存というほど重症ではない，自分でやめます」と拒否され，受診には至っていない。泥酔するまで飲むために会社への遅刻を繰り返し，1年前に飲酒が原因で退職となった。現在は無職で妻と2人暮らしである。連日焼酎1Lとビール2L程度の飲酒を続け，日常的な飲酒時の妻への暴言を認めた。10日前から強い倦怠感があり，食事量は減少したが飲酒量は普段と変わらず大量飲酒を続けていた。しかし2日前からは1日中横になり，酒も飲まなくなった。本日午後4時ころ振戦，発汗が著明で，妻が呼びかけても反応が乏しく会話が成り立たないため救急搬送された。

【来院後経過】意識障害の精査・治療を目的として救命救急センターに入院となり，諸検査が行われた。頭部CTでは出血や梗塞など意識障害の原因となるような所見はなく，γ-GTP 980 IU/L，ALT 120 IU/L，AST 142 IU/Lと肝機能障害を認めたがアンモニアは正常であり，その他の意識障害に影響するような所見はなかった。入院後は輸液治療を開始したが，午後8時ころに点滴を自己抜去し，「飛行機に間に合わない」など大声で興奮するなどの症状が出現した。

事例5

Q1 どのような精神医学的診断が予想されますか？

A1 への誘導
- ▶現在の精神状態の評価は？
- ▶背景にあるアルコール依存症の診断に必要となる基本的な情報は？
- ▶アルコール依存症と関連する他の精神科疾患は？

A1 現病歴からは興奮・焦燥といった精神症状に加え，振戦・発汗などの自律神経症状および疎通性不良・見当識障害といった意識障害を示唆する所見がある。日ごろより多量の飲酒歴があり身体的不調から飲酒が中断され数日後より上記症状が出現している経過より，アルコール離脱せん妄がもっとも疑われる。ただしアルコール依存症患者では身体合併症の併発も多いため，他の意識障害の誘因となる病態の除外が必要である。とくに本例では，他の身体合併症を誘因とした一般的なせん妄と，肝性脳症の鑑別は重要である。前者は飲酒歴・日内変動・自律神経症状の有無が鑑別ポイントである。後者はアンモニア正常値という所見だけでは否定できないため，羽ばたき振戦や脳波所見といった他の所見も総合して判断する必要がある。

また本例では仕事に支障をきたすほどの飲酒を繰り返し，飲酒のコントロールを失っていた点および離脱せん妄が生じている点から，基礎には「アルコール依存症」が存在していると考える。アルコール依存症の診断については，①飲酒のコントロール喪失，②離脱症状の存在，の2項目が中核症状であり，飲酒量が少ないからとか，他人に迷惑をかけたことがないからといって依存症を否定できるわけではない。またアルコール依存症は他の精神疾患の併存も多く，気分障害や不安障害の部分症状としてのアルコール依存や，アルコール依存症にうつ病が併発することにも留意して情報収集や観察を行うよう心がける。スクリーニングとしてCAGE（**表Ⅳ-9**）を用いて，2項目以上該当すればアルコール依存症を疑う。

表Ⅳ-9 CAGE質問表

1. 飲酒を減らす（**C**utdown）べきだと感じたことがありますか
2. 誰かにあなたが飲酒することについて批判を受け，煩わしく思った（**A**nnoyed）ことがありますか
3. 自分が飲酒することが悪いとか罪深い（**G**uilty）と感じたことがありますか
4. 朝起きて（**E**ye-opener）何よりもまず飲酒することで，神経を落ち着かせようとしたり，二日酔いを紛らわそうとしたことがありますか

Q2 アルコール離脱せん妄に対してどのような治療が必要ですか？

A2への誘導
- 離脱症状においてどのような症状がみられるか？
- 治療の注意点は？

A2 アルコール離脱症状は多彩であり時間経過とともに症状も変遷していく。発汗・振戦・消化器症状などの早期離脱症状は最終飲酒より4～12時間後に起こり，20時間後ころにピークをもつ。この時期にアルコールてんかんと呼ばれる短時間の強直間大痙攣発作を起こすこともある。早期離脱症状のみで自然軽快する場合もあるが，最終飲酒後48～96時間以内にアルコール振戦せん妄（著しい振戦・発汗，見当識障害，興奮や幻覚など）に至る場合がある。幻覚では小動物や虫などの幻視が多く，それが身体の上に這い上がってくる感覚を伴うことがある。また壁や天井の染みが人の顔にみえるなどの錯視が出現することもある。アルコール振戦せん妄は未治療の場合7日間ほど持続し死亡率も高いため，離脱症状の予防・軽症化が重要である。会話が表面的には成立している際にも，ごく軽度の意識混濁下にある離脱せん妄状態により情動不安定となるケースが見受けられる。これを性格的に問題のある患者として扱い，強制退院させてしまうような誤った対応は避けなければならない。

離脱症状の予防・軽症化にはベンゾジアゼピン系薬剤（ジアゼパムの使用が多い）の投与が推奨されている。肝機能障害が重篤・高齢者・認知機能障害がある患者には，短時間作用型のベンゾジアゼピン薬剤（ロラゼパムなど）が推奨される。アルコール離脱せん妄という診断が確実な場合は，抗精神病薬の投与は避けるべきである。また離脱期は身体合併症も悪化していることが多く，

適切な観察と治療・ビタミンB群投与・補液などの対処が重要である。輸液にブドウ糖を用いる場合，代謝過程でビタミンB_1を消費しウェルニッケ・コルサコフ症候群の発症の増悪因子になる可能性があるため，十分なビタミンB群の投与を心がける。

Q3 どのような情報を誰から集めたらよいですか？

A3への誘導
- 患者本人からの情報はどの程度信頼できるか？
- 患者本人にどのような配慮が必要か？
- 今後の治療方針・ケースワークなどをしていくうえで不可欠な情報は？

A3 診断確定や症状推移の予見のためにも，飲酒習慣や最終飲酒時刻などの病歴聴取は重要である。患者本人からの情報を無視してはならないが，同居家族など日常生活の状況を把握している本人以外から情報を得ることは必須である。飲酒量はたいてい実際よりも少ない量で申告され，飲酒に伴う問題に関しては否認（Q4参照）されることが多く，本人のみからでは正確な情報が得られにくい。本人から飲酒関連の情報を聞き取る際には，患者の警戒心を強めないように配慮する。飲酒への叱責を避けるために事実とかけ離れた内容を語り，専門医受診への拒否を強める可能性がある。とくに治療初期の問診では飲酒問題に終始しないよう心がけ，身体診察や世間話の途中などに「お酒は強いのですか。どんなお酒が好きですか」など自然な流れでアルコールの話題にふれてみるのがよいであろう。本例の場合「泥酔するまで飲むこと」「朝からの飲酒や飲酒による欠勤」「酒が切れたときに訴える不快な症状」などの，飲酒のコントロール喪失や離脱症状などの情報を患者の家族に確認する。また入院後の栄養管理やアルコール離脱の予防・治療を遅滞なく開始するために，入院直前の飲酒や食生活の状況，身体的状態についても家族に確認することが望ましい。アルコール離脱期を脱した後の依存への対応を想定し，キーパーソンの特定や家庭内状況，就労状況，精神科治療歴などについても入院後早期より患者の家族に確認し，退院後の支援や対応について可能なかぎり早く検討を開始する。

Q4 精神科受診を患者本人がかたくなに拒否している場合にはどのような対応が必要ですか？

A4への誘導
- 患者自身に病識はあるか？
- 患者にはどのように接するのがよいか？
- 患者の家族のみの受診や相談は意味があるか？

A4

アルコール依存症は日常生活の不安や葛藤をアルコール摂取で紛らわし依存していく「病気」である。中枢神経抑制作用をもつ依存性物質であるアルコール摂取が原因の慢性疾患であり、時に人格変化も引き起こす。否認の病気（自分はまだアルコール依存症ではないと考える）ともいわれており、治療導入が困難なケースは臨床場面で多々経験される。また患者の家族もアルコール依存症を否認したり、必要な治療を拒否することも経験する。このためほとんどのケースでは、アルコール依存症の疾病理解と介入の工夫が必要となる。まず、アルコール依存症が「意志の問題ではなく身体の病気である」ということを患者およびその家族に繰り返し説明する。患者は周囲から「意志が弱くてだらしない人間」などの酷評を受けてきたことが多く、家族関係が崩壊しているケースも少なくない。実際にはアルコールが依存性物質であるため、ひとたび依存症になると意志の固い人でもコントロールを失い、自分一人の力でアルコールから抜け出すのが難しくなる病気であり、このことを患者およびその家族に理解を促す必要がある。また飲酒の害や影響を率直に説明し、患者への気遣いを冷静に伝え、飲酒を責めるのではなく対処行動ととらえ、背景にある不安や苦悩に理解を示すことが重要である。決して自分の意志が弱いというだけの問題ではなく、治療により治すことができる病気であることを伝え、専門医療機関の受診がより効果的である旨を説明し受診を促す。また不眠などの患者本人の主訴となり得る症状を取り上げ、まずは一般精神科につないでいくことだけでも十分である。

それでも患者が治療をためらうときに、無理に受診を強いることは有効ではない。これは患者が治療意思のまったくない状態での受診では、治療成功はほぼ見込めないからである。そのため今回介入が失敗に終わった際は「今度悪化したり、再入院した際にはアルコール専門医療機関に紹介させていただきますね」など約束を取り付け、次の機会に生かすことが重要である。患者自身の動機づけが重要であり、治療者も根気よく対応する気構えが大切になってくる。

また患者本人から治療意思を引き出すのが難しい場合には、専門医療機関に患者の家族だけでも先行受診させて、家族に介入法を学んでもらう方法も有効である。家族や周囲の人々への疾病教育や対応方法の指導を通して少しずつ問題に対応することを促し、治療の導入機会をうかがう。家族のみが相談を続け対応を変えていくことでも状況が好転する例もあり、家族教育を行うことは非常に重要である。

Q5 アルコール依存患者の家族に対してどのようなケアをすればよいですか？

A5への誘導
▶最初に患者の家族にしなければならないことは何か？
▶具体的にどのような内容を説明することが不可欠か？

A5 患者の家族はアルコール依存者のもたらす種々の問題に耐えることを強いられ、飲酒者に対して感情的・批判的になったり、逆に問題を隠し平静を装ったりするなど、長年にわたって強いストレスを抱えていることが多い。家族が疲弊した状況では飲酒問題は解決されないし、家族の状態や行動は患者本人の回復に多分な影響を及ぼす。家族の苦労・苦悩・トラウマについて傾聴して、しっかりと共感した態度で接することがまず重要であり、患者以上に家族の再出発に配慮することが介入の過程で非常に大切である。また家族が患者に抱きやすい陰性感情の軽減を図るために、アルコール依存症が「意志の問題ではなく身体の病気である」ことを繰り返し説明し、徐々に家族の認識をリフレームする必要がある。「いまさら酒をやめるように言っても無駄」など、家族からはしばしば諦めの言葉が聞かれる。また家族関係が悪化した結果、飲酒をやめさせるために強制入院を強く希望される場合がある。しかし実際アルコール依存症への介入については、Q4でも述べたように、患者本人の同意を形成していくまでの根気強いかかわりが重要であることを説明し理解を得る必要がある。このような場合には患者の家族の疲弊を少しでも緩和させるために、専門医療機関や保健所、自助グループ[注1]の家族会など家族だけでも参加できる

[注1] 自助グループ：共通の問題を抱える者同士が支え合い、問題解決を図ろうとするグループ。断酒会やアルコホーリクス・アノニマス（Alcoholics Anonymous；AA）などが含まれる

関連機関の情報提供を行って参加するように勧め，家族のサポートを強化することが必要である。

Q6 単身者のケースにはどのように対応すればよいですか？

A6への誘導
▶患者の家族の役割をどのようにカバーするか？

A6 アルコール依存症の治療においては，単身者は経済面，衣食住環境の面，就労のあっせんなど多くの面で治療上不利な条件にある。本例では妻がキーパーソンであるが，アルコール依存においては家族からの孤立，離婚，別居などの問題が生じることはまれではない。単身者のケースへの対応として，第一には患者が退院後孤立しないように生活支援ネットワークの構築を進めることである。このため，入院後はなるべく早期から院内のソーシャルワーカーに介入を依頼し，保健師や民生委員などとの連携を基盤にし，生活問題の解決を支援する。また，専門医療機関や自助グループへの紹介を含めた情報提供の準備を整える。地域により差はあるが，可能であれば専門医療機関への受診や自助グループへの参加時に地域の支援者の付き添いを要請し，確実に引き継ぐことができるように配慮することも一つである。このように単身者においては家族の役割を支援者（ケースワーカー，訪問看護など）が代行していく方策を立てる必要がある。

Q7 「もう飲みません」という言葉を信用してよいですか？

A7への誘導
▶アルコール依存症で起きやすい否認という心理的防衛とは何か？
▶意志が固ければ断酒は単独でも容易であるか？

事例5

A7　「やめようと思えばいつでもやめられます。もう飲みません」という言葉を臨床場面でよく耳にする。このような発言についてはどのように理解し，返答するのがよいのであろうか。まず一つのとらえ方としては否認が働くために（Q4参照），病識が欠如しているのではないかという疑いをもつことである。また否認はなく，真に断酒を決意している場合もあると思われるが，その場合でも個人で断酒を継続することがきわめて難しいことを伝え，専門医療機関への受診や自助グループへの参加を勧めるのが賢明である。それでも患者の治療拒否が強い場合には，今回は「もう飲みません」という言葉を信じるが，もし今後断酒できなかった際には速やかに専門医療機関への受診を行うことを提案しておき次への布石とする。また，患者の家族だけでも早期に専門機関へ相談することが大切であることをしっかりと家族に説明しておく（Q5参照）。

アルコール依存症に対してどのような連携対応が必要ですか？

> A8への誘導
> ▶精神科への通院だけで十分か？

A8　アルコール依存症通院治療の三本柱は，①病院・クリニックへの通院，②抗酒薬の服用，③自助グループへの参加，といわれている。しかし，アルコール依存症は家族背景や関連障害の種類など個々の症例で状況は大きく異なり，職場との調整，家族関係の再構築，破産申し立ての調整などさまざまな支援を検討する必要がある。またこれらの問題は病院では解決できないものも多く，利用できるかぎりの機関や資源を活用することによって断酒の可能性を高めることが期待できる。このため一般身体科や救命救急センターに入院となった際には，専門医療機関以外に地域の福祉機関や自助グループとの連携が欠かせない。具体的な対応としては，早期から院内のソーシャルワーカーに介入を依頼し，専門医療機関や自助グループ（断酒会やAAなど）の情報提供を行う。院内にこれらの情報が準備されていない場合には，相談窓口として精神保健福祉センターや保健所などに問い合わせると必要な情報を得ることができる。また専門医療機関への受診調整を行う際，患者が専門医療受診を決心したならば，入院中に直接電話を入れて早い時期に受診予約を取得する。

看護のポイント

　アルコール離脱せん妄への看護のポイントとして，情報の聴取および離脱症状の観察，精神症状への対応をあげる。情報の聴取はQ3でふれられており，患者からの情報も無視できないが，家族からの客観的な情報を収集していく。とくに最近の飲酒パターンと最終飲酒の時期については正確な情報が必要になる。早期離脱症状の有無を把握することで，離脱せん妄への進展予防のための介入を遅らせないことも重要である。離脱せん妄時は精神症状も活発化しやすい。例では「飛行機に間に合わない」などと興奮が目立ち，この時期には攻撃的・自己中心的・猜疑的・被害的になることが多い。このような状態をさらに増長させないように，努めて冷静な態度を心がけるようにしていきたい。相手が「動」であれば「静」，声をかけるときは低くゆっくりとした短い言葉を用い毅然とした態度で接することが有効である。そして，事例3でも述べたが，危ないと思ったら決して無理をする必要はない。一度その場を離れて複数のスタッフでかかわることを勧める。看護師自身のこころの余裕をもてるようなかかわりが理想である。

Ⅳ章 ケースシナリオ

事例 6　器質性疾患との鑑別が難しい身体症状を呈する事例—今後の治療へつなぐための方略

東海大学医学部専門診療学系精神科学　　木本 啓太郎
東海大学医学部付属病院看護部救命救急センター　　成瀬　治

【患　者】20代，女性

【現病歴】短大卒業後，憧れの旅行代理店の正社員として就職した。以後8年間とくに大きな問題もなく仕事にやりがいを感じていた。Ｘ年4月に大幅な人事異動で職場環境が一変し，苦情対応で遅くまで仕事をすることが増えた。同年6月には，めまいや息苦しさなどの身体的不調を感じるようになり，8月には，仕事中にもめまいで何度か倒れ，救急搬送されることもあった。上司から精査目的に受診するように勧められたが受診しなかった。身体的不調を感じながらも仕事を続けていたある日，患者は出勤時に自宅の玄関先で倒れ家族により救急搬送された。

【来院後経過】搬送時には意識障害以外にバイタルサインに異常はなく，その後，数分で意識清明となった（JCS：0）。血液・画像検査上もとくに問題はなかったが念のため，一般病棟にて入院となった。ここ2カ月の間に今回と同様に意識を失うことがあり数回検査を行っているが，どの医療機関でも検査上とくに問題はなく，当日または翌日に退院になった。今回の入院でも検査で異常が見当たらず，主治医から精神的ストレスが原因である可能性を伝えられた。患者も患者の家族も精神科受診に納得できない様子で「もっと詳しい検査をしてほしい」と訴えた。その日の午後，患者は新たに手のしびれと呼吸苦を訴え，意識を失った。しかし，バイタルサインには異常がみられなかった。その後，ほどなく意識は回復したが，足が動かず，歩けないという訴えが出現した。

Ⅳ章　ケースシナリオ

Q1 本例の身体的評価と精神状態の評価はどのように行えばよいですか？

> **A1 への誘導**
> ▶本例に現れている身体症状と精神状態をまとめ，それらの関係を考えてみよう。

A1　身体症状に関しては，これまでにめまいや息苦しさが出現していること，さらに仕事中にめまいにより何度か倒れていること，今回も玄関先で意識消失し救急搬送されていること，入院中に新たに手のしびれと呼吸困難感を認め，その後，足が動かず歩けなくなったことがあげられる。

精神状態に関しては，大幅な人事異動や苦情対応で遅くまで仕事をすることが多くなり，ストレスが強くかかり職場に行くことに抵抗を感じていたこと，搬送後は身体的な原因を検索してほしいと思っているのに要求をかなえてくれないことへの不満や絶望などがあげられる。経過から患者は，「心理的な負荷が増強した際にさまざまな身体的な症状が出現している」と考えられる。

Q2 器質的疾患との鑑別が難しい精神疾患に起因した身体症状にはどのようなものがありますか？

> **A2 への誘導**
> ▶精神疾患による身体症状には，具体的にどのようなものがあるか？

A2　器質的疾患との鑑別が難しい，精神疾患に起因した身体症状の典型例を**表Ⅳ-10**に示す。表に示すとおり，精神疾患により多彩でさまざまな身体的症状を呈することがある。これらの症状が1つだけ存在することもあれば，重複している場合もある。

表IV-10 器質的疾患との鑑別が難しい精神疾患に起因した身体症状

運動症状	振戦,斜頸,偽麻痺,失声,運動失調など
感覚症状	知覚脱出(すべての身体部位で起こるが,四肢に多い。典型例ではグローブ・ストッキング型),視力障害(盲,トンネル性視野,複視),難聴など
神経・内臓症状	心因性非てんかん性発作,意識消失,健忘,偽昏睡,心因性嘔吐,ヒステリー球,尿閉など

Q3 では,逆に精神症状と間違いやすい身体疾患にはどのようなものがありますか?

> **A3への誘導**
> ▶当初は意識障害などを呈しているようにみえるが,時間経過とともに症状が改善するなど症状に動揺を認める疾患にはどのようなものがあるか?

A3 精神疾患(解離症)と誤認されやすい身体疾患の典型例を**表IV-11**[1]に示す。

表IV-11にあげたとおり,時間経過とともに症状が消失,もしくは変動を示す身体疾患には注意が必要である。仮に精神科疾患の既往があることや受診までの経過,来院時に呈している症状から精神的な問題を有している可能性が高い状況であっても,精神疾患であると決めつけずに,最後まで身体疾患の可能性を検討し続けなければならない。"もしや……"と思った場合は身体疾患の精査を追加する必要がある。

症例1
30代の女性。毎回家族の付き添いで来院し,母親の受診を待っている間に「ついで受診」を繰り返していた。主訴は「頭が痛い」や「めまいがする」などであったが,身体診察上は明らかな異常所見は認めなかった。本人の検査要求は強く,担当医は頻回に頭部CTをとっていたが,身体的な異常は認められなかった。ある日,患者は嘔吐とめまい,頭痛を主訴に救急車で来院した。本人の様子はいつもとは異なっており,来院後にも患者は嘔吐を繰り返していたため,頭部CTを施行した。頭部CTにて脳腫瘍がみつかった。

表Ⅳ-11　精神症状と間違えやすい身体疾患

脳実質の損傷		経過, 身体診察, 採血, 心電図, 画像診断などで判断可能である
失神発作	神経調節性失神	迷走神経性とも呼ばれ, 迷走神経興奮と交感神経抑制が生じることを機序とする。排出や精神的な強い情動, 疼痛, 長時間の立位などが契機となる。前駆症状として, 悪心, 嘔気, 発汗, 顔面蒼白, 眼前暗黒感, 耳鳴りなどを生じ, 徐脈と血圧低下を伴い, 意識消失を認めるが, 短時間に回復する
	起立性低血圧	自律神経の反応不良により起立時などに出現する
	心源性失神	不整脈, 徐脈などの心拍出量の低下によって, 前駆症状もなく生じる
一過性脳虚血発作		一過性に局所性脳神経症状を呈し, 24時間以内で改善する。症状に関しては, 内頸動脈系では上四肢や顔面の麻痺, 黒内障, 椎骨脳底動脈系では回転性めまい, 複視, 構音障害, 四肢のしびれと脱力が生じる
一過性全健忘		重度の前向性健忘が出現し24時間以内に消失する
てんかん発作		全身発作と部分発作がある。発作後に生じる意識障害から回復後, 発動性の低下を認めることがある

〔文献1〕より作成〕

事例 6

Q4 器質性疾患との鑑別が難しい身体症状を呈する精神疾患とは具体的にはどのようなものがあげられますか？

> **A4 への誘導**
> ▶変換症/転換性障害，解離症群/解離性障害群はどのような疾患・疾患群か？

A4
・変換症/転換性障害は，①脱力や麻痺，振戦，歩行障害，異常な肢位などの運動障害や，②皮膚感覚や視覚，聴覚などの感覚異常などの偽神経症状を呈する疾患であり，発症には，心理的身体的ストレス因または外傷が関連する可能性が示唆されている。ストレス因や外傷体験の直後に発症するなど時間的な関連を有していることが多いが，それらが不明瞭な状況でも起こり得る。
・一方，解離症群/解離性障害群は，①自己から離脱しているような離人感や現実感の消失や，②自身の重要な情報を想起できないなど健忘症状や，③統一された自己の消失により自己感覚や意思作用感の不連続性を呈する疾患である。解離症群はしばしば心的外傷の直後に生じ，これらの症状に対する混乱の多くは，心的外傷とつながりがある事柄から影響を受けるとされている[2]。

Q5 精神疾患による身体症状と器質性疾患とを鑑別するためにはどのような神経学的診察がありますか？

> **A5 への誘導**
> ▶変換症と器質性疾患を区別する一助となる神経学的診察にはどのようなものがあるか？

A5 表Ⅳ-12[3)-5)]のような診察方法はあるものの，これらの検査のみで精神疾患があることを断定することは避けるべきであり，病歴や経過などから総合的に判断しなければならない。

表Ⅳ-12 変換症と器質性疾患とを鑑別するための神経学的診察

視力障害	視力検査,視野検査を行い,らせん状視野や円筒性視野狭窄の有無を確認する
難聴	大きな音,突然音への反応,脳幹反射の有無を確認する
振戦	振戦を止めるように教示すると,転換性では振戦が粗大になるが,器質的振戦では小さくなる傾向がある 周波数の同調(tremor entrainment)を認める。健肢でのtappingや舌を横に動かすなどでリズムをとらせると,患肢も周波数に同調するか振戦が止まる。ただ,変化は特異的ではなく,器質的な振戦であっても振幅の変化を認める
失声	咳をするように教示し,その際の様子を観察する。局所性ジストニアの症状である痙攣性発声障害ではないことを裏声が発声できるか否かで判断する
知覚脱失	すべての身体部位で生じ得るが,手足がもっとも多い。典型例では,グローブ・ストッキング型である。正常部位と障害部位の境界が明瞭で,解剖学的支配領域に一致しない。また,midline splitting(身体の正中付近は神経が両側支配であり,普通であれば片側の感覚障害でも正中付近は障害を示さないが,心因性では正中にはっきりと分かれる)所見が鑑別に有用であるが,視床梗塞では正中付近でも認められる 触覚,痛覚,温覚,固有感がすべて一律に障害されることが多い。手の場合にはBowlus and Currier testが有効なことがある
麻痺	麻痺の出現の仕方が解剖学的に矛盾し,しかも再現性がない 深部腱反射は正常で病的反射も認めない Hoover's sign,園生外転試験,SIC test,Abductor sign,が有用なこともある
疼痛	皮膚をつまむだけで激しく痛がるなど不必要に過剰な反応を呈する

〔文献3)-5)より作成〕

事例6

症例2
　40代の女性。もともと精神科疾患の既往があり，突然の右上肢の麻痺にて救急要請され来院した。ER到着時，意識レベルJCS：300であった。バイタルサインに大きな問題はなく，アームドロップテストは陽性であった。また，来院直後に施行した頭部CT検査では，異常は認められなかった。時間経過とともに患者の意識レベルと右上肢の麻痺は徐々に改善し，JCS1桁となった。そのため，呈していた意識障害は精神症状であると判断された。その後，来院時に採取した血液データの結果を待ちながら，遠方の家族の到着を待っていたが，突如，意識障害を伴う全身痙攣が出現し重積したため気管挿管管理となった。その後，到着した家族の情報から小児期のてんかんの既往が判明した。

Q6 そもそも精神疾患に起因する身体症状はどうして起こるのですか？

A6への誘導
▶精神疾患に起因する身体症状の心理的原因について考えよう。

　古くから用いられていた精神分析理論に基づいた仮説では，直面したストレスや外傷体験を意識のうえで処理できない場合に，無自覚でこころの構造の奥深くにある自分では意識できない「無意識」へとストレスや外傷体験により生じたエネルギー部分を押し込め，「抑圧」してしまう。この「無意識」への「抑圧」がある一定の容量を超えると，身体症状に置き換えられるとされてきた（図Ⅳ-1）。最近は，変換症には児童期のトラウマが関連しているという考えもある。

　解離症群や変換症では本人にとって過剰なストレスを有するライフイベントの存在が示唆されており，実際にそのような体験を患者が報告する場合もある。ただし，そのような外傷体験を患者が必ず報告するわけではないことから，現在では外傷体験などのストレス因子の同定は診断基準には含まれていない。

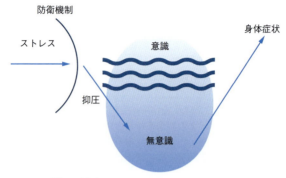

図Ⅳ-1 こころの機能と構造

Q7 ようするに「症状はうそ」だということですか？

> **A7への誘導**
> ▶「作為症/虚偽性障害」「詐病」との違いを知ろう。

A7
- 作為症/虚偽性障害とは，明らかな外的報酬がなくても，自分自身もしくは他者に意図的に身体疾患や精神疾患の特徴を作り出し，病者の役割を演じる疾患のことである。具体的には，病状について事実とは異なる申告をすることや，配偶者がいないにもかかわらず配偶者の死を報告するなどであり，症状の産出には外的な動機を有していないことが，詐病とは異なる。
- ミュンヒハウゼン症候群は，いくつもの病院を渡り歩き（放浪性），患者自身が自ら作り出した虚偽の症状を有し（虚偽性），空想の病歴を語ること（空想性）を特徴とする。DSM-5においては作為症に分類される。
- 詐病とは，外的な動機に基づいて，虚偽の身体的症状や心理的症状を意図的に作り出すことである。外的な動機とは，具体的には，仕事を休むことや金銭的な補償を得ること，犯罪による刑罰を逃れることなどである。なお，詐病は疾患とは考えられていない。
- 変換症や解離症群は作為症や詐病とは異なり症状を意図的にねつ造しているわけではなく，症状を無意識に表現しているため，発現している身体症状に関してもうそというわけではない。

Q8 医療従事者の陰性感情の取り扱いと患者家族への対応はどのように行えばよいですか？

> **A8 への誘導**
> ▶医療従事者は患者へ本当はどのような感情をもっているのか？
> ▶自らと向き合う。

A8 診察上，明らかな身体的異常は認められないが，症状に対する訴えが継続している患者やその家族への説明として，医療従事者は，身体的検査所見などを淡々と伝え「身体的には問題がない」ことを一辺倒に主張する傾向にある。医療従事者は，自身の医学的知識と経験，診察に納得しない相手に対して不快な思いを感じていることをまず自覚しなければならない。

不快な感情をもつことはごく自然なことであるが，一方で，患者と家族は不安となり混乱していることが多く，医療従事者は患者と家族の心情にも理解を示す必要がある。そのためには，医療従事者は患者のこれまでの経緯などを患者や家族から丁寧に聴取し，患者と家族のさまざまな思いを聞き取り整理していく。その過程で，医療従事者自身の患者と家族への思いも整理していく必要がある。

支持的，かつ受容的な態度で，患者や家族と向き合うためには，医療従事者自身が自身の感情と向き合う必要があり，自分の感情に正直に気づくことが治療への第一歩となり得るのではないだろうか。

Q9 どのように精神科医療につないでいけばよいですか？

> **A9 への誘導**
> ▶どのように伝えれば，患者は医療従事者の話に耳を傾けるか？

A9 まずは，丁寧な病歴聴取と神経学的身体診察を含めた身体診察を行う。その後，必要に応じて血液検査や画像検査，生理検査などを行っていく。この間，最終的な結果が出揃うまでは，精神症状の可能性については言及せずに，共感的に接することを心がける。

また，神経学的診察などで医学的矛盾を認めた場合は，その診察結果に基づ

いて積極的に診断する。そして，患者に対して当該身体症状は精神症状の可能性が高いことを説明する。説明を行ううえで，患者にはこれまで医療従事者に理解してもらえないという傷つき体験があるであろうことに配慮する。また，この時点では患者には身体症状という主観的な症状が残存しており，医療従事者は患者のなかに苦しみが続いていることに理解を示し共感的態度で接する。そして，患者に対して苦しみを軽減するために精神科通院による治療が有用である可能性を説明し，患者に精神科受診を提案する。

援助者のポイント

　精神疾患に基づいた身体症状を呈している患者への対応には，援助者と患者との信頼関係を構築することが重要である。信頼関係を構築するためには，はじめに，器質性疾患による症状ではないかと心配し救急外来を受診する患者とその家族がもつ不安への共感的態度が必要である。さらに，患者の根源にある精神的ストレスは，抑圧によって無意識へと押し込まれているため，自身では意識化することができないことを理解する。

　こうした信頼関係を構築するためのかかわりが，精神科医療への架け橋となるため，援助者は必要な診察や検査を行う前から変換症/転換性障害，解離症群/解離性障害群を疑い，決めつけることは避けるべきである。

　しかし，信頼関係を求めるがあまり身体症状について受容的になり過ぎることは，器質性疾患に起因する症状に対して不安を抱く患者の考えを必要以上に肯定する可能性もある。そのため，患者の苦しい思いに共感しつつも適切な距離感を保つべきである。

　また，除外診断を意識するあまり同じ検査を過剰にかつ惰性で行うことは，精神科医療につなぐまでに時間と経済的な負担をかけてしまうため，避けるべきである。

◆文　献

1) 先崎章，伊藤ますみ：解離症と間違いやすい疾患，症状．精神科治療学 31：310-311，2016．
2) 日本精神神経学会監修，髙橋三郎，大野裕監訳：DSM-5 精神疾患の診断・統計マニュアル，医学書院，東京，2014．
3) 角田智哉，吉野相英：転換症状と神経症状を診分ける．精神科治療学 31：317-321，2016．
4) 園生雅弘：ヒステリー（転換性障害）の神経学．Brain and nerve：神経研究の進歩 66：863-871，2014．
5) 是木明宏，三村將：転換性障害（ヒステリー）．Clinical Neuroscience 31：615-617，2013．

IV章 ケースシナリオ

事例7 自殺企図により搬送された50代男性の事例— 混乱した家族のケアが必要であった事例

大分大学医学部精神神経医学講座　兼久　雅之

【患　者】50代，男性
【現病歴】元来，真面目で完璧主義。4月，部長に昇進してから，残業や休日出勤が続いていた。9月には会社の上層部から業績不振を指摘され，責任を強く感じていた。多忙ななか，寝つきが悪くなり，飲酒量が増えた。徐々に食欲不振，倦怠感，体重減少が強まり，かかりつけの内科を受診したが，身体的な異常は指摘されなかった。10月に入ると，ぼーっとすることが多くなり，妻とかかりつけ医から精神科の受診を勧められたが，本人は「自分が怠けているだけ」とかたくなに拒否していた。11月のある深夜，飲酒したうえで柱にひもをかけ首を吊り，体重の重みでひもが切れたところを家族に発見され，救急搬送された。
【来院後経過】低酸素血症と，喉頭浮腫による気道閉塞の治療を目的として，集中治療室での全身管理が続いた。妻は，精神科医療につなぐことができなかったと自責的になり，動揺が激しかった。また，「身体のことだけでなく，ぜひ，こころの面も治療してほしい」と訴えた。
【ICU退室後経過】3日後，ICUを退室し，一般病棟へ移動した。本人は硬い表情のまま「ご迷惑をおかけしました。もう大丈夫です」と答え，「仕事をたくさん残しているので，できるだけ早く退院させてください」と懇願した。

Ⅳ章 ケースシナリオ

Q1 どのような精神的な状態ですか？

A1 への誘導
- 自殺を起こしやすい疾患の代表例は，うつ病，適応障害，統合失調症，物質（アルコール・薬物）依存症，パーソナリティ障害などがあげられる。本例の経過・症状からは，どの疾患の可能性があるだろうか？
- 救急医療のなかで，精神疾患名がわかったとして，対応方法に違いがあるだろうか？

A1 精神医学的情報は少ないが，不眠，食欲不振と体重減少，その他の身体症状，自責に引き続いて自殺企図が生じていることから，うつ病がもっとも疑われる。これらの症状は数カ月以上続いており，単なる疲労や一時的な反応とはいい難い。なお，低酸素血症から低酸素脳症が続発した場合には，認知機能障害や性格変化といった脳器質性の精神障害が併発する可能性もある。しかし，入院期間のみで診断を確定させることは難しく，また，精神科診断はあくまで目安であって治療を進めるうえでの参考にすぎない。

精神科医のいない医療機関では，うつ状態であるとか，興奮状態，幻覚妄想状態であるなど，ある程度の主体となる状態像が把握できればよい。

Q2 患者の情報を，いつ，誰から，何を，どのように集めたらよいですか？

A2 への誘導
- 救急医療機関での在院日数は限られており，できるだけ早期がよいだろうか？ また，聴取すべき職種は？
- 患者本人から聴取できない場合はどうするか？
- 今後の治療方針の決定，社会的な支援をしていくうえで不可欠な情報は？

A2 〔いつ〕初療（救急外来）での聴取が望ましいが，不可能な場合は入院後でもよい。

〔誰から〕患者本人からが望ましいが，意識障害がある場合は患者の家族から。家族以外の人が搬送に付き添ってくる場合もあるので，その人と患者との関係性を確かめたうえで，できるかぎりの情報を収集する。会社の関係者から問い合わせや面会の希望があった場合，基本的には急性期なので会わせないほうがよいが，患者本人と家族の意向を確認したうえで来院してもらい情報を得ることもある。初療時，救急隊や警察から現場状況を含めた詳細情報が得られることもあり，それらも確認する。

〔何を〕最近の生活の様子や言動についてや，精神科医療機関に受療しているかどうか，およびその医療機関名，処方内容など。当該の行為が自殺を意図したものかどうかを可能なかぎり確認する。

〔どのように〕患者本人の意識が清明となったら，精神状態に合わせながら話を聴く。その際，無理に 1 回ですべてを聴き出そうとせずに短時間で何回かに分けて聴くのがよい。とくに初回の面談では，今後援助をしていく味方であることが伝わるように患者の表情を見ながら安心感が与えられるように接していく。もしも，病院内に精神科医がいれば，自殺企図前の精神科診断を類推するためにも精神科医が患者の家族と会うことが望ましい。家族が病院に一堂にそろう機会は限られており，できるだけ早期での連携が必要である。

Q3 患者本人にいつ，どのように，今回の行為が自殺企図であったかどうかを確認したらよいですか？

> **A3 への誘導**
> ▶自殺企図が疑われる患者本人との対応で，やるべきこと，してはいけないことは何だろうか？
> ▶患者本人が質問に押し黙ったり，返答を拒否したりする場合の工夫はどうすればよいか？

A3 〔いつ〕患者本人とのコミュニケーションの多くは，ICU 退出直前や一般病棟への移動後から可能となる。まず，痛みなどの身体症状から，次に睡眠や精神的な気分について尋ねていくなど，話しやすい雰囲気を作ったうえで，今回の自殺企図に焦点を当てていく。

〔どのように〕「TALK の原則」を念頭に置いて応対する。

Tell：誠実に対応する。「心配している」と言葉で伝える。

Ask：死にたいと思っているか，率直に尋ねる。「大事なことなので，はっきりお伺いしますが……」「入院された皆さんに確認していて○○さんにもお尋ねしますが」などと導入すると，尋ねやすい。

Listen：相手の気持ちを傾聴する。具体的な助言や指示の前に，まずは相手の気持ちを受け止める。

Keep safe：安全を確保する。患者本人が安心するように患者の家族にそばにいてもらう，入院にて経過をみるなど。入院の場合，ナースコールや携帯電話の充電コードが自殺企図の道具となり得る。コードの短いものの使用や，結束バンドで短くするなどの対応を行う。また，自宅でもひも類や刃物は隠しておくよう患者の家族に説明する。

患者本人が黙ったり，返答を拒否したりする場合は，時間をおいて違う話題から入るなどの工夫をして，自殺企図の確認を再度行う。表現を変えて，「もうどうでもいいといった自暴自棄な気持ち」「消えてしまいたい思い」などと尋ねることで心情を少しずつ吐露することもある。自殺企図であった場合，過去に遡って，自殺に至った経緯を聴いていく。その際，聴き手の側が，「そういう状況で自殺念慮が高まっていったのか」と理解できるところまで，そのストーリーをきちんと確認することが必要である。また，自殺企図の動機や背景は決して1つとは限らないことを知っておき，さまざまな角度から聴取する（Q6参照）。

反対にやってはいけない対応として，対応策もないままに「自殺はいけない」「生きたくても生きられない人もいるのに」などと説教や叱咤激励をする，冷たく対応するなどがあげられる。

Q4 患者本人から自殺の意図を確認できなくても，自殺企図として対応する場合がありますか？

A4への誘導
▶意識障害のため患者本人が話せない場合でも自殺企図かどうか判断ができるだろうか？

A4 本例のように当初意識障害があったり，また，会話を拒否されたりすると，患者本人から自殺の意図が確認できない場合もある。その場合でも，（事故や事件ではなく）自ら行ったことが確実で，手段が首吊りや高所からの飛び降りといった致死的なものの場合は自殺企図として扱う。また，直前のメー

ルのやり取りで死をほのめかす内容があったり，現場に遺書が残されたりなど，患者の家族や救急隊からの情報で客観的に自殺企図であったと確認できることもある。

Q5 自殺念慮の強さはどのように評価したらよいですか？

A5 への誘導
▶どんなときに自殺念慮（希死念慮）が強いと評価するか？

A5 今回の行為が自殺企図であった場合，自殺念慮の強さを確認する。以前から，自殺企図の時期や手段を決めていた場合，自殺念慮が徐々に強くなっている場合，「やってはいけないとわかっているけど自分でもやめられない」など自制が困難になっている場合には再企図の危険性が高いといえる。また，遺書や財産分与といった死後の準備をしているなど，患者の家族からの情報で客観的に確認できることもある。

Q6 自殺企図の危険因子にはどのようなものがありますか？

A6 への誘導
▶自殺企図の動機（理由）や背景にはどのようなものがあるか？

A6 自殺企図は複数の問題が絡んでいることが多い。患者本人がはっきりとした理由を1つ述べたとしても，それ以外の問題がないかどうかを丁寧に確認しておく必要がある。具体的には，生活問題や，過重労働やパワーハラストメントなどの職業問題，夫婦の不和や介護といった家庭問題，精神・身体疾患に対する悩みなどがあげられる。それらの問題のつらさや不眠への対処としてアルコールを使用している場合がある。しかし，アルコールは睡眠の質を下げ（浅い睡眠），連用によりうつ症状がさらに悪化し得る。軽い酩酊により，思いとどめていた抑制が効かなくなり，自殺企図に至ることは多いため，頻度か量を確認しておく。また，過去の自殺未遂歴は再企図の予測因子として高く，必ず聴取する。そのほか，ソーシャルサポートの状況や，容易に自殺企図を行えてしまう手段がないかどうかの確認（自宅に農薬や刃物があるなど）も重要

である（第Ⅱ章5の図Ⅱ-14, p.70参照）。

Q7 精神科受療を拒否する場合どのように対処すべきですか？

> **A7への誘導**
> ▶拒否している理由は何だろうか？
> ▶どのように説明すると理解が得られやすいだろうか？

A7 これには、精神状態が悪く、精神疾患に罹患していること自体を否認している場合や、患者本人が自分の状態を過小評価している場合、精神科に受診することを役に立たない、または恥ずかしいととらえている場合などがある。これに対して、「○○さんは不眠が強く、神経がまいっているよう」「……といった症状は治療の適応で、その専門である精神科を受診していただきたいのです」など精神状態を心配していることを伝えていく。もし精神科医がいれば、自殺に至った経緯も含めて精神科診断を明確に本人に伝える。精神科医が不在でも、医師や看護師が、「精神疾患が疑われる」と伝え、同様の説明を行う。本人が納得しなくても、患者の家族と協力し必ず精神科受療に結びつける必要がある。

外来通院は、可能なかぎり退院したその足で行くのがよい。理想的には、前もって精神科の初診予約をとり、事前にFAXしたうえで、紹介状を家族に手渡しておくとよい。

入院治療の場合は、事前に緊急での受け入れが可能な精神科病院のリストを準備しておくとよい。また、精神保健福祉センターや保健所に受診可能な医療機関について相談することもできる。

Q8 自殺企図者の家族にどのようなケアをすればよいですか？

> **A8への誘導**
> ▶最初にしなければならないことは何か？
> ▶具体的に、どのような内容を説明するのがよいか？

A8 　苦労と心配を重ねてきたであろう家族の心情に共感し，まず「ねぎらい」の言葉をかける。次に，患者の病状や治療経過とともに，今後の方針や対応について説明する。家族が疲弊していたり，混乱したりし，物事を冷静に判断できない場合もあり，現在の問題点を整理し，確認を行う。これらを丁寧に対応することが家族の気持ちの整理にもつながる。そして，自殺企図以前からある，あるいは自殺企図後に生じたさまざまな生活問題や，精神科受療に関する問題について，相談に乗れることを医療スタッフのほうから声かけし，共に問題の解決に努める姿勢を示す。もし，ソーシャルワーカーや外部相談機関の活用が必要なときには，単にその部署の窓口を案内するだけではなく，かかわったスタッフが直接，当該のソーシャルワーカーや相談機関の担当者に連絡をとり，相談内容も含めて確実につなぐことが望ましい。

　一方で，家族も患者と同様の生活状況にいる場合や，その心労から連鎖的に，あるいは二次的に精神疾患が発症する可能性がある。そのため，患者と同程度の精神的ケアを提供する心構えをもつ。

Q9 「もう大丈夫です」という言葉を信用してよいですか？

> **A9 への誘導**
> ▶大丈夫ですという言葉に含まれる意味は？
> ▶カタルシスとは？

A9 　患者の自殺再企図の危険性は，患者本人の精神医学的重症度と危険因子や自殺念慮の強さなどで総合的に判断することが原則である。心理的に動揺している患者本人の言葉だけで簡単に信用することはできない。本例は，見た目にも軽快しているとはいい難いため，医療サイドで「否認」と判断することは容易かもしれない。しかし，事例によっては「カタルシス効果[注1]」によって一時的に精神状態が改善し，すっきりしているようにみえる場合があるため，その瞬間だけの応答で軽く見積もってはならない。

[注1] カタルシス効果：自殺企図は，たとえそれが未遂に終わっても，患者に達成感をもたらし，リセットがかかったように患者の状態が一時的によくなることがある

Q10 「仕事を残しているので,できるだけ早く退院します」という言葉に対して,どのように対応したらよいですか?

A10への誘導
- 退院するかどうかを決定するのは患者か? 家族か? 医療従事者か?
- どのような場合,退院させると危険(自殺の再企図)だろうか?

A10
自殺企図者の多くは精神科疾患に罹患していること,また,自殺の再企図のリスクが高いことを事実として伝え,精神科的な評価と対応の必要性があり,今後の治療とサポートの道筋が立つところまでが治療に含まれるということを説明する。また,患者だけでなく家族などの支援者とその後の対応を検討する必要がある。

とくに,かかりつけ医の診療情報提供書などから,統合失調症,躁うつ病,うつ病などの疾患名が判明しており,典型的な症状が活発に存在する場合は性急な退院は危険である。診断が不明な場合でも,不安感や焦燥感が非常に強いとき,不眠が遷延するとき,切迫した希死念慮が強く持続しているとき,自殺企図に対して後悔の念がない場合などは注意を要する。

Q11 自殺企図者を取り巻く具体的問題には,誰といつから連携していけばよいですか?

A11への誘導
- 医療以外の問題への対処に長けているのはどのような職種か?
- 利用可能な地域の社会資源は何か?

A11
自殺企図は,あるときに突然生じるのではなく,具体的な生活問題や職場問題,対人関係の問題から精神疾患に至り,自殺企図が生じるというプロセスが必ずある。疾病の直接的な治療以外の問題については,ソーシャルワーカーによる支援が有効なことが多い。

病院には,医療ソーシャルワーカー(MSW)や精神保健福祉士(PSW)が

いる。ソーシャルワーカーは，他の医療機関への紹介から，経済・生活問題，住居問題，労務問題などの問題について具体的な助言が可能である。患者搬送直後からソーシャルワーカーに連絡をとり，面接に同席してもらうなど，初期から治療に参加してもらうことが望ましい。とくに，金銭面や住居の問題，キーパーソンが不在など，退院後の生活の見通しが立っていない場合にはその対応が必要である。

また，地域医療や福祉の利用に関して，地域の保健所や精神保健福祉センターに相談をすることもできる。自殺企図者は，多くの場合，複合的な問題を抱えておりその支援も複合的となるため，1人だけで対応に取り組むことはできない。常に，患者を支援するスタッフや関係者と連携して活動することが不可欠である。

看護のポイント

うつ病の患者は，できない自分に対して自責的・悲観的になって，自殺念慮を抱き自殺を企てる場合が多い。本例の場合，元来真面目で完全主義なこともあり，自殺に失敗し，死ぬことができなかったことを自責し，さらに気分の変化がみられることも推測される。

看護のポイントは，自殺念慮を確認することである。そのためには自殺のサインを観察することが重要で，例として，「生きている価値がない（絶望的な訴え）」「皆さんの迷惑になっていて申し訳ない（自責的な訴え，生きていることへの負担感）」「自分には居場所がない（所属感の低さ）」「お世話になりました（状況に合わない感謝）」などと訴えたり，逆に何も訴えなくなるのがそのサインである。さらに，「今，自殺したい気持ちですか」と直接問いかけることも自殺念慮の確認となる。

また，救急部には救急用の医療器具が豊富にあり，一歩間違えれば自殺を企てる危険物ともなり得る。必要最小限の物品による環境整備も自殺予防となる。

一方，患者の家族へのケアはQ8で述べられているが，家族の面会についても注意が必要である。面会時に家族が過度な励ましや叱咤激励をしていないか，面会前後で表情の変化はないかなど，面会による気分の変化も観察していかなければならない。

このような会話や面談のなかで，Q6にある自殺の危険因子を整理し，その情報をソーシャルワーカーや，精神科へとつないでいく必要がある。

Ⅳ章　ケースシナリオ

事例 8　災害時のメンタルヘルス問題への対応

岩手医科大学神経精神科学講座／岩手県こころのケアセンター	大塚耕太郎
岩手医科大学神経精神科学講座／岩手県こころのケアセンター／岩手医科大学災害・地域精神医学講座	遠藤　　仁
岩手医科大学救急・災害・総合医学講座災害医学分野	眞瀬　智彦
国立病院機構災害医療センターDMAT事務局／DMAT事務局アドバイザー	河嶌　　讓

災害状況

発災日時はX月Y日10時30分。A県沿岸B市（被害設定）。震源地はA県沖（直下型地震）で，地震規模はマグニチュード7.0，震度6である。気温は20℃，天候は曇り。

・津波は最大15mに達した。居住地域の10％が浸水し，全住民の5％が震災により死亡した。
・この避難所には60名の住民が避難している。
・断水のため自衛隊が給水，食糧，衣類，緊急援助物資は避難所で配給している。
・仮設トイレは発災後2日目に設置された。保健所巡回により避難所内の衛生管理が強化され，衛生区分が設置された。
・主な幹線道路では，渋滞が発生している（主要な道路のみ往来が可能）。携帯電話は不通であり，本日，避難所にNTT衛星電話が2台設置された。
・内陸から沿岸への一部国道が崩落し，通行止めとなっている。緊急車両表示されている車両のみ通行可能である。ガソリンの現地調達は困難である。
・鉄道は路線の一部が被災し，すべて運行停止している。

事例1：トラウマ体験による急性ストレス障害
【患　者】70代，女性
【現病歴】高校を卒業後，数年家業を手伝っていたが，20代で嫁ぎ，地元で嫁ぎ先の自営の工務店を手伝っていた。長男と次女は県外で生活，長女は市内で仕事をしている。現在は夫と自宅で2人暮らし。元来，細やかで気遣いをする性格であった。50代後半より高血圧でかかりつけの内科で処方を受け，変形性膝関節症と腰痛で整形外科を時々受診していた。

【被災後の経過】今回の災害により，自宅および工務店は全壊して，近くの公民館に避難している。家族は全員無事であったが，近所で仲のよいいくつかの家族には犠牲者がいる状態である。避難所では，1人のスペースが狭く，敷布団も1週間ない状態だった。発災以前より高血圧と腰痛で服薬中であったが薬も流され持っていない。そのため，腰痛が悪化，日中も仕切りがないので，横になれず，痛みが増している。

【訪問後経過】地元地域の基幹病院の医療チームとして発災4日後に避難所巡回中，避難所の世話人から具合が悪いことを確認していた。娘が本人を心配して，医療チームに声をかけた。

「大丈夫」と話される。ひとまず，血圧を測定すると180/100であった。高血圧治療中であるが，津波で流されたため，発災後は服薬していないと語る。お薬手帳は流されたが，たまたま本人が財布に空シートを入れていたため，アムロジピンベシル酸塩5mg錠を朝食後に1錠内服していたことが確認され，このチームが1週間分処方した。

また，「眠れない。途中で目が覚めてしまう」「食欲も出ない」と話す。肩こりはないと述べるが，肩の張りはとても強い状況であった。睡眠状況を確認すると，「津波の光景が頭に浮かぶと胸がもやもやする」「死ぬかと思った」「思い出すと怖くなり，眠れなくなる」と話す。娘に「元気出してね」と言われるが，「元気出す気力がない」と話された。

事例2：死別による急性ストレス反応（悲嘆反応）
【患　者】70代，男性
【現病歴】高校を卒業後，地元で家業の漁業を手伝い，20代で結婚，妻と漁業を現在まで行っていた。長男は同じ県内の内陸，次女は県外で生活。妻と自宅で2人暮らし。元来，明るく快活な性格であるが気遣いが細やかな面もあった。50代後半より高血圧でかかりつけの内科で処方を受けていた。

【被災後の経過】今回の災害により，自宅は全壊して，近くの公民館に避難している。津波が来たとき本人は役場に来ており，自宅にいた妻が逃げ遅れ，亡くなった。地元の消防団で犠牲者の捜索活動をしていたが，被災当日の夜より食欲はなく，不眠で入眠困難，中途覚醒があり，飲酒で紛らわす状況であった。子ども2人は，皆市外にいるため，避難所には1人でいる。現段階でかかりつけ医も被災している状況である。

【訪問後経過】地元地域の基幹病院の医療チームとして発災4日後に避難所巡回中，避難所の世話人から妻を亡くして元気がない様子を確認した。世話人と一緒に布団の上に座り疲れた様子である本人に声をかけたが，「大丈夫」

と話される。ひとまず血圧を測定すると190/106であり，高血圧治療中であったが，流されたため1週間服薬していないとのことであった。お薬手帳は流されたが，たまたま本人が財布に空シートを入れていたため，アムロジピンベシル酸塩（5）1T　1×朝食後を内服していたことが確認され，1週間分処方した。また，「眠れない。途中で目が覚めてしまう」とのことで，「眠れないからお酒を飲んで何とか寝ている」と話される。「肩こり，頭痛はない」と話されるが，肩の張りが顕著な状況であった。奥さんも亡くなって大変な状況であることを世話人が医師に話すと，妻が亡くなったことに対して「とても悔しい」「自分も流されてしまえばよかった」「自分がそばにいたら亡くならずにすんだかも」と泣きながら話される。また，「周囲からは『頑張れ』と言われるが，そんな気持ちにはなれない」「他の人に会うのがつらい」と話される。

Q1 （事例1，2共通）地震と津波による大規模災害の被災者はどのようなストレスを受けますか？

A1への誘導
- 災害によるストレスとしてはどのようなものがみられるか？
- 避難生活によるストレスは？

A1　災害のストレスや被災生活によるストレス過重が連鎖的に持続していくことが特徴で，災害が発生した地域住民は以下のように外傷体験，喪失体験，二次的生活変化などによる複合的でかつ甚大なストレスを経験するため，正常なストレス反応としても精神健康度が低下することはいうまでもない。

1．災害への直接的な曝露
大規模災害でのストレス要因としては，地震や津波などの災害そのものを直接体験することでのストレスがあげられる。

2．心的外傷体験
災害そのものの生命の危機を感じさせる大きな衝撃として心的外傷（トラウマ）体験があげられる。自らの命の危険のみならず，他者の死に直面することや，報道や伝聞での間接的な経験もトラウマとなることがある。また，遺体との直面という惨事ストレスも含まれる。

事例8

3. 喪失体験

また，仕事を失う，家族と離れ離れになる，住んでいた家や財産などを失う，日ごろからの地域での人間関係がなくなるなどとさまざまな喪失体験を経験する。

4. 二次的な生活の変化によるストレス

例えば避難所などでの生活のストレスがある。他者との集団生活，入浴やトイレの問題，食事や衣服の確保，本来の日常生活とは異なるスケジュール，交通手段がなくなる，人間関係など多岐にわたる。強引な報道取材への応対や，盗難など治安の不安定さ，病気の家族の対応，なども，被災状況でのさまざまなライフイベントもストレスとしてあげられる。

5. 現実的な援助が得られない状況のストレス

生活物資の供給が不安定であることや，医療や福祉のサービスが得られないこと，ライフラインが確保されないこと，必要な情報が得られないこと，罹災証明がでないこと，などさまざまなこともストレスとなる。

  （事例1，2共通）避難所を訪問するうえでどのようなことに配慮する必要がありますか？

> **A2への誘導**
> ▶避難所での基本的な姿勢は？
> ▶何に配慮すべきで，何をしてはいけないか？

A2 避難所や仮設住宅訪問では，入り方と出方に細心の配慮が必要である。避難所はすべてを喪失した被災者にとっての唯一の生活空間なので，土足で踏み込むような態度は慎むべきである。避難所に入るときには避難所を管轄している保健師などの行政や社会福祉協議会のスタッフや世話人の住民に丁寧に挨拶と自己紹介を行い，具体的に災害支援の一環で医療チームとして入る目的を伝え，許可を得る。避難所内でもプライバシーに配慮するなど，それぞれの避難所のマナーやルールもある程度心得ておく。医療活動を終えて，避難所から出るときにも「お邪魔いたしました」などとチーム全体がそろって挨拶をして，避難所を出る（表Ⅳ-13）。

表Ⅳ-13 避難所訪問の心得

基本的態度	・丁寧に接する ・話をよく聞く ・相手のニーズを確認する ・問題の背景を把握する ・一方的に働きかけない ・一緒に考える
看護師	最初はあたりが柔らかい看護師などの医師以外の職種で説明をして,必要に応じて医師が丁寧に対応するのがよい場合もあり,臨機応変に対応する
医 師	高圧的な態度をとらず,被災者を尊重する姿勢を示すことが大切である。また,地元の医療機関,保健所,市町村,社会福祉協議会などの被災地実務者も被災者であるため,接し方に配慮する。また,JMAT(日本医師会災害医療チーム),日本赤十字社,DPAT(災害派遣精神医療チーム)など災害支援にかかわるチームが支援に入っているため,協調的なかかわりを基本とする

Q3 避難所に入ったら,まずどのようなメンタルヘルス上の対応が必要ですか?

> **A3への誘導**
> ▶どのような避難者がメンタルヘルスのリスクが高いか?
> ▶避難所で医療チームが活動するうえで,確認すべきことは何か?
> ▶メンタルヘルスの問題を抱えている者へどのようなコミュニケーションをとればよいか?
> ▶医療チームは医療の問題以外はかかわるべきでないか?
> ▶つらいことを伝えるときの配慮の仕方は?

A3 1. トリアージやリスク評価

避難所全体を把握し,避難所にいる住民の心理状態に配慮してかかわる。住民に声をかけ,健康面や生活の具体的状況を確認しながら,ケアが必要な者を把握することが必要である(表Ⅳ-14)。重点的なケアや継続的なケアが

表Ⅳ-14 被災時のメンタルヘルスにおけるハイリスク者

1 トラウマ体験

- ☐ 今回の災害で,危うく死ぬような目にあった
- ☐ 今回の災害で,家族や親しい友人が亡くなった
- ☐ 今回の災害以前にも,トラウマ体験がある

2 家族

- ☐ 独り暮らしである
- ☐ 家族のなかに,介護が必要な人がいる(寝たきり老人,乳幼児,障害者など)
- ☐ 家族のなかに,その人の世話をしてくれる人物がいない

3 対人関係とコミュニケーション

- ☐ ほとんど毎日話をする人物は,家族以外にはいない
- ☐ 日本語での疎通に困難が伴う

4 サポート態勢

- ☐ 家族以外,定期的に訪問してくれる援助者はいない

5 健康状態など

- ☐ 精神疾患がある
- ☐ 身体疾患がある
- ☐ 障害(身体・精神・知的)があるが障害の認定を受けていない
- ☐ 週に5日以上飲酒する
- ☐ 65歳を超えている
- ☐ 85歳を超えている

必要な者を把握する必要がある。精神的不調を呈しているものでは,身体的不調が増悪していることもあるため,身体的不調や精神的不調の両面を把握し,必要によって治療状況,既往歴などを確認する。また,健康面だけでなく,被災状況を確認し,被災状況を踏まえた対応を行う(表Ⅳ-15)。可能なかぎり傾聴を生かしたナラティブなアプローチを心がけ,調査的,侵襲的な聞き方をしない。

表Ⅳ-15　トリアージにおける最優先事項

- ☐ 避難所および避難所近辺で不調の精神障害者
- ☐ 通院中で処方切れの事例
- ☐ 避難所で発症したせん妄事例
- ☐ 急性ストレス障害で不調の事例
- ☐ 不眠症などの事例
- ☐ その他，現場で優先すべきと考えられる事例

2. 支援に入った医療チームなどの確認

避難所などではさまざまな支援チームが入っているため，巡回状況の確認が必要である．時に，被災者に同じような質問が繰り返し行われている場合もあるため，繰り返される心理状態や侵襲にも配慮する必要がある．一方で，他のチームとの役割分担や協力体制も重要になる．

3. 適切なコミュニケーション

傾聴しながら状態を確認する．強いストレスに曝されている被災者が話しやすいような雰囲気を作ることが大切である．遠慮して症状を訴えない被災者の心理に配慮し話しやすいような対応をする．また，被災者を尊重し，気遣う姿勢をもつことが必要である．したがって，何よりも温かみのある対応を心がける．例えば，温かみのある表情をしてみる，立ち止まってみる，声がけしてみる，相手の話に耳を傾けてみる，ということを心がける．また，被災者のペースやコミュニケーションのパターンに合わせ，安心と信頼を与えるような姿勢を示す．

4. 傾　聴

丁寧な傾聴を心がける．例えば，否定せずに聴き，共感の姿勢を示し，時にねぎらいの言葉をかける．専門用語はできるだけ控え，平易な日常会話を大切にする．相手のテーマとしたい話の内容に焦点を当て，その場で出た話を生かして話を進めるとよい．傾聴しながら詳しい状態を確認し，地域の医療体制を踏まえた対応を行う．

5. 禁　忌

トラウマのようなつらい体験は無理に話させると再体験症状が出現する可能性があるため，控えるほうがよい．

6. 問題解決の視点

具体的に困っている問題があれば，どのように解決できるかを一緒に考えていくことが大切である．答えは出なくても，試行錯誤のアプローチを共にすることで，被災者が問題を考えることができない，諦める，抱え込むということ

表Ⅳ-16 災害時の心身のストレス反応

心理・感情面	不眠,悪夢/恐怖の揺り戻し,強い不安/孤立感,意欲の減退/いらいらする/怒りっぽくなる/自分を責める/気分が落ち込む
思考面	集中力低下/無気力/混乱して思い出せない/判断力や決断力の低下/選択肢や優先順位を考えつかない
行動の変化	神経が過敏/食欲不振や過食/ちょっとしたことでけんかになる/子ども返り/引きこもる/飲酒や喫煙の増大
身体面	頭痛,筋肉痛,胸痛/だるい,めまい,吐き気/下痢,胃痛/かぜを引きやすい/持病の悪化/動悸,震え,発汗

を抑止することになる。

7. 被災者にとって不幸な結果を伝えるときの配慮

被災者にとっての不幸な結果を伝えるときには,最大限の配慮が必要である。温かみと優しさのある態度を一貫して示すことが大切であり,誠実に,丁寧に,わかりやすく,伝えることを心がける。また,不幸な結果による被災者自身のつらさや悩みを受け止めることも必要である。心配や気がかりについての質問を促したり,他の役立つ情報を加えて説明することも大事である。

Q4 どのような状態と判断されますか?

> **A4への誘導**
> ▶災害時に想定されるストレス反応は?
> ▶トラウマ体験によるストレス反応は?
> ▶悲嘆反応・死別反応とは?
> ▶ストレスが持続することによる問題とは?

A4

1. 災害時のストレス反応

被災直後の時期は,多くの人が表Ⅳ-16のような一時的な心身のストレス反応を経験する。自然回復することが多いが,長期化する事例や反応が強い事例は治療に結びつけることを考慮する。

2. トラウマ体験によるストレス反応

トラウマ体験をした被災者は体験直後から数日で消失する以下の急性ストレ

ス反応による強い症状を認めることがある。

1) 侵入症状

トラウマとなったつらい体験が反復的, 不随意的, 侵入的に再体験されることで, 日中や夢でトラウマ体験の苦痛な考えやイメージが出現する。時に体験と関連する苦痛な夢を伴うこともある。また, 体験を思い出す物に直面すると, 心身のストレス反応が出現する。また, フラッシュバックは, トラウマ体験がもう一度起こっているかのように感じることがある症状である。

2) 陰性気分

陽性の情動を体験することの持続的な不能。持続的で過剰な否定的認知, 恐怖・戦慄・怒り・罪悪感など陰性の感情, 孤立。

3) 解離症状

ぼーっとしていたり, 時間の流れが遅く感じたりという周囲または自分自身の現実が変容した感覚。つらい体験の重要な側面が思い出せない。

4) 回 避

トラウマ体験に関することを避けたり, 思い出す場所や人, 物を避けたり, 他者から孤立し, 引きこもることが出てくる。また, 日常の出来事に興味や関心がもてなくなったり, 感覚が麻痺して, 感じにくくなる。

5) 覚醒症状

トラウマ体験から危険を常に警戒している状況となり, 過敏になったり, いらいらしやすくなったり, 眠れなくなったりする。過剰な驚愕反応が出ることもある。

6) 記念日反応など

トラウマ体験を思い出させる時期, 場所, 状況, 報道などの刺激により, これらのストレス反応が再燃することがある。

これらの急性ストレス反応が1カ月以内の期間で持続する場合を急性ストレス障害（acute stress disorder；ASD）という。

※なお, ASDが1カ月以上持続する場合には心的外傷後ストレス障害（PTSD）の可能性が考えられる。数カ月後に遅発性として発症することがある。

3. 被災者の自然回復について

被災者の多くは, たとえ一時的に精神が不安定になったとしても自然に回復するため, 支援の押しつけではなく, 被災者の自然な回復力にも目を向けながら支援を行う。

4. 死別反応・悲嘆反応

災害である日突然に大切な人と死別することは, 遺された人にとって大変な心理社会的衝撃となる。死別により, 傷ついた遺体との対面, 突然のつらい事実への直面, 防げなかったのかという疑問, 大切な人の不在などさまざまな状

況が出現し，こころの健康面へも影響を与える。

1) 一般的な悲嘆反応

身体的な症状，亡くなった人のことばかり考える，さまざまな形の疑問，自責感，無力感，回避，抑うつ，不安恐怖，怒り，いらいら感，記念日反応。

2) より重篤な悲嘆反応

気分障害，PTSD，その他。

5．長期間ストレスが持続することによるうつ病など

被災地ではさまざまなストレスに中長期的に曝露することによりうつ病，適応障害や心身症を発症することや，既往の病気が悪化することが少なくない。ストレスが持続していくことでの心身の問題も想定しながらケアを継続していく必要がある。

 この状態に対して，どのような対応が必要ですか？

> **A5 への誘導**
> ▶PFA の基本原則は？
> ▶こころのケアの基本アプローチやマネージメントの方法としてどのようなものがあるか？
> ▶こころのプライマリケアの診療のポイントは？

 1．初期支援の理解：サイコロジカル・ファーストエイド（psychological first aid；PFA）

例えば，PFA は，危機的な出来事に曝露された人々に対して行う支援的アプローチであり，支援者を対象にしたものである。世界保健機関（WHO）によるPFA は日本語にも翻訳されており[1]，わが国においても災害時の対応の教育に広く活用されている。

具体的な支援対象は，いのちにかかわる重傷を負い，救急医療が必要な人，気が動転して自分自身や子どものケアができない人，自傷のおそれがある人，他の人を傷つけるおそれのある人である[1]。PFA は出来事の最中か直後の状況が想定されるが，当然ながらそれ以降になることもあり得る。PFA の活動は見る（look），聞く（listen），つなぐ（link）という 3 つの原則で構成されている。マニュアルでは PFA を実施するうえでのコミュニケーションや支援者自身のセルフケアも取り上げている[1]。

Ⅳ章 ケースシナリオ

2. 医療従事者のこころのケアの基本的アプローチ
①支持的アプローチ
- 傾聴や共感的アプローチ
- 平易な声かけなどの基本的な支援のコミュニケーションスキルによる対応や語る場としての支援

②低強度のアプローチ
- 生活面（仕事，家事，日常生活動作，食生活）やこころの状態，身体面について相談に乗る，受診相談や受診勧奨

③メンタルヘルスのプライマリケア

④ケースマネージメントやコーディネーション
- 個々の保健・医療・福祉との協働や連携によるケア
- 生活支援などの現実的な支援との連携

3. 被災者へのこころのプライマリケアのポイント
- 被災後のストレスは否定しない
- 活動時には温かく，しなやかに接する
- 被災生活の苦労を温かくねぎらう
- 身体疾患を鑑別する
- 生活障害の程度を把握する：仕事，家事，日常生活動作，食生活など
- 重篤なこころの状態を把握する：重篤なうつ，不安，パニック発作，幻覚妄想
- 生活指導を加える
- <u>現実的支援を提供する・支援につなぐ</u>
- 精神医学的ケアへつなぐ
- 地域との連携

1）ストレス反応の事例に対して（事例1）
事例1では喪失感，悲嘆，自責的，食欲不振，不眠（入眠困難，中途覚醒），肩の張りを認めている。既往症である高血圧，膝関節痛，腰痛も増悪している。傾聴しながら既往の高血圧による症状のストレスの影響度を把握する。高血圧の処方も検討する。

肩の張りに対して，マッサージ施行やストレッチや呼吸法などのリラクセーションについての情報を提供する。不眠に対し，睡眠環境の修正や睡眠習慣への助言も検討する。必要に応じて内服薬処方，降圧薬の処方も考慮する。

①情報提供として
- 体調の変化は災害後の反応であることを伝える
- 適切な対処により状態が改善することを伝える
- 他の支援者がかかわっても継続した支援ができるように配慮する

表Ⅳ-17 死別反応（悲嘆反応）に対する留意点

1. 心理を踏まえた受容的・共感的態度
2. 心身の不調のアセスメント
3. 現実に必要とされる具体的援助や支援の提供
4. すべての遺族が支援を必要としているわけではないが，必要に応じて専門的ケアへつなぐ
5. 自然な反応であることを伝える
6. 個別性に配慮する
7. 無理に感情を吐き出させようとする侵襲的な働きかけはしない
8. 一方的な考えや意見の押しつけはしない
9. 人それぞれの歩みに寄り添う
10. 必ずしも支援が必要とされない場合や，遺族が支援を受容できない場合もあることを理解する。その場合でも，見守りは重要である
11. 苦痛や困難が継続することで遅延性悲嘆障害など問題が深刻化することがある

・継続したサポートを保証する
・不調が続く場合や，悪化があれば必要に応じて専門的ケアも紹介する
②休養やリラクセーションを勧める
・自分でできるリラックス法を伝える
・無理せず過ごすことを伝える
・不適切なストレス対処行動は控えるように伝える
・寝具やマット，照明や，姿勢などの環境的要素にも気を配る

2）死別反応（悲嘆反応）の事例に対して（事例2）

事例2では死別反応（悲嘆反応）を呈しているため，初期の支援と専門的ケアへのつなぎが必要となる。したがって，表Ⅳ-17 の項目を踏まえた対応に留意する。

Q6 (事例1，2共通) 医療チームが活動を行ううえで準備すべきことや知っておくことはどのようなことですか？

> **A6への誘導**
> ▶被災者の健康問題と関連する問題は？
> ▶現地での活動のために準備することは？
> ▶炎天下での医学，保健，福祉などの支援の関係機関と主な役割は？
> ▶対応後のフォローとして必要なことは？

A6 1. 被災者の健康問題への包括的対応
保健医療福祉分野での対策としては，災害では心，身体，運動，栄養，対人交流，生活習慣などの健康問題が継続して課題となるため，包括的な健康問題への対策として保健事業計画を講じる必要性がある。就労，経済，生活面での問題も併存しているため，生活支援対策などとの連携も必要である。

2. 災害医療に入る準備
巡回や訪問にあたっては，ルート確保，避難所情報など現場情報が必要となる。保健所や市町村のみならず災害対策本部など行政との連携なくして，継続的な活動は困難である。加えて，現場の行政と連携や調整を行う必要がある。

3. 災害下での関係機関の主な役割
さまざまな支援チームを現地の行政が調整することは負担が大きい。このため，支援チームの受け入れに関しても，当初より窓口を整備して，現地との調整を図るという方針が必要となる。災害医療においては，メンタルヘルス不調者の対応は重要領域の一つであり，市町村，保健所，医師会やJMAT，DMAT（災害派遣医療チーム），DPAT，福祉チーム，栄養士チーム，保健師チーム，JRAT（大規模災害リハビリテーション支援関連団体協議会），DHEAT（災害時健康危機管理支援チーム）などと連携して，活動を行うことが想定される。チーム活動は避難所巡回，ハイリスク者の個別訪問，遺族支援，従事者ケアなど多岐にわたる。また，当然ながら地域のかかりつけ医や関連施設などを尊重することも大切である。地域の医療，保健，福祉など関係機関の協議会のような場が設置されることも多い。その場合，方針なども協議される。

①避難情報⇒自治体
②医療⇒医療機関，医師会，歯科医師会，医療チーム（DMAT，DPAT，JMAT，DHEAT）など
③看護など⇒保健師派遣，看護協会，薬剤師会など
④移送など⇒自衛隊，医療機関，医療チームなど
⑤介護⇒地域包括支援センター，事業所，福祉チーム，JRAT
⑥障害⇒市町村保健福祉・障害担当課
⑦児童⇒児童相談所，児童福祉施設，学校，教育委員会
⑧生活支援⇒社会福祉協議会，ボランティア
⑨栄養⇒栄養士，栄養士チーム
⑩周囲の見守り⇒民生委員など
⑪遺族の支援⇒ピアサポートや分かち合いの会（自助），支援機関，医療機関や保健所，精神保健福祉センターなどの保健機関

4. 対応後のフォロー
- 場合により専門的な医療ケア・DPATや継続的なケア・サポートを勧める
- 必要な相談窓口につながるための援助をすることを伝える
- 他の支援者がかかわっても継続した支援ができるように配慮する
- 継続したサポートを保証する

Q7 保健医療従事者やその他の従事者へはどのようなメンタルヘルスのアプローチが必要ですか？

A7への誘導
▶被災地の従事者の二次受傷とは？
▶従事者の燃え尽き症候群とは？
▶従事者への注意喚起や健康管理とは？

A7

1. 従事者の二次受傷
被災地での支援業務は，従事者にとって強く，持続的なストレスの影響を受け，心身の変調をきたしやすい（表Ⅳ-18）。時に，被災者の心理的反応として，支援者に対して怒りなどの強い感情を向けられることがある。また，被災地勤労者は被災者でもあることを念頭に置く。

2. 燃え尽き症候群
被災者へのメンタルケア業務では，しばしば相手へのこころの働きかけや忍

表Ⅳ-18　支援者に生じやすいストレス症状

- 災害現場の光景が突然目に浮かぶ
- 睡眠障害
- 強い罪悪感，自責感
- 涙もろくなる
- 落ち込みやすい，悲観的
- 興奮気味，常に緊張
- 集中力がなくなる
- 食欲不振
- 強い無気力感，悔しさ
- 気分が優れない
- ゆううつ，気が滅入る
- 飲酒，喫煙量の増加
- 胃腸の調子が悪い
- 怒りっぽくなる

耐を要する。健康が損なわれたり，仕事自体に支障が出るほど，精神的ストレスが高まった状態になることがある。教師，医師，看護師，公務員，相談援助職などの対人援助職は，このような共感性疲労を呈することが少なくない。懸命に働いていた人が突如無気力になり，職場に適応できなくなる症状である。「燃え尽き症候群」とは精神的なエネルギーの使い過ぎによって，精神が衰弱し，感情が枯渇した状態であり，初期の症状は，だるい，頭重など，かぜの引き始めのような症状が表れやすい。従事者にこのような徴候が表れたら早めに対処する必要がある。

3．注意喚起や健康管理

早期から支援にかかわる従事者のこころの健康に関する注意喚起を行う必要がある。また，必要に応じて健康相談や健康管理を支援したり，リラクゼーションの実施やセルフケア研修を行うことも必要となる。それぞれの職場でのメンタルヘルス対策の体制を尊重しながら支援する。

◆文　献

1) World Health Organization, War Trauma Foundation and World Vision International (2011). Psychological first aid : Guide for field workers. WHO : Geneva.〔訳：(独) 国立精神・神経医療研究センター，ケア・宮城，公益財団法人プラン・ジャパン (2012)．心理的応急処置(サイコロジカル・ファーストエイド：PFA) フィールド・ガイド．〕http://saigai-kokoro.ncnp.go.jp/pdf/who_pfa_guide.pdf

V章

精神科救急医療，自殺関連問題に関するトピックス

Ⅴ章 精神科救急医療，自殺関連問題に関するトピックス

1 新しい精神科救急医療の構築に向けて

沼津中央病院　杉山　直也

◆ 新しい精神科救急医療

救急医療では，診療科の違いにかかわらず，常に知識，情報，医療体制のアップデートがめまぐるしい。本書初版発行から今回の改訂までの間に，精神科救急医療もいくつかの大きな転機を経た。平成26（2014）年に精神保健福祉法が改訂され，現在〔平成30（2018）年〕も措置入院制度を中心に見直しが予定されている。

より大きな時代の流れとして，精神科では従来の収容中心から地域生活の場でケアを提供していく体制への推進施策が加速している。この脱施設化（deinstitutionalization）という変革において，地域生活に移行した精神障害者が地域で暮らすうえで，危機介入できる資源の一つとして，救急医療は欠かせない。

地域包括ケアへの転換に伴い，増加する精神科救急医療ニーズに対し，平成30（2018）年度にスタートした第7次地域保健医療計画や最新版の精神科救急医療体制整備事業の実施要綱では，精神科救急医療圏域を明確化する考え方が示されている。精神科医療機関は地域偏在が著しいため，圏域は二次医療圏と同一にはならないことも考慮される。したがって，都道府県ごとに拠点医療機関を整備し，各圏域で役割分担や連携機能を強化した地域医療の体制構築を推進する流れがより明確化されると考えられる。

◆「精神科救急」について

「精神科救急」といった場合，一般救急の場面では，自損行為（自殺企図や自傷行為）での救急搬送など精神疾患を背景とした危機状況を思い浮かべる。一方，精神科医療の場面では精神疾患自体が重篤化し，社会生活や生命の危機に陥った場合を想定している。このように「精神科救急」が示す内容は，場面によって異なる。

日本精神科救急学会は，ウェブサイト上に「精神科救急」を「精神疾患によって自他への不利益が差し迫っている状況」として，対象者の状況によって定義する考え方を提案している。つまり先述の場面はどちらも該当し，対象者の危

機の性質や対応様式に違いがあったとしても精神科救急には変わりないという考え方である。このことは、利用者の状況を中心に定義されていると同時に、あらゆる領域との連携によって成り立つのが精神科救急であって、その協働の重要性が反映されていると理解することもできる。他方、「精神科救急医療」は、「精神科救急医療体制整備事業」として厚生労働省が所管し、自治体(都道府県および政令指定都市)が主体となって実施される事業である。

まとめると、精神疾患や精神障害を対象とし、緊急的な医療が必要な事態やそれへの介入は、体制整備などの状況などによらず「精神科救急」という比較的広い概念が適応されている。そして、行政事業による体制のなかで手順に沿って行われ、公的に認識される仕組みを一般に「精神科救急医療」として呼ぶことが多い、と理解できる。

◆ 心身合併ケースはあまりにも多い

臨床モデルを「身体(からだ)」と「心(こころ)」に分けて、二元論で単純化して考えることは、説明や理解もしやすい。例えば、一般(身体)科と精神科を主管する行政担当は別部門にあり、それぞれの救急医療体制は別々に構築される。しかし、本来人間を対象とする医学や医療において全人的な理解は基本原理である。身体科医療と精神科医療との区分を二元論的に明確化することは、実臨床での矛盾や困難を生じる原因になる場合も少なくない。医療現場では、両者が密接に関連して切り離せないものと実感することは常であり、それは領域を超えた共通認識であろう。

精神科救急の対象とは、単に精神面の均衡が崩れたという状態に集約はできない。しばしば、患者は社会機能・家族機能・生活機能に支障をきたし、多くの場合身体的不具合や合併症を伴っている。逆に身体的な危機状況においても、精神的に不安定になりやすいことは容易に想像される。心身の問題が併存する頻度がきわめて高く、その対応は並行して行われることが合理であるが、実際にはなかなか困難なことが現実的課題である。二元論的な医療区分にとらわれることなく、個々の病態を全人的に考え、どのような医療環境や連携が適切かを個別かつ柔軟に判断する必要がある。

◆ 精神科救急の対象

精神科救急では一般的には精神科的危機状況を扱う。その代表格は「自傷他害のおそれ」という、いわゆる精神保健福祉法による措置要件である。病的な認知や思考、衝動性などによって破壊的な行動のリスクが高まった状況には即刻

介入が必要である。措置入院制度はこのような事態への対応を想定しているが、措置要件が規定する内容を現場で当てはめるうえでは、地域によって取り扱いが異なる場合もある。さらに、身体的損傷や違法行為を伴っている場合なども含まれるため、地域での各領域関係者の連携を通じ、具体的な対応を現場で個別に検討する必要がある。

精神科救急の対象となるもう一つの代表格は「急性精神病状態」である。具体的には支離滅裂などの言動異常があり、食事も排泄も機能的に行えないような事態などで、放置すれば生活機能や社会機能の破綻、二次的問題が生じれば身体機能にも影響が及ぶ。急性精神病状態はさまざまな病態を基礎として生じ得るが、例えば脳の器質的疾患が疑われる場合には、原則としてその精査が優先されるため、やはり心身の医療連携が必要となる。一方、妄想を抱えているものの、社会生活は保たれているようなケースでは、その言動は不自然や奇異に映るかもしれないが緊急性は高くない。しかし、精神障害者では些細なきっかけで生活機能バランスが乱れ、危機状況に陥ることもある。このように精神病状態では身体的問題が併存し、一般救急と連携を要する場合が少なくない。

精神疾患の治療では、精神症状により病識や判断力が低下している場合、患者本人の同意のない非自発入院を検討する必要がある。その法的根拠となるのが精神保健福祉法であり、精神科医療機関への入院において同法が遵守されなければならないことは理解・認識しておくべきである（表V-1）。

◆ 緊急度の定義と分類

一般の救急医療に一次・二次・三次の区別があるように、精神科にも緊急度が存在する。一般の救急医療では、一次が外来対応で帰宅可能なケースに対する救急医療、二次は一般的な医療体制での入院が必要な場合、三次は集中治療室など専門的な対応が必要な場合と考えることが通例である[1]。精神科の場合にもこれに準じた分類が適応でき、二次は一般病床への入院や任意入院、医療保護入院が相当する救急医療、三次は緊急措置入院、措置入院や応急入院が該当すると一般的に考えられている（図V-1）[2]。これを認識主体、あるいは影響の範囲からみた場合、一次から三次の順に個人内・家庭内・社会的救急とも表現する。また当事者の受診意志からみた場合には、軽症から重症に至るにつれ自発的な受診意志が非自発的に特徴を増していくスペクトラムを呈しており、柔らかい（ソフト）救急から堅い（ハード）救急などと称されることもある。

表V-1 精神保健福祉法における入院形態

非自発入院	
措置入院	精神障害者であり、かつ、医療および保護のために入院させなければその精神障害のため「自傷他害のおそれ」がある場合。都道府県知事が2名の精神保健指定医(指定医)に診察をさせ、その結果2名が一致して措置入院が必要と判断した場合に行われる
緊急措置入院	措置入院のうち、急速を要し必要な手続きがとれない場合で、1名の指定医によって判断される。72時間に限る
医療保護入院	精神障害のため、入院医療が必要であるにもかかわらず、患者本人がその必要性を理解することができない病状にある場合に、指定医の診察と患者の家族等の同意によって行われる非自発入院
応急入院	医療保護入院相当の病状であるが、急速を要し患者の家族などの同意が得られない場合に、指定医の診察によって行われる非自発入院。72時間に限る

自発入院	
任意入院	自らの意思で入院する場合。患者本人の同意をもって行われる

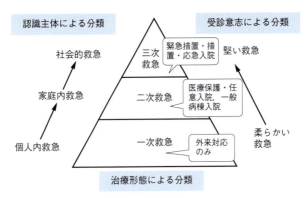

〔文献2〕より引用〕

図V-1 精神科救急事例の分類

Ⅴ章　精神科救急医療，自殺関連問題に関するトピックス

◆ 精神科救急医療体制整備事業

　精神科救急医療は各都道府県が整備する事業であるため，一定の共通構造が設定されている。しかし，その実態は地域間で異なっている場合も少なくない。その理由として，地域によってニーズの発生頻度や特徴が異なること，既存の精神科医療資源の地域差ほか，事業内容の解釈も地域によって少しずつ異なることがあげられる。なお，実施要綱には「24時間365日」の体制とあるが，より上位のルールである精神保健福祉法では救急時間帯を「夜間休日」としており，夜間休日体制を採用している地域のほうが多い。

　当該の地域がどのような体制なのかをあらかじめ確認し，関係者間で共有しておくことが望ましい。

　以下に，本事業要綱に沿って地域の医療体制において稼働している資源について概説する。

①精神科救急情報センターと精神科医療相談窓口

　精神科救急に該当する危機は電話相談や傾聴対応のみでいったん安定化できる場合も少なくないため，事例発生時の電話による相談対応，初期トリアージには大きな意義がある。事業の実施要綱では受診前相談の電話対応について表記した2つの事業を設けており，本情報センターは医療機関調整を担うとされ，措置通報受理などを担っている場合もある。しかしながら，これら受診前相談ニーズの大半は当事者への傾聴対応，助言，医療機関案内などであり，実際には両者の業務はほぼ同等である。とくに身体合併症を有するケースについての病院間調整を事業内で行うことは困難とされ，救急隊・一般医療機関・精神科医療機関の3者で協議されることがほとんどであろう（第Ⅴ章3，p.262参照）。

②常時対応型施設

　常時（24時間365日あるいは夜間休日）の体制で精神科救急ニーズに応需する体制を整えている施設をいう。診療報酬における精神科救急入院料など，一般的な精神科病棟に比べ人員配置などが高い病棟を有することが要件である。

③病院群輪番型施設

　当番制によって精神科救急患者を受け入れる施設である。

④身体合併症対応施設

　最新の精神科救急医療体制整備事業実施要綱では，身体合併症対応が可能となる医療施設を，地域の協議の場（連絡調整会議という）において設定することとなっている。

1 新しい精神科救急医療の構築に向けて

a．並列モデル：重症例

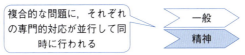

b．縦列モデル：多くを占める中等～軽症例

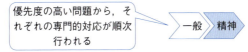

図Ⅴ-2　2つの連携モデル

◆ 連携モデル：地域全体で総合診療を

　精神科の医療資源は，一般の病院と別々に行政管理され，存立している。前述のとおり精神科医療は精神保健福祉法が適応され，精神科特例により人員構造は低く抑えられており，身体管理能力は限られている。このため全人的な総合診療のためには医療連携において工夫する以外にない。

　連携の仕方は並列モデルと縦列モデルの2通りに区分される（図Ⅴ-2）。精神科医の在籍や病床を有する総合病院のような，心身の両面に同時対応できる並列モデルは理想的であるが，実施可能な病院は僅少であり現実的ではない。多くの医療機関では縦列モデルを活用せざるを得ない。地域の医療機関は互いの事情をよく把握し，できるだけ積極的に顔の見える関係を構築し，それぞれが責任的役割を適切に果たせるよう相互に理解し配慮することが必須である。医療体制を構築するうえでは，地域全体で総合診療を実現するイメージをもつと理解しやすい。

◆文　献
1) 日本救急医学会ＥＲ検討委員会：ERシステム　FAQ. http://www.jaam.jp/er/er/er_faq.html
2) 平田豊明：「精神科救急」の定義についての提案. 2013年6月4日. http://www.jaep.jp/topics/qq130619.pdf

V章 精神科救急医療，自殺関連問題に関するトピックス

2 地域における精神科と救急科の協働

埼玉県立精神保健福祉センター　塚本　哲司

◆ 身体合併症医療体制の整備

　精神科救急医療機関の多くが精神科単科であることから，身体合併症を有する精神障害者（以下，身体合併症患者）の医療体制の整備が，喫緊の課題となっている。国は精神保健福祉法第41条第1項の規定に基づき，「良質かつ適切な精神障害者に対する医療の提供を確保するための指針」を定めた。「身体疾患を合併する精神障害者に対する医療を提供するための体制の確保」という精神病床の機能分化に関する事項では以下の2つの体制を推奨している。第一に「身体疾患を合併する精神障害者については，身体疾患を優先して治療すべき場合や一般病床に入院しているときに精神症状を呈した場合等において，精神科以外の診療科と精神科リエゾンチーム（精神科医，専門性の高い看護師，薬剤師，作業療法士，精神保健福祉士，臨床心理技術者等の多職種からなるチームをいう。）等との連携を図りつつ，身体疾患を一般病床で治療することのできる体制を確保する」，第二に「総合病院における精神科の機能の確保及び充実を図りつつ，精神病床においても身体合併症に適切に対応できる体制を確保する」としている。

◆ 地域における精神科と救急科の協働を実現するために

　精神科（医療機関）と救急科（救急医療機関）の協働を実現するためには，相互理解の構築が不可欠である。

　例えば，精神科医療においては，対象を「疾病性（illness）」と「事例性（caseness）」との2軸から検討する。「疾病性」とは医学的重症度であり，「事例性」とは社会生活において自他に深刻な不利益をもたらしている行動や状況をいう。「事例性」という視点が身体科医療にはなじみが少ないことが，身体科医療と精神科医療との間で摩擦を引き起こす大きな要因となっていると考えられる[1]。

　また，身体科救急医療機関のスタッフが，精神保健福祉法に定められた非自発入院に関する要件などに関する知識をもち合わせていないと，協働を阻害してしまうことにもなろう。

精神科病院前救護（受診前相談）においては，トリアージによって身体合併症の存在が確認された場合，精神疾患の重症度，事例性，身体疾患の重症度，地域の医療体制を考慮し，医療機関を選定することとなる（図V-3）。精神科病院前救護における医療機関の選定については，松岡らの「精神・身体合併症：実践的トリアージ（試案）」を参考にされたい[2]。

◆ 縦列モデルを整備する取り組み

救急医療機関における精神科診療機能（並列モデル）を強化するため，国は診療報酬に「総合入院体制加算」や「精神疾患診療体制加算」を創設するなどの政策誘導を行っている。しかし，身体合併症医療需要に対応するためには，縦列モデルの整備も併せて行う必要がある（第V章1図V-2参照，p.257）。以下では，都道府県における取り組みについて紹介する。

1. 愛知県精神・身体合併症連携推進事業

医療圏内の救急医療機関と精神科医療機関がペアを組み，「連携パス」を作成・活用し，身体合併症患者を救急医療機関で救急治療後，速やかに精神科医療機関に転院させるシステムの構築を進めている[3]。

2. 東京都地域精神科身体合併症救急連携事業（東京都区西北部二次医療圏の取り組み）

基幹精神科医療機関に区西北部精神科情報センターを開設し，24時間365日で区西北部の連携救急医療機関から，搬送患者のうち身体科治療が終了後に精神症状への対応が必要な患者についての相談に応じ情報を集約して，協力精神科医療機関への搬送までのコーディネートを行っている[4]。

3. 埼玉県精神合併症患者連携体制整備事業

救急搬送時における搬送困難事案の解消を図るため，救急医療機関で身体疾患の初期治療が施された救急患者が，精神疾患により診察または入院が必要な場合に，原則として24時間365日体制で受け入れる旨の協定を〔地域メディカルコントロール（MC）協議会，救急医療機関および精神科医療機関の三者間で〕締結した精神科医療機関に対し，人件費や空床確保費などの必要な財政的支援を行っている。

Ⅴ章 精神科救急医療,自殺関連問題に関するトピックス

a. ケース1

精神疾患の重症度:非自発入院治療レベル
身体疾患の重症度:二.五〜三次救急レベル ➡ 身体科救急へ

b. ケース2

精神疾患の重症度:非自発入院治療レベル
身体疾患の重症度:一〜二次救急レベル

⬇ ⬇

精神科医で対応可能な場合　　　身体科医の対応が必要な場合

後日,転院　　　　　　　　　　身体科治療後に精神科病院(縦列モデル)
などを検討 ⬅ 精神科病院へ　　　or
　　　　　　　　　　　　　　　総合病院(並列モデル)

c. ケース3

精神疾患の重症度:非自発入院治療レベル
身体疾患の重症度:非救急レベル

身体科医の治療を ⬇　　　　　　⬇ 身体科医の治療を
精神症状が落ち着くまで待てる　　精神症状が落ち着くまで待てない

後日,転院
などを検討 ⬅ 精神科病院へ　　　総合病院(並列モデル)

d. ケース4

精神疾患の重症度:非自発入院治療レベル
身体疾患の重症度:身体鑑別が必要

⬇ ⬇

身体疾患の可能性が低い　　　　身体疾患の可能性が高い

後日,転院
などを検討 ⬅ 精神科病院へ　　　総合病院(並列モデル)

e. ケース5

精神疾患の重症度:非自発入院治療レベル
身体疾患の重症度:身体既往症が判明

⬇

個々のケースに応じて
精神科病院 or 総合病院(並列モデル)

図Ⅴ-3　精神・身体合併症:実践的トリアージ(試案)

〔文献2)より引用・改変〕

◆ 縦列モデルの制度設計

前述した先行事例を参考に,地域における精神科(医療機関)と救急科(救急医療機関)の協働(縦列モデル)を構築するための制度設計として,以下のことがあげられよう。

①救急医療機関は,消防機関や精神科医療機関から合併症患者の受け入れ要請があった場合,原則として 24 時間 365 日体制で受け入れ,身体疾患の治療を行う

②転院相談においては「連携パス」を活用する

③転院調整機関を設置する

④精神科医療機関は,救急医療機関から身体合併症患者の診察または入院について依頼を受けた場合,精神保健福祉法にのっとったうえで,原則として 24 時間 365 日体制で対応する

⑤精神科医療機関に転院後,合併症患者の容体が急変し,身体疾患の処置が必要となった場合,救急医療機関は原則として 24 時間 365 日体制で対応する

⑥対応した身体合併症患者事例を検証するなど,地域 MC 協議会,救急医療機関および精神科医療機関の連携を強化するため「連携検証会議」を設置する

⑦地域医療計画に縦列モデル事業を位置づける

◆文 献

1) 日本精神科救急学会編:精神科救急医療ガイドライン 2015 年版,へるす出版,東京,2015.
2) 松岡孝裕,平田吾一,山下博栄,他:「スーパー救急型」総合病院有床精神科における措置入院,身体合併症,自殺企図事例への対応;その実状と課題について.臨床精神医学 43:589-596,2014.
3) 大野美子:精神・身体合併症の医療体制整備;身体科と精神科の医療をつなぐ取り組み.第 41 回全国精神保健福祉業務研修会 in 岡山資料集:43-54,2017.
4) 中村満,奈良真起子:東京都区西北部二次医療圏における精神科医療情報センターの取り組み.第 23 回日本精神科救急学会学術総会抄録集:125,2015.

V章 精神科救急医療，自殺関連問題に関するトピックス

3 精神科救急医療体制における受診前相談―精神科救急情報センターと精神医療相談窓口

特定非営利活動法人メンタルケア協議会　西村　由紀

◆ 精神科救急医療体制整備事業と受診前相談窓口の設置状況

　精神科に通院中の患者が危機的状況に陥ったとき，あるいは初めて精神的に具合が悪くなり，どのように対応したらよいのかわからない，救急受診したほうがよいのかと感じたとき，相談できる先は限られている。とくに，夜間休日で精神科医療機関や保健所などの公的機関が休みのときには，相談先に困る。一般の救急病院では，精神科救急を扱っていないことが多い。困った末に，119番通報や110番通報の多用，医療機関への頻回なアクセスや電話相談に至ってしまっている実情がある。

　厚生労働省は平成7（1995）年度より精神科救急医療体制の整備を始め，緊急な医療を必要とするすべての精神科患者が迅速かつ適切な医療を受けられるように，都道府県を実施主体として整備を進めている。そのなかで，精神医療相談事業として「24時間精神医療相談窓口」と，身体疾患を合併しているものも含め，緊急な医療を必要とする精神科患者の搬送先連絡調整機能をもつものとして「精神科救急情報センター」も設置が努力義務となっている。

　精神科救急情報センターは，都道府県や政令指定都市が実施する精神科救急医療体制を利用するための窓口で，精神保健福祉士や看護師などの専門の訓練を受けた相談員が配置され，必要に応じて精神科医の指示を受けられる体制をとることが望ましいとされている。都道府県によって，措置入院や医療保護入院，任意入院，外来診療まで広く一元的に扱うところや，医療保護入院だけなど一部の精神科救急を扱うところがある。後者の場合，措置診察を求める通報を受ける窓口が別に設置されている。また，一般住民からの精神医療に関する相談を受ける「24時間精神医療相談窓口」は情報センターと一体的に運営されている自治体も多く，分離しているところでもその役割分担の仕方は自治体によって異なる。

　平成22（2010）年に精神保健福祉法の一部が改正され，上記のように，都道府県に体制整備の努力義務が法律上位置づけられたことに伴って全国で整備が進んでいる。平成28（2016）年度の調査[1]によると，「精神科救急情報センター」の設置状況は，38都道府県で設置され，「24時間精神医療相談窓口」は，29都

3 精神科救急医療体制における受診前相談―精神科救急情報センターと精神医療相談窓口

道府県で設置されていた。24 時間 365 日の開設が望ましいとされているが，夜間休日のみ（24 都道府県），または限定した時間帯（5 都道府県）に対応している自治体が多く，24 時間 365 日対応しているのは 15 都道府県であった。

　精神科救急情報センターと精神医療相談窓口は，精神科救急医療における「受診前相談」の役割を担っている。救急電話相談の精神版と考えていただくと理解しやすいかもしれないが，受診調整まで行う点などは大きく異なる。本稿では，その「受診前相談」の役割や機能について解説する。

◆ 受診前相談の 2 つの役割

　受診前相談には，大きく分けると 2 つの大きな役割がある。一つは精神科救急医療につなぐための"トリアージ"であり，もう一つは精神症状の悪化や揺らぎによるつらい状況を当日当夜凌ぐための助言をする役割である。一般住民からも相談を受けている場合は，圧倒的に後者の役割が多くなる。なぜなら，精神科救急は身体科救急とは異なり，少し具合が悪くなったらすぐに受診することが治療的に有効とはかぎらないからである。精神科の治療は，一部の急性期を除けば，患者と主治医との治療関係のなかで時間をかけて行われる。その過程において，多少の精神状態の揺らぎがあっても，次に主治医を受診できるまでの時間を乗り越えていくことも大事になる。実際に相談だけで落ち着けるケースや，何とかその日を凌げるケースが多い。

　しかし，次の主治医の診療まで待てないような症状の悪化や行動化，薬の副作用などが起こっている場合には，精神科救急受診が必要になる。このような受診が必要な状態かどうかのアセスメントや，入院が必要か外来受診ですむかなどアセスメントと医療機関へのつなぎを合わせたものが"トリアージ"の機能である。トリアージの結果，救急医療機関の受診までは必要ないと判断されたとき，「それでは受診以外でどうやってしのぐか」の助言を行うのがもう一つの機能である。

　いずれの機能を必要とする相談者であっても，受診前相談の相談員は，相談者の気持ちを和らげ，少しでも楽に相談を受けられるような受け答えが求められている。相談者に合わせた声のトーン，話す速度，質問の仕方，相談者自身やその家族などへの配慮のある助言が求められる。

◆ トリアージの原則

　精神科救急のトリアージにおいて，もっとも大事なことは「身体優先の原則」である。精神症状の陰に身体疾患が隠れていることが少なくない。精神疾患だ

V章 精神科救急医療，自殺関連問題に関するトピックス

から精神科入院させてほしいと相談してきたケースで，さまざまな種類の脳炎，血糖値異常，敗血症，電解質異常などが原因であったことが後で判明したケースが数多くある。電話で症状を聞き取るだけではなかなかわからないので，やはり検査を受けてもらう必要がある。精神症状を初めて呈している場合はもちろん，精神科既往のある患者であっても，これまでとは異なる症状である場合や原因不明の急激な悪化である場合は，まず身体疾患が隠れていないか，身体疾患からくる器質性の精神症状ではないかを疑ってみる必要がある。

次に，「自傷他害のおそれ」が高い場合で，患者の家族などだけで対応し，事故につながりかねないケースについては，警察への相談を勧めることである。精神保健福祉法第23条に定められた通報に該当するかどうかは別にして，警察に安全確保のためにも臨場してもらうことを勧めている。

身体疾患と自傷他害のおそれに対処できていれば，命にかかわる緊急事態は避けられる。それらに該当しなければ，症状レベルに合わせて入院や外来を選択する。症状レベルが微妙で判断に迷う場合は，基本はオーバートリアージとしている。

東京都精神科救急情報センターから精神科二次救急につながったケースは平成28年度で588件であった(図V-4)[2]。その半数は，初めての入院であった。まったく精神科既往のないケースや，それまでは外来通院のみですんでいたケースである。残りの半数は精神科入院歴があるが，そのうちの20%は3カ月以内に退院してきたばかりであった (図V-5)。統合失調症による幻覚妄想状態がもっとも多いが，認知症のBPSD，双極性障害や発達障害，パーソナリティ障害による興奮状態，幅広い病名の希死念慮などもあった (図V-6)。幅広い症状について緊急度をアセスメントしなければならない。

外来のみの精神科初期(一次)救急に該当するケースは少ない。平成28年度は78件であった(図V-4)。外来受診だけですむであろうと思われるケースは，翌日に主治医を受診するまでを待てる場合が多い。精神科初期(一次)救急につなげたケースは，薬の副作用や断薬による離脱症状，症状が幻覚妄想や興奮状態など重めである場合などである。主治医との治療関係を考慮し，処方は主治医を受診できるまでの数日分にとどめておくことが原則である。

精神身体合併症に対応できる医療機関への入院が必要であるかの判断については，精神科救急医療で受診する医療機関がどの程度身体疾患に対応できるかによって変わってくる。都道府県によって，あるいはその日の当番病院によっても大きく変わる。

これらのトリアージにおいて，医療的な判断が必要な場合は医師の指示を仰ぐ必要がある。その場合の受診前相談の相談員の役割は，的確な情報収集と正確な伝達である。相談者の訴えを一方的に聞くだけでなく，必要な情報を積極

3 精神科救急医療体制における受診前相談—精神科救急情報センターと精神医療相談窓口

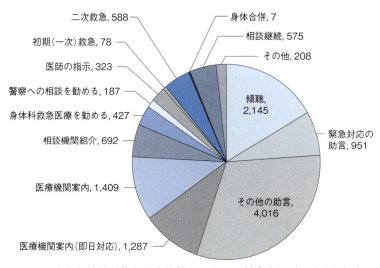

図V-4 東京都精神科救急医療情報センターの対応内訳（平成28年度，n=12,893）

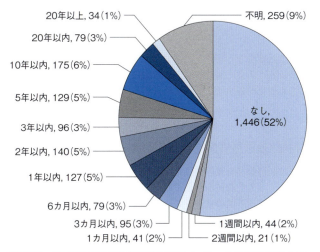

図V-5 東京都精神科救急医療情報センターから二次救急へつないだケースにおける直近の精神科入院歴（平成24～28年度，n=2,765）

V章 精神科救急医療，自殺関連問題に関するトピックス

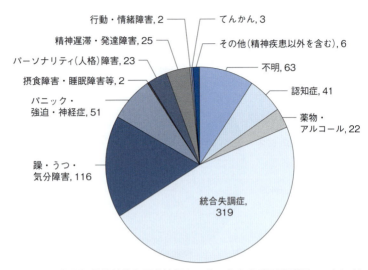

図Ⅴ-6 東京都精神科救急医療情報センターから当番医療機関へつないだケースの診断名（平成28年度，n=673）

的にとることが必要である。ただし，侵襲的にならないよう言葉や態度に気をつけなければならない。また，電話相談においては，「言った/言わない」の問題が生じることが少なくない。聞き取った情報や伝えた内容，返ってきた返事などは，チェック項目に漏れがないよう記載し，重要なことは述べられたとおりに言葉を正確に記録することが求められる。

そして，相談員は医師の指示に従って，相談者と医療機関との間を調整する。

◆ 精神科救急医療機関を利用する条件

精神科救急医療機関を受診する必要がありそうな場合，受診に必要な条件を確認し整えることも受診前相談の役割である。条件は，法律に則って決められていることと，都道府県の救急システムによってそれぞれ独自に決められていることがある。

例えば，東京都精神科救急情報センターにおいては，精神科二次救急に必要な8条件は，次のとおりである。

①精神症状レベルが医療保護入院に該当すること
②身体合併症がないこと

③明らかな自傷他害がないこと
④飲酒や薬物使用中でないこと。依存症の治療を目的としないこと
⑤医療保護入院の同意者になれる患者の家族が精神科入院と隔離拘束に同意し，原則として同伴すること
⑥医療費が支払えること
⑦安全に医療機関へ搬送できること
⑧受診する医療機関の担当医師が受け入れを了承すること

ただし，それぞれの項目の裏にある意味に照らし合わせ，柔軟に運用することも必要である。例えば，飲酒によって診察や正確な診断ができないことを避ける目的で飲酒状況について確認するが，最終飲酒の時間や量，意識状態などを確認し，診察する医師と相談のうえ，どの程度アルコールが抜けたら診察できるかを決めていく。

また，医療保護入院の同意者になる予定の患者の家族が到着する時間がやむを得ない事情で遅れる場合，電話同意をどこまで活用するか，また健康保険証（被保険者証）の提出が後日になる場合など，個別の事情を考慮する場合もある。

同様に東京都の精神科初期（一次）救急に必要な8条件は，次のとおりである。
①精神症状レベルが外来だけで対応可能なこと
②身体合併症がないこと
③飲酒や薬物使用中でないこと。依存症の治療を目的としないこと
④本人の明確な受診意志があること
⑤医療費を支払えること
⑥安全に医療機関へ搬送できること
⑦初期（一次）救急実施時間内に医療機関へ到達できること
⑧受診する医療機関の担当医師が受け入れを了承すること

到着時間などは，緊急度によって，担当医療機関の受け入れ体制の許す範囲内で考慮するなど，柔軟な対応がなされる場合もある。

◆ 助言における注意点

当番医療機関を受診せずに，助言を行うケースのなかには，「身体優先による身体救急病院の受診や検査を勧める」「自傷他害のおそれがありそうなために警察を呼ぶことを勧める」など，重症なケースもある。また，救急でなくてもできるだけ早めに身近な精神科医療機関を受診するよう受診勧奨をしなければならないケースもある。

Ⅴ章　精神科救急医療，自殺関連問題に関するトピックス

　逆に，少しの不安から夜中に頻回に受診前相談の電話相談を利用し，かえって眠れなくなり具合が悪くなったり，昼夜逆転の生活を招いてしまう場合もある。受診前相談では，緊急性のない相談を長く聞いたり，頻回な相談を漫然と受けることはせず，適正な利用を促すことも必要である。それによって，相談窓口が塞がってしまい救急ケースに対応するという本来の機能を果たせなくなってしまうことを避けることもできる。

◆ 救急医療における地域の問題点の集約

　精神科救急情報センターや精神医療相談窓口で受診前相談を受けていると，その地域の精神科救急のニーズがみえてくる。また，現行の救急医療体制では対応できない事態が起こるなど，問題点も明らかになる。地域の精神科救急医療体制の問題点だけではなく，普段のその地域の精神医療福祉全体の問題点がみえてくることがある。これらの問題点を集約し，その地域の行政や医療関係者などへ情報発信していくことができるのが，受診前相談の機能を担う精神科救急情報センターおよび精神医療相談窓口である。

◆文　献
1) 日本精神科病院協会：平成28年度厚生労働科学研究補助金（障害者総合福祉推進事業）；「精神科救急体制の実態把握及び措置入院・移送の地域差の要因分析に関する調査研究」報告書，2017.
2) NPOメンタルケア協議会：東京都精神科医療センター平成28年度実績報告，2017.

V章 精神科救急医療,自殺関連問題に関するトピックス

4 自殺企図者のケアに関する医療システム,相談窓口,社会資源

獨協医科大学埼玉医療センター救急医療科/こころの診療科　五明佐也香

◆ わが国の自殺対策の現状

　警察庁の自殺統計原票を集計した結果によると,わが国の自殺者数は平成10（1998）年に急増し3万人を超え,その後も3万人台で推移してきたため,自殺者の遺族や自殺予防活動,遺族支援に取り組んでいる民間団体から「個人だけでなく社会を対象とした自殺対策を実施すべきである」「自殺対策はボランティア活動中心から行政の仕事中心へ」など,さまざまな声を受け,自殺対策の法制化が必要であるとして,平成18（2006）年には議員立法により自殺対策基本法（平成18年法律第85号）が成立した。

　自殺対策基本法施行から10年が経ち,内閣府において自殺総合対策大綱を3度策定し,さまざまな取り組みを推進してきたことにより,自殺者数は平成22（2010）年以降7年連続して減少してきたが,今なお2万人を超える状況が続き,わが国における自殺死亡率は,主要先進7カ国でもっとも高い状況にある。さらなる取り組みが求められるなか,自殺の背景には精神保健上の問題だけではなく,過労,生活困窮,いじめなど,その他さまざまな要因があり,その多くが防ぐことのできる社会的な問題とされ,そうした基本認識の下,平成28（2016）年3月には,地域レベルの実践的な取り組みによる生きることの包括的な支援としてその拡充を図り,自殺対策をさらに総合的かつ効果的に推進させるため,自殺対策基本法が改正された。

　法改正と並行して,平成28年4月には,これまで内閣府の所掌であった自殺対策業務が厚生労働省に移管されるとともに,厚生労働省に自殺対策推進室が設置され,内閣府の担ってきた事務が引き継がれた。自殺対策推進室では,自殺総合対策に関する調査研究,人材育成,普及啓発のほか,地域における自殺対策を総合的かつ計画的に推進するため,保健,医療,福祉,労働その他の関連施策の有機的連携を図り,厚生労働省内で横断的に取り組んでいる。平成28年の自殺対策基本法の改正を踏まえて,平成29（2017）年7月には,政府が推進すべき自殺対策の指針として,「自殺総合対策大綱～誰も自殺に追い込まれることのない社会の実現を目指して～」が閣議決定された。自殺総合対策大綱では,誰も自殺に追い込まれることのない社会の実現に向けて,自殺対策基本

V章 精神科救急医療,自殺関連問題に関するトピックス

法の改正などの法整備に取り組んでいき,自殺対策を社会における「生きることの阻害要因(自殺のリスク要因)」を減らし,「生きることの促進要因(自殺に対する保護要因)」を増やすことを通じて,社会全体の自殺リスクを低下させる方向で推進していくことを目指している。また,当面の重点施策として,地域レベルの自殺対策の実践的な取り組みをPDCAサイクルを通じて推進,強化すること,精神科医療,保健,福祉などの連動性の向上,子どもや若者の自殺対策をさらに推進すること,政府で取り組んでいる「働き方改革」による長時間労働やパワーハラスメントの防止,職場におけるメンタルヘルス対策などの職場環境の改善による自殺防止対策を推進することに取り組むことが明示されている。また,自殺死亡率を先進諸国の現在の水準まで減少させることを目指し,平成27(2015)年の自殺死亡率18.5から30%以上減少させ,13.0以下とする数値目標が掲げられている。

◆ 精神面の問題に関する相談窓口

救急医療従事者にとって,自殺未遂をした患者を退院させるときに,どのように地域につなげていくのかは難しい問題である。しかし,以下で紹介する最寄りの保健所や精神保健福祉センターと平時より連携を図り情報を共有しておくことは,とても大切なことであり,互いにとってはもちろん,患者にとってもとてもメリットがあることである。

1. 保健所

保健所は都道府県,指定都市,中核市,保健所政令市,特別区に設置主体がある。患者の住まいの近くにも必ず保健所はある。そこでは医師,精神保健福祉士,保健師,看護師,臨床心理士や作業療法士,精神保健福祉相談員などの精神医療の専門家たちが多く働いている。地域保険法および精神保健福祉法に基づいて業務が行われており,自殺対策に関しては,知識の普及・啓発や研修,組織の育成や相談,訪問指導,社会復帰および自立と社会参加への支援を行うとともに,入院および通院医療関係事務や市町村への協力や連携など,地域住民の精神的健康の保持増進を図るための諸活動を実施している。具体的には患者本人やその家族などに,面接・電話などにより保健師・精神保健福祉士などの専門職が相談を行ったり,場所によっては医師による相談の時間が設けられているところも多くある。また専門職員が自宅訪問をして支援したり,危機介入的な訪問なども行っている。救命救急センターで困った症例があった場合,相談すると,行政の立場でのアドバイスをもらえ,訪問などの相談にも乗って

もらえる。訪問依頼をする際は、患者本人もしくは患者の家族から了解を得ておくことが必要である。

2. 精神保健福祉センター

精神保健福祉センターは都道府県,指定都市に設置主体がある。精神科業務経験のある医師や精神保健福祉士,臨床心理士,保健師,看護師,作業療法士,精神保健福祉相談員などの精神医療の専門家たちが多く働いている。精神保健福祉法に基づいた業務が行われており,精神保健の向上および精神障害者の福祉の増進を図ることや,企画立案,技術指導および技術援助,人材育成,普及啓発,調査研究,精神保健福祉相談,組織育成,精神医療審査会の業務や精神障害者保健福祉手帳の判定業務など,さまざまな業務を行っている。自殺対策に関しては,保健所に比べてより複雑であったり困難であるような精神障害福祉・保健の相談や指導を行っており,一部のセンターにおいては,訪問指導や保健所員などに対する技術指導・援助としての同行訪問,また採算のとれにくい,引きこもり相談,依存症相談・家族教室,自死遺族支援活動などを実施している。

3. 社会的な問題に関する相談窓口

自殺の原因はさまざまであり,必ずしも精神的な問題には限らない。本項では社会的な問題による自殺を防ぐためのさまざまな取り組みや対策をあげる。

1) 地域における相談体制,相談窓口など

自殺を防ぐため地域における相談体制の充実を図り,相談しやすい体制の整備を促進するため,都道府県・政令都市が実施している公的な電話相談事業に全国共通の電話番号を設定し,平成20 (2008) 年9月より「こころの健康相談統一ダイヤル」(0570-064-556) として運用を開始した。さらに厚生労働省では,生きにくさ,暮らしにくさを抱える人からの相談を24時間365日無料で受け,具体的な問題解決につなげるための電話相談事業「よりそいホットライン」(0120-279-338) を補助事業として実施している。生活や暮らしに関する相談,外国語による相談,性暴力やドメスティックバイオレンス (DV) など女性の相談,性別や同性愛などにかかわる相談,死にたいほどつらい気持ちについての相談,などさまざまな相談を受けて,必要に応じて他の支援機関につないでいる。

2) 多重債務の相談窓口

多重債務相談窓口はすべての都道府県および99％の市町村において整備されており,窓口で債務整理などの解決方法の相談・検討を行った後,低利の貸

V章 精神科救急医療，自殺関連問題に関するトピックス

し付け（セーフネット貸付）を活用することもできる。

3）失業者などに対する相談窓口の充実など

厚生労働省では，失業者に対してハローワークなどの窓口においてきめ細かな職業相談を実施し，早期再就職のためのさまざまな支援を実施している。全国の主要なハローワークなどにおいて，臨床心理士，弁護士などの専門家による巡回相談を実施するとともに，「ハローワークインターネットサービス」において，失業に伴う公的保険などの変更手続きなど失業に直面した際に生ずるさまざまな生活上の問題に関連する情報提供を実施している。また，ニートなどの若者の職業的自立を実現するために，地方自治体との協働により，地域の若者支援機関からなるネットワークを実現するとともに，その拠点となる「地域若者サポートステーション」を全国に設置し，キャリアコンサルタントなどによる専門的な相談，合宿を含む生活面などのサポートと職業実習を行う「若者無業者等集中訓練プログラム」を実施している。

4）経営者に対する相談事業

中小企業庁では，全国どこからでも1つの電話番号で資金繰りや経営相談など，どこに相談したらよいか困っている中小企業者から幅広く相談を受け付ける「中小企業電話相談ナビダイヤル」（0570-064-350，最寄りの経済産業局中小企業課につながる）を実施している。

5）法的問題解決のための情報提供

日本司法支援センター（法テラス）では，法的トラブルを抱えて困っている人に，「法テラス・サポートダイヤル」（0570-078-374）をはじめ，全国各地の地方事務所の窓口で，法的トラブルの解決に役立つさまざまな法制度や各種相談窓口についての情報を無料で提供する情報提供業務や，経済的な理由で弁護士・司法書士の法的援助を受けることが困難な人を対象に無料で法律相談を行うなどしている。法テラスには，多重債務などの金銭問題をはじめ，男女・夫婦に関する問題や，職場でのいじめや解雇などの労働問題など，さまざまな問題についての相談が寄せられている。

4．民間団体との連携を強化する取り組み

民間団体による地域に密着したさまざまな取り組みは，わが国における自殺対策において，なくてはならないものである。自殺対策基本法の制定以前より，民間団体により，電話相談などの自殺のリスクの高い人への危機介入などの直接的な自殺予防の活動や，自死遺族などへの心理的ケアなど，幅広い対策が行われている。内閣府では民間団体における人材養成を支援するため，さまざまな活動分野に対応した『ゲートキーパー養成DVD（MHLWchannel）』[1]を作成

し厚生労働省のウェブサイト上に載せるなど多様な取り組みをしている。また，厚生労働省では，各地域の医療，学校，警察，職場などの関係機関が連携体制を作る拠点となる「地域自殺予防情報センター」事業を各都道府県・指定都市において実施している。

◆文　献

1) 厚生労働省：ゲートキーパー養成 DVD（MHLWchannel）. https://www.youtube.com/playlist?list=PLMG33RKISnWjI0JFBIe6i4eyYatP33rq0

5 ACTION-J：わが国から発信された自殺未遂者の自殺再企図抑止のエビデンス

札幌医科大学医学部神経精神医学講座　河西　千秋

◆ 自殺対策のための戦略研究 ACTION-J の経緯

もともと日本の自殺率は世界的に高い水準で推移していたが，とくに平成10(1998)年に自殺者数が急増し，さらに深刻さの度合いを増した。平成17(2005)年に，厚生労働省は，日本人の健康問題のうちとくに解決優先度が高いと考えられるものについては，科学的根拠に基づく対策・方略を開発し，その施策化により問題を解決することを目的として，新たな厚生労働科学研究費補助金事業，「戦略研究」を立ち上げた。そして，戦略研究初年度は，「糖尿病」と「自殺」が研究課題として掲げられた。自殺には2つの研究プロジェクト，地域介入研究：NOCOMIT-Jと自殺未遂者への介入研究：ACTION-Jが立案された。自殺未遂者に対する介入研究が取り上げられた理由は，自殺未遂の既往が，自殺の危険因子としてもっとも明確かつ強力な因子だからである。

ACTION-J研究班は，17施設群21病院，400人近い医療従事者と研究者から構成された。研究は，自殺未遂者が集中する総合病院の救命救急センターと，精神科との連携体制を基盤に実施された。介入の対象者は，21病院の救命救急センターに搬送された自殺未遂者のうち，精神科診断コード，DSM-ⅣのⅠ軸診断を有する患者とした。介入手法はケース・マネージメント介入（表V-2）とし，無作為化比較試験によりその有効性を検証した。研究の倫理性に鑑み，ACTION-Jでは，対象者の全員に，自殺企図直後の心理的危機介入，精確な精神医学的評価と心理社会的評価を実施し，心理教育を行い，ケース・マネージメント介入を行った。その後に試験介入群に対して最短でも1.5年間，一定のインターバルを置いてケース・マネージメントを継続実施した。対照群にも初期に濃厚な介入を行うために，本研究では，対照群を通常介入群と呼んだが，通常介入群には，さらに定期的なアウトカム評価のたびごとに，自殺予防に資する情報提供が行われた。

◆ ACTION-J の成果

研究には，914人もの自殺未遂者が登録された。試験介入群では自殺再企図

表Ⅴ-2　ACTION-J で実施された試験介入プログラム

1）危機介入*
2）心理教育*
3）家族などに対する心理教育
4）定期面接と社会的支援の導入*
5）精神科受診の勧奨*
6）精神科と身体科との連携の促進*
7）精神科受診中断者への受診勧奨
8）専用ウェブサイト（心理教育と情報提供）供覧

*通常介入群（対照群）にも実施；定期面接については通常介入群は入院中のみ実施

の発生割合が低く，通常介入群における再企図発生割合を1とした場合の試験介入群における再企図発生割合のリスク比は，割り付け後1カ月の時点で 0.19（95%信頼区間 0.06-0.64, $p=0.0075$），3カ月の時点で 0.22（0.10-0.50, $p=0.003$），6カ月の時点で 0.50（0.32-0.80, $p=0.003$），12カ月の時点で 0.72（0.50-1.04, $p=0.079$），そして18カ月の時点で 0.79（0.57-1.08, $p=0.141$）となり6カ月の時点まではとくに有意な低下が認められた。また，サブグループ解析を行った結果，「女性」，「40歳未満」，そして「過去の自殺企図の既往を持つ対象者」の群で，有意に再企図の発生割合が低かった[1)2)]。

◆ ACTION-J の成果の施策化

ACTION-J は，世界的に初めて，自殺未遂者に対する効果的な介入方略を明らかにした。そのため，国内外で大きな注目を集め，日本においては施策化への期待が寄せられた。ACTION-J に携わった臨床家や研究者は，研究終了後もそのまま研究班のグループを維持し，別に厚生労働科学研究費補助金を得て，ACTION-J のケース・マネージメント・プログラムを忠実に実施することのできる人材の育成と，チーム医療の枠組みをシステム構築するための教育プログラムの開発に着手した（山田光彦研究代表者）。説明するまでもないと思うが，ACTION-J で未遂者の自殺再企図が抑止されたのは，単に自殺未遂者にソーシャルワーク介入をしたからではなく，ACTION-J の規定の複合的介入プログラムを一人ひとりの未遂者に対して忠実に履行したからである。したがって，必要なことは，ACTION-J の介入プログラムをそのまま実施できるような医療現場の整備につながる施策を実施してもらうことであり，それを目標に教育プ

V章 精神科救急医療,自殺関連問題に関するトピックス

表V-3 ACTION-Jの成果が援用された新規診療報酬項目

1. 名称:自殺企図後の患者に対する継続的な指導の評価
2. 対象:入院中,および入院から6カ月以内の自殺企図などによる精神疾患患者
3. 基本的な考え方と内容:精神科リエゾンチームの医師や看護師,精神保健福祉士などが,自殺企図に入院した患者に対し,一定期間継続して生活上の課題や精神疾患の治療継続上の課題を確認,助言および指導を行う場合を評価する
4. 施設基準:自殺企図後の精神疾患への指導に係る適切な研修を受けた専任の常勤精神科医1名および適切な研修を受けた専任の常勤看護師または専任の常勤精神保健福祉士ら1名が適切に配置されていること

ログラムが行われた。研究班は,平成25(2013)年度に講義と実習からなる2日間の研修プログラム・パイロット版を作成し,これを試行的に実施した。

その後,厚生労働省は,平成27(2015)年度に,ACTION-J介入モデルの普及を図るための基盤整備としての「自殺未遂者再企図防止事業」を開始した。全国9施設がこの事業に採択され,確定された教育プログラムを履修した後にACTION-J介入モデルを医療現場で実践し,地域への普及活動も行った。そして,平成28(2016)年度からは,これが新規診療報酬項目,「救急患者精神科継続支援料」として設定されるに至った[3]。

◆ 診療報酬要件と要件研修

「救急患者精神科継続支援料」の算定要件を表V-3にまとめた。これはリエゾン加算を算定することが可能な医療機関に限っての措置であり,たいへん間口は狭いが,不適切でおざなりの自殺未遂者ケアを行って診療報酬請求をすることがないようにという厚生労働省の意図がわかる。

表V-3に明記されている「適切な研修」とは,前述の,2日間にわたるACTION-J介入プログラムの忠実履行を目的とした研修会をベースにしたものにほかならない。研修会名は,「救命救急センターに搬送された自殺未遂者の自殺企図の再発防止に対する複合的ケース・マネージメントに関する研修会」で,研修の概要は表V-4に示したとおりである。平成29(2017)年度までは,厚生労働省「自殺未遂者再企図防止事業」に採択されている病院群が,本研修会を主催し,その開催情報や受講規定は,厚生労働省と後援の日本自殺予防学会のウェブサイト[4]上で広報されている。

5 ACTION-J：わが国から発信された自殺未遂者の自殺再企図抑止のエビデンス

表V-4 救命救急センターに搬送された自殺未遂者の自殺企図の再発防止に対する複合的ケース・マネージメントに関する研修会の構成

（プログラム，第1日目）	所要時間
1．基本的知識 ・自殺予防と自殺未遂者ケア総論（講義） ・精神疾患と自殺（講義）	1.0
2．グループワーク 　　　（危険因子の抽出とアセスメントのための情報収集）	1.5
3．自殺に傾く人とのコミュニケーション 　　　（講義＋ロールプレイ）	1.5
4．初回ケース・マネージメント面接 ・初回ケース・マネージメント面接の実際（講義） ・アセスメントとプランニング（ロールプレイ）	3.0
（プログラム，第2日目）	
5．心理教育（講義＋ロールプレイ）	1.5
6．定期面接におけるケース・マネージメント ・定期面接におけるケース・マネージメントの実際（講義） ・アセスメントとプランニング（ロールプレイ）	3.0
7．事例から学ぶインシデント対応	1.5
8．遺された人の心理（ポストベンション）	0.5
9．チーム医療とセルフケア	0.5
	計14時間

◆ ACTION-J の意義と課題

　ACTION-Jの内容と，その後の施策展開について解説した。この一連の流れは，医療現場での課題から自殺未遂者の再企図防止の医療モデルを考案，予備的研究によりこれが有効であることが示唆され，多施設共同無作為化比較試験へと発展，そこで科学的根拠をもってケース・マネージメント介入が有効であることが示され，そして厚生労働事業化の後に施策化（診療報酬化）されるというエポックな出来事となった。この研究成果を適用できるのは，今の時点で

は,救命救急センターのみであるが,医療従事者が,「こうすれば自殺未遂者の再企図が抑止できる」「自殺企図行動は抑止し得る」という介入方略を得た意義はきわめて大きい。かなり困難なことと考えられている,身体科の二次救急医療における自殺未遂者や自傷患者への対応,介入方略の開発も夢ではないと考えられる。為政者,あるいは厚生労働省の決断により,再び,ACTION-Jのような医療開発研究が実施され,その成果が国民の福利に結びつくことが,切望されるところである。

◆文 献

1) Kawanishi C, Aruga T, Ishizuka N, et al: Assertive case management versus enhanced usual care for people with mental health problems who had attempted suicide and were admitted to hospital emergency departments in Japan (ACTION-J): A multicentre, randomised controlled trial. Lancet Psychiatry 1: 193-201, 2014.
2) 河西千秋,米本直裕,山田光彦,他:自殺企図の再発防止に対する複合的ケース・マネージメントの効果;多施設共同による無作為化比較試験(ACTION-J);その背景と成果・展望. 最新精神医学 20:203-211, 2015.
3) 河西千秋:救命救急センターに搬送された自殺未遂者の自殺企図の再発防止に対する複合的ケース・マネージメントに関する研修会. 精神科臨床 Legato 3:34-37, 2017.
4) 日本自殺予防学会:「救命救急センターに搬送された自殺未遂者の自殺企図の再発防止に対する複合的ケース・マネージメントに関する研修会」開催のお知らせ. http://www.jasp.gr.jp/

V章 精神科救急医療，自殺関連問題に関するトピックス

6 Mental Health First Aid および NOCOMIT-J

岩手医科大学神経精神科学講座／岩手県こころのケアセンター　**大塚耕太郎**

◆ 地域における実践的なメンタルヘルス対策の好事例

　地域のメンタルヘルス対策は保健医療従事者だけでなく，地域の多くの領域の関連機関が連携し，その従事者やボランティアで支えられている。本稿では，幅広い領域が加わり包括的な対策を行うことによる効果的な自殺対策について明らかにした研究である厚生労働科学研究費補助金（自殺対策のための戦略研究）「複合的自殺対策プログラムの自殺企図予防効果に関する地域介入研究（NOCOMIT-J）」，およびゲートキーパーを広く養成する Mental Health First Aid を紹介する。

◆ NOCOMIT-J：厚生労働科学研究費補助金（自殺対策のための戦略研究）「複合的自殺対策プログラムの自殺企図予防効果に関する地域介入研究」

　自殺対策への地域介入試験である NOCOMIT-J（研究班リーダー：大野裕）の学術誌『PLOS ONE』[1]に報告された研究成果を紹介する。NOCOMIT-J では，自殺死亡率が長年にわたって高率な地方郡部地域と近年自殺が増加している都市部地域において，地域の自殺対策事業として一次から三次までのさまざまな自殺予防対策を組み合わせた複合的自殺予防対策プログラム（図V-7）を介入地区で3.5年間実施し，対照地区と比較して，自殺企図（自殺死亡および自殺未遂）の発生に対する予防効果を検証した。

　主たる結果として地方郡部地域では，介入地区におけるプログラム実施率は対照地区よりも明らかに高く，当初期待されていた自殺企図の減少効果が，男性および65歳以上の高齢者で確認され，強い予防効果が得られた。主要評価項目である全体の自殺企図の発生率に関して明確な効果を示さなかったが，これは介入が性別や世代など異なるサブグループに対して異なる効果をもつためであると考察された。一方，都市部地域では明確な効果を示さず，プログラム実施率が影響している可能性が示唆された。

　研究成果を踏まえると，地方郡部地域における自殺対策の実効性を高めるた

V章 精神科救急医療,自殺関連問題に関するトピックス

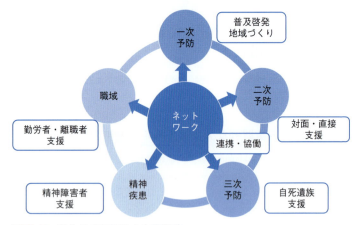

図V-7 総合的で包括的な自殺対策

めには,複合的な自殺対策を行うことが大切である。そして,地域の自殺実態を踏まえながらサブグループごとの介入のポイントを明らかにすることが重要である。一方,都市部地域では人的資源や地域ネットワークの不足などの地域の特性が影響している可能性が考えられ,これらを科学的に検討したうえで介入に優先順位をつけて対策を立案することも重要である。また,介入期間がさらに長くなれば対策の効果が高まるとも考えられるので,対策を継続していくことが必要となる。

NOCOMIT-J の応用という点において介入地区である岩手県久慈地域では,本研究終了後に発生した平成 23(2011)年の東日本大震災で,自殺対策のネットワークが直後の危機介入から復興に際しての地域住民のこころの健康の維持や地域づくりのために大きく役立っている。世界各国で災害後の自殺リスク上昇や自殺率増加の報告がある。岩手県ではこれまで自殺集積性には医療資源の乏しさ,人口密度の低さ,経済的指標などが関連してきたが,震災前3年と震災後3年での各医療圏の自殺の標準化死亡比(SMR)は減少傾向にあり,対策が奏功している実例であると考えられる。

◆ メンタルヘルス・ファーストエイド(Mental Health First Aid ; MHFA)

MHFA プログラムは,2001 年にオーストラリアで Betty Kitchener および

表V-5 メンタルヘルス・ファーストエイドの行動計画

1. り:声をかけ,リスクを評価し支援を始めましょう
2. は:決めつけず,批判せずに話(はなし)を聞きましょう
3. あ:安心(あんしん)につながる支援と情報を提供しましょう
4. さ:専門家のサポートを受けるよう勧めましょう
5. る:その他のヘルプやセルフヘルプなどのサポートを勧めましょう

Anthony Jormによって開発されたオーストラリアの国家プロジェクトであり,現在世界各国で取り組まれている。わが国ではMental Health First Aid-Japanチーム(MHFA-J, 日本代表,筆者)が平成19(2007)年に設立され,国内で日本語版マニュアル「こころの応急処置マニュアル」を翻訳し,研修プログラムの開発と効果検証などの取り組みを継続し,地域精神保健においてメンタルヘルスの問題に関する知識の普及を推進している。

本プログラムは精神保健専門家以外を対象としており,うつ病,不安障害,精神病,物質乱用を教育領域として,心理的危機に陥った人に対して適切な初期支援を行うための5つのステップ(表V-5)からなる行動計画に基づく具体的な対処法を提示している[2]。

MHFA-Jのプログラムは講義形式だけではなく,スモールグループでの議論,ロールプレイなど体験型学習手法が多用される。わが国では開発者のJormやKitchenerへのコンサルテーションを得て,わが国におけるプログラムの効果評価研究をさまざまな形で行ってきている[3]。

また,平成22(2010)年度より内閣府による「自殺対策ゲートキーパー養成研修」プログラム開発に協力し,一般市民,患者の家族,勤労者,民生委員,相談窓口従事者,保健師,薬剤師,医療従事者などの幅広い領域で,MHFA-Jプログラムのエッセンスを導入し,ゲートキーパーの支援方法を習得できるような教育法が開発されている。

平成23年度には日本弁護士連合会の協力による法律相談編,日本薬剤師会の協力による薬剤師編,そして昨今の教育領域の実情を踏まえた教育相談編も加えられた。加えて,平成23年3月の東日本大震災以降,平成23年度には被災地対応編を開発し,被災地のメンタルヘルス対策にも活用されている。現在は厚生労働省の自殺対策のウェブサイトでプログラムが提供されている。このようにMHFAを基にしたゲートキーパー養成プログラムは,わが国の自殺対策において,医療を超えて幅広く地域社会で心理的危機にあるものに接する可能性のある領域への研修法として普及が進んでいる。

V章 精神科救急医療, 自殺関連問題に関するトピックス

◆文 献

1) Ono Y, Sakai A, Otsuka K, et al：Effectiveness of a multimodal community intervention program to prevent suicide and suicide attempts：A quasi-experimental study. PLOS ONE 8：e74902, 2013. https://doi.org/10.1371/journal. pone. 0074902
2) ベティー・キッチナー, アンソニー・ジョーム著, メンタルヘルス・ファーストエイド・ジャパン, 鈴木友理子, 藤澤大輔, 他訳：専門家に相談する前のメンタルヘルス・ファーストエイド, 創元社, 大阪, 2012.
3) Suzuki Y, Kato TA, Sato R, et al：Effectiveness of brief suicide management training programme for medical residents in Japan：A cluster randomized controlled trial. Epidemiol Psychiatr Sci 23：167-176, 2014.

V章 精神科救急医療,自殺関連問題に関するトピックス

7 妊産婦の自殺未遂者ケア

埼玉医科大学総合医療センターメンタルクリニック　安田　貴昭

◆ 妊産婦の自殺の現状

　近年,妊産褥婦の自殺の問題に注目が集まっている。その理由の一つには,周産期医療の進歩により,妊産婦死亡は大幅に減少しているにもかかわらず,多くの妊産婦が自殺で亡くなっているという事実が明らかになってきたことがあげられる。

　厚生労働省が公表している人口動態統計によれば,平成27(2015)年の妊産婦死亡数は39人,出産10万に対する妊産婦死亡率は3.8である[1]。その30年前の昭和60(1985)年の妊産婦死亡数は226人,妊産婦死亡率は15.1である。厚生労働省の定義では,妊産婦死亡は妊娠中または妊娠終了後満42日未満〔ただし昭和54(1979)年～平成6(1994)年までの統計では分娩後42日以内〕の女性の死亡で,直接産科的死亡(産科的合併症による死亡)と間接産科的死亡(妊娠前や妊娠中から存在していた疾患が妊娠の生理的作用で悪化したことによる死亡)を合わせたものである。このなかには,不慮の事故や自殺による死亡は含まれていない。

　一方,妊産婦の自殺は統計がとられていないが,東京都監察医務院と順天堂大学による調査が平成28(2016)年に公表され,東京23区内で10年間に発生した妊婦と産後1年未満の自殺による死亡が63例であり,出生10万に対する自殺率が8.7であったことが報告された[2]。直接的な比較はできないが,前に述べた妊産婦死亡率と比べて,決して看過できない高い自殺率であると考えられる。

　今後,妊産婦の自殺の実態をより正確に把握するための全国調査や死亡診断書の改訂といった届け出の制度の整備などが課題となる。自殺企図後患者の診療にあたる救急医療の現場では,まず医療従事者が妊産婦の自殺の現状を認識すること,そして女性の自殺企図では,既遂,未遂を問わず妊娠出産歴を確認することが第一である。また,事前に多職種との連携ルートを明確にしておき,精神科だけでなく産科や地域の保健師,助産師などと情報共有することなども重要となる(表V-6)。

表V-6 妊産婦の自殺企図において情報共有すべき対象と注意点

情報共有すべき対象	注意点
キーパーソン(パートナー,家族など)	・背景にパートナーからの虐待や家族内の不和があるような場合,キーパーソンの選定には十分に注意を払う必要がある
かかりつけ精神科	・妊娠や授乳を理由に患者の自己判断で通院を中断していることがある ・妊娠授乳期の治療に精神科医が不慣れであることがある
かかりつけ産婦人科	・自殺企図による身体的損傷が妊娠経過や胎児に影響することがあり得る
市町村(母子保健担当課,子育て世代包括支援センターなど)	・特定妊婦に該当する場合で,報告の際は患者の同意を得ることが望ましいが,必須ではない
児童相談所,子ども家庭支援センターなど	・心中や児童虐待などにあたる場合,シングルマザーなどで子どもの保護が必要になる場合に連絡する

◆ 妊産婦で留意すべき自殺に至る精神障害

妊産婦の自殺が一般人口に比べて多いというエビデンスはないが,妊婦では自殺念慮を抱く割合が高いという報告[3]はある。ここでは産褥精神病と産後うつ病を取り上げるが,統合失調症や双極性障害など自殺の原因になり得る精神障害全般について,十分に留意が必要である。

1. 産褥精神病

産褥精神病は産後早期に発症し,自殺や嬰児殺に至ることもある,古くから知られる緊急性の高い精神障害である。最新の操作的診断基準[3]では「産後の気分エピソード(抑うつまたは躁病),精神病性の特徴を伴う」に該当する。
産褥精神病の多くは産後2週間以内に発症する。不眠やいらいらなど,マタニティーブルーズ(ベイビーブルーズ)にも似た症状が強く現れ,その後,せん妄を思わせるような幻覚妄想,奇妙で混乱した言動,焦燥,興奮,緊張病症状など多彩で激しい精神病症状を呈する。病像は変動しやすく,診察時点では

7 妊産婦の自殺未遂者ケア

安定しているようにみえても，その直後に衝動的な自殺や心中に至る危険性は否定ができない。そのため，十分な注意喚起と確実な安全確保が必要となる。

発症頻度は 1,000 分娩に 1～2 例程度であるが，産褥精神病，統合失調症，躁うつ病の病歴，躁うつ病の家族歴などが危険因子であり，それらによって発症頻度は数十％まで高まる[4)5)]。

2. 産後うつ病

産後うつ病も重要な妊産婦の自殺原因の一つである。妊娠中の抑うつ症状は産後うつ病の予測因子であるが，これはいい換えれば，多くの産後うつ病では妊娠中から症状が始まっているということである。そのため最近では周産期うつ病とも呼ばれる。

周産期うつ病は，症状や治療，対応などにおいて他の時期に生じる一般的なうつ病と変わりはない。しかし妊娠中や授乳中のうつ病では，十分な検討や相談がないままに薬物療法が中断されてしまうことがあり，また産後うつ病では患者の家族や患者自身が「育児が大変なのは当たり前」「母親は怠けてはいけない」などと考え，適切な治療や療養に結びつかないことがある。したがって周産期うつ病では，患者や家族に対して丁寧に疾病教育や情報提供を行うことが重要であり，自殺企図による救急受診はその貴重な機会の一つになると考えられる。

また，妊娠中は定期的な妊婦健診があり，心身のケアについて妊婦自身の動機づけも高く，比較的医療の介入が行いやすい。妊娠中から産後にかけて途切れずにメンタルヘルスケアを継続するために，妊婦の救急受診においては，たとえ希死念慮が切迫していない自傷行為のケースなどであっても，かかりつけ産科や地域の保健師などにきちんと情報を申し送ることが重要であることを強調しておきたい。

3. 精神障害のある妊産婦への対応

1）妊産婦の薬物療法

妊産婦の精神障害に対する薬物療法は，リスクとベネフィットを比較検討し，患者やその家族の理解を得たうえで行うことが基本である。一部の薬剤を除き，ほとんどの向精神薬で妊娠中や授乳中の服用のリスクはそれほど高くはない。救急受診している状況であれば，向精神薬を用いるベネフィットはリスクと比較して十分に高いと考えられる。希死念慮が切迫していれば，向精神薬の使用を躊躇すべきではない。

Ⅴ章　精神科救急医療，自殺関連問題に関するトピックス

とはいえ，妊娠中の女性にとっては，どんな薬剤であっても服用することの心理的抵抗は大きいものである。もし，出産した子どもに何らかの問題が生じるようなことがあれば，たとえ妊娠中の服用が無関係であったとしても，服用したことを後悔し，後々まで自分を責め続けることにもなる。そのような母親としての心理を決して軽く考えず，方針の決定にはできるかぎり患者の夫や家族にも加わってもらい，医療従事者としての意見を誠実な態度で述べることが大切である。

2）特定妊婦，要支援児童，要保護児童に関する情報提供

知的障害や精神障害，不安定な経済状況，複雑な家族構成，若年での妊娠や望まない妊娠などの理由で，出産後の育児に困難が予想され，妊娠中から支援を行うことが必要であると考えられる妊婦を特定妊婦という。また，同様の理由で養育支援や保護が必要である子どもを，それぞれ要支援児童，要保護児童という。これらは児童福祉法（第6条の3第5項および第8項）によって定義されている。

年々増加する児童虐待の報告や，虐待による児童の死亡事例の問題が背景にあり，医療機関においてこれらの妊婦や児童を把握したときには，その旨を市町村に情報提供するよう努めること，この情報提供は守秘義務違反にあたらないことが平成28年の児童福祉法改正によって条文に明記された（第21条の10の5）。

自殺企図によって救急受診した妊産婦やその子どもは，特定妊婦や要支援児童などに該当する可能性がある。法律の趣旨にのっとって行政機関に報告することで，より手厚い支援が期待できると考えられる。なお報告にあたっては，なぜ報告が必要なのか，どのようなメリットがあるのかを丁寧に説明し，同意を得ることが望ましく，この場合には情報提供料として診療報酬を算定することが可能である。同意が得られなくても守秘義務違反にはあたらないため，そのことで報告をためらうことがないよう注意されたい。

◆ 妊産婦のメンタルヘルスケアにおける多領域・多職種連携

妊産婦のメンタルヘルスケアは多領域・多職種がチームを組んで取り組むことが必要とされている。産科，精神科，小児科に加えて救命科もチームに加わることで，妊産婦の自殺企図患者が見逃されず，必要なメンタルヘルスケアを確実に継続していけるよう，支援体制をより充実させていくことが期待される。

◆文　献

1) 厚生労働省：平成28年（2016）人口動態統計（確定数）の概況．http://www.mhlw.go.jp/toukei/saikin/hw/jinkou/kakutei16/index.html
2) 竹田省：妊産婦死亡"ゼロ"への挑戦．日産婦会誌 68：1815-1822, 2016.
3) Gelaye B, Kajeepeta S, Williams MA：Suicidal ideation in pregnancy：An epidemiologic review. Arch Womens Ment Health 19：741-751, 2016.
4) 日本精神神経学会監修，高橋三郎，大野裕監訳：DSM-5精神疾患の診断・統計マニュアル，医学書院，東京，2014.
5) Sit D, Rothschild AJ, Wisner KL：A Review of postpartum psychosis. J Womens Health (Larchmt) 15：352-368, 2006.

V章 精神科救急医療，自殺関連問題に関するトピックス

8 自殺で遺された人への支援

未来の風せいわ病院　智田　文徳

　救急医療の現場において自殺企図者に遭遇する機会は多い。ただでさえ多忙ななか，1人でも多くのいのちを救いたいという思いで働いている救急医療従事者にとって，自らの意志で死を選んだ自殺（企図）者の心理を理解することはなかなか難しいことかもしれない。では，ある日突然，何の前触れもなく身内を自殺で亡くした家族の立場ではどうであろうか。ほとんどの場合，自分の家族が自殺をするとは夢にも思っておらず，わけもわからないまま救急の待合室で声をかけられるのを待っているのであろう。何の前触れもなく突然家族を自殺によって失ったとき，人はどのような心理状態に陥るのか，そんな彼らを前にわれわれができること，やらなければならないこととは何であろうか。

◆ 自殺で家族を失うということ

　われわれはその一生のなかで，実に多くの離別とそれに伴う悲嘆を経験する。なかでも死別に伴う悲嘆はもっとも深くつらいものである。精神分析学者のジグムント・フロイトは，愛する人を失うことで生じた悲嘆の現実と向き合い，その悲しみを受け入れ，新しい生き方に気づき，再出発するまでの必要な作業をグリーフワークと名づけ，これが，心を癒やすために重要であると述べている[1]。「グリーフワーク」は個人的なプロセスであり，人それぞれで感情の反応の程度とその連続性，持続期間は大幅に異なる。

　家族を自殺（自死）で失った自死遺族は，故人に対して「なぜ自殺という手段を選ばなければならなかったのか」といった答えのない問いを繰り返すとともに，「自分のせいで自殺したのではないか」「あのとき，あんなことを言わなければ死ななかったのではないか」といった自責感を抱えることが多い。グリーフワークにおいては，死別の事実を受容し，「その人」のいないこれから先の人生について新たな意味を構築していくことにより，初めて回復の過程を歩み出すことができるといわれている[2]。しかし，自死遺族の場合は，「自殺は弱い人間がするもの」「恥ずべきもの」という社会のスティグマや理解不足に曝され，公に故人について語る機会を奪われることが多い。そのため，回復への過程が困難なものとなり，結果としてうつ病やPTSDの発症を伴う「複雑性悲嘆

(complicated grief)」(Prigerson ら,Horowitz ら)あるいは「外傷性悲嘆(traumatic grief)」(Prigerson ら)にまで至ることが決して少なくないことが知られている。

また自殺の場合には日常生活上の困難,借金問題などの経済的な不安と困難,遺族の親族との間の問題といった非常に多岐にわたった課題を複合的に抱えることとなり,自身のグリーフワークに取り組む余裕すらもてないことも多い。

◆ 救急医療の現場で自死遺族への支援に取り組むことの意義

前述のとおり,家族を自殺で失うことは,通常のグリーフワークだけではなく,親族や地域社会あるいは遺族自身のなかにあるスティグマと対峙するといった意味も含まれている。それゆえ,周囲から孤立しがちな自死遺族への支援を救急医療の現場で行うことには大きな意味がある。つまり,自殺者が搬送された病院のスタッフを前に,遺族は自殺の事実を隠匿する必要はなく,さらに,担当した医師や看護師などが支援者となったならば,たとえそれが包括的な支援でないとしても,自分の思いを誰にも語れない遺族にとっては唯一のよりどころにもなり得るからである。

◆ 自殺で遺された人への支援で留意すべきこと

グリーフワークへの支援(グリーフケア)の最終目標は「遺族の故人に対する怒りや憎しみ,恨みの感情を,徐々に赦しや和解へと変化させるとともに,亡くなった人に対する愛の気持ちを育み,遺された者がこれから生きていくための課題を見いだすべく成長していくこと」[1]である。そのため,支援にあたっては以下のような点に留意していただきたい(表V-7)。

グリーフワークは個人的なプロセスであり,回復の主体は遺族自身である。結果として,自死遺族のすべてが必ずしもケアを必要としていないことや,支援を求められるようになるまで相当な時間が必要な遺族もいるなど,支援のあり方が一通りではないことは容易に想像できるであろう。だからこそ,遺族が救急医療に携わるわれわれ支援者との間に安心感と信頼感をもつことのできる関係づくりを第一に考えなければならない。支援者は,遺族が少しでもグリーフワークに専念できるよう,社会生活の多様な側面からケアを行い,そのつど必要な情報を適切なタイミングで提供するなど,遺族に寄り添う姿勢をもち続けなければならない。一方で,自死遺族の抱える問題は非常に多岐にわたっていることから,自分たちだけで支援を完結しようとは思わず,しかるべき支援者や支援団体〔いのち支える相談窓口一覧(都道府県・政令指定都市別の相談

表V-7 大切な人を亡くしたときの感情と有効な接し方

1. 涙も出ない。日常生活ができない
   →話に耳を傾け共感する。励まさない
2. 怒りを感じ「ああすればよかった」と自分を責める
   →「怒りを感じるのは自然なこと」と教え，思い出を語ってもらう
3. 「大切な人はもういない」と気づき，絶望する
   →抑うつ的になるのは心のエネルギーを充電するために必要なことと教える
   必要なら精神科医ら専門家を紹介する
4. 死別したという事実を見つめられるようになる。新しい生き方を考えるようになる
   →自分の力で生活できるよう相談にのる。分かち合いの会などを紹介する

〔文献1）より引用〕

窓口一覧）：http://ikiru.ncnp.go.jp/ikiru-hp/ikirusasaeru/index.html を参照すること〕の情報を遺族に提供するだけでも十分な支援となり得る。

　自死遺族は自殺のリスクが高いことが知られている。つまり自死遺族への支援が次の自殺予防にもつながっている。それゆえ，救命救急の現場においても自死遺族への支援はぜひとも取り組むべき重要な使命であることを理解いただき，それぞれの現場でまずはできることから取り組みを始めていただきたい。

◆文　献

1) 平山正実監：自ら逝ったあなた，遺された私；家族の自死と向きあう，朝日新聞出版，東京，2004.
2) ロバート・A・ニーメヤー著，鈴木剛子訳：「大切なもの」を失ったあなたに；喪失を乗り越えるガイド，春秋社，東京，2006.

Column

救命救急センターから始まる遺族対応

横浜市立大学附属市民総合医療センター精神医療センター　日野　耕介

　本文で解説されたように，救急医療現場は自死遺族支援を始める場となり得る。筆者が所属する医療機関（以下，当院）の救命救急センターにも，身体的な重症度の高い自殺企図症例が多く搬送されるため，残念ながら救命が困難となり，自死遺族に対応する機会も少なくない。救急外来で対応が必要となることもあれば，初期治療後の集中治療室でということもあり，当然その時間帯や繁忙度もさまざまある。いずれにしろ，遺族とやり取りができる時間は限られるため，どのような状況であっても最低限の対応ができるよう，準備をしておく必要がある。そこで当院では，図に示したリーフレットを用意し，どんなに多忙な状況であっても遺族に渡すことにしている。リーフレットはA4用紙表裏1枚となっており，三つ折りになっている。今後起こり得る悲嘆反応について説明し，自殺により当院での治療が終わった後でも相談に乗れることを保証し，連絡先（救命救急センター担当の精神科医療従事者）を明記している。

　リーフレットは救急外来，集中治療室，救急病棟に保管しておき，救急医療スタッフに周知してある。遺族に対する緊急かつ専門的な介入が必要な場合は，精神科専門職から渡すこともあるが，基本的には看護師から渡す機会がもっとも多い。遺族に対して必要書類を渡す段階で「もしよろしければ，これからの手続きで困ったとき，あるいは身体や気持ちがつらくなったときに，この資料をお読みください」と伝え，渡すのである。

　遺族から実際に連絡をいただくのは，自殺後1カ月から半年程度経過した期間が多い。大きな問題を抱え途方に暮れている遺族もいるが，「さまざまな手続きに追われてすっかり忘れていたが，めどがつくとともに何ともいえない気持ちになり，リーフレットの存在を思い出した」と言う遺族も多い。相談者の希望に合わせて電話相談にとどめる場合もあれば，実際に来院していただいたうえで面接を行う場合もある。必要な情報提供を行い，個別の状況や希望に応じて当院でのフォローアップを提案し，適切な支援機関を紹介している。

　ただし，自殺に至ったケースの遺族が，必ずしも救急医療機関に来院するとは限らない。警察官や救急隊員，何らかの手続きのために遺族が訪れる機会の多い公的機関の職員なども，遺族対応についての知識をもつことが望ましい。最近では，遺族支援に関する情報をまとめ，何らかの形（リーフレットやウェブサイトへの掲示など）で提供している自治体も多いため，活用するとよい。自殺未遂者への対応と同様に，自死遺族支援も地域を1つのチームととらえて行われることが望ましい。

大切な人を亡くされた方へ

救命救急センターでは近しい方を亡くされたみなさまの心のケアを行っています

横浜市立大学附属市民総合医療センター高度救命救急センターでは、近しい方を病気、自死や不慮の事故などで突然亡くされたみなさまの心のケアを行っています。

身近な人を亡くした時、誰しも気持ちが落ち込んだり、眠れなくなったり、「あの時自分がこうしていれば」と自分自身を責めたりする感情が起きてくるものです。 通常は、こういった症状は時間の経過とともに自然に良くなっていきます。しかし、なかには長く続いたり、時間が経ってもつらさが増す方もいらっしゃるので、専門的なこころの治療が必要な場合があります。

当センターでは、みなさまの心のケアには精神科の専門スタッフ(医師、心理士など)が当たります。このパンフレットにある症状に心当たりのある方はご連絡ください。誰かに話をするだけでも、心が楽になる場合があります。また、もし治療が必要と判断される方には、その旨をこちらから提案させて頂くこともございます。

お電話いただく際には「パンフレットを見て」と一言お伝え下さい。

連絡先
横浜市立大学附属市民総合医療センター
電話:
受付時間:平日 8:00〜18:00
担当者:精神医療センター
　　　(高度救命救急センター担当)

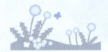

ひとりで苦しんでいませんか?

近しい人が亡くなった時に、つらく苦しい感情が出てくるのは自然なことです。

例えば…
- 感覚を失ったような感じ
- 食欲がなくなる
- 眠れない
- 物事に集中できない
- 「あの時こうしていればよかったのでは」と自分を責める気持ち

などの症状ももでてくることがあります。これらを専門的には**悲嘆(ひたん)反応**といいます。

悲嘆反応は、多くの人が経験するこころの過程です。

悲嘆の時期の気持ちを他の人に話すことは、あなたがこれから生活して行くための助けとなります。

悲嘆の長さや程度は、人によって違いがあります。

それぞれの方により、異なる経過をたどります。ただし、状態によっては、専門的なこころの治療が必要になる場合があります。

こんな症状が続いたら専門家へ相談しましょう。

- 眠れない、食べられない、気分の落ち込みなどの症状が、いつまでも続いているとき。

- 悲しみや、自分を責める気持ちが強く、日常の生活を送ることに困難さを感じている。

- つらさのあまり、死んでしまいたいという気持ちになる。

図

V章 精神科救急医療, 自殺関連問題に関するトピックス

9 自殺事故に関連した医療スタッフのケア

札幌医科大学医学部神経精神医学講座　河西　千秋

◆ 病院内の自殺事故

わが国全体の総合病院・一般病院で，総計すると多くの自殺事故が生じている。平成17（2005）年に，日本医療機能評価機構・認定病院患者安全推進協議会は，病院内の自殺事故の大規模調査を行った。その結果，回答を得た全国の575の総合病院・一般病院（認定病院）の29％で，3年間に計347件の入院患者の自殺事故が発生していることがわかった（図V-8）。その多くは病院施設・敷地内で生じており，1/3以上は癌患者であった。自殺の直前に，半数以上の患者が自殺念慮を表出していたり，危険因子が存在していたことがわかった。しかしながら，このような事故を防ぐための研修が実施されている施設はまれで，事後対応においてスタッフに対するケアはほとんど行われていないこともわかった[1]。

この大規模調査は，10年後の平成27（2015）年に再び実施され，今度は，精神科病床をもたない総合病院・一般病院で生じた自殺事故の約半数が癌患者であることがわかり，前回同様，大きく報道されるところとなった（図V-9）[2,3]。

◆ 医療スタッフの悲嘆

自殺というのは衝撃的で，病を癒やすことを使命とする医療従事者にとってはとくに受け入れ難いものであろう。衝撃的な出来事に対する悲嘆反応は，自殺で亡くなった患者との関係により，また個々人で多様であるが，1人の自殺は多くの人に影響を与える。例えば，受け持ちであった医療スタッフ（医師，看護師，コメディカル）だけでなく，担当した学生，直前に言葉を交わしたスタッフ，事故や遺体を目撃したスタッフ，事故後の救命処置に対応したスタッフなどである。そして，これらのスタッフや学生もまた，自殺の後に"遺された人"である。表V-8に，自殺事故後に経験される代表的な悲嘆反応について提示した。悲嘆反応は，決して異常な心理反応ではなく，同じ状況に遭遇すればその誰もが経験し得るものであるが，多くの当事者は，あまりの衝撃的な出来事に，波状的に，あるいは突然襲ってくる悲嘆反応に，そして複雑に交錯し，

Ⅴ章 精神科救急医療,自殺関連問題に関するトピックス

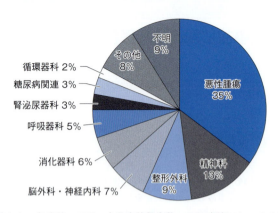

調査に回答した一般病院:575,自殺事故発生数:170病院において347件
図Ⅴ-8 2002〜2005年に発生した院内自殺事故

〔文献1）より引用〕

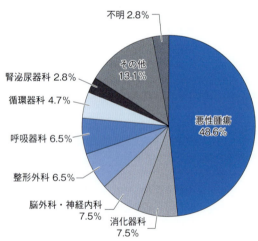

精神科病床なし83/432病院（107件）
図Ⅴ-9 2012〜2015年に発生した一般病院入院患者の自殺事故

〔文献2）より引用〕

表V-8 自殺事故後の悲嘆反応

- その光景が蘇える（想起，恐怖，不安，戦慄，感覚過敏）
- 不眠，食思不振，易疲労
- 「あのとき……していれば」，「自分の責任だ」（後悔，抑うつ，自責）
- 「仕方なかったんだ」（諦観，無力感）
- 「どうして！」（怒り）

混ざり合う悲嘆反応に圧倒されたり，翻弄されてしまう。また，悲嘆反応が遷延，複雑化し，日常生活や日々の業務に不都合が生じることもあり，適応障害やうつ病などの精神疾患を発症し，休職となったり退職・離職をしてしまう医療従事者もいる。

◆ 自殺の事後対応におけるスタッフ・ケアの位置づけ

自殺が生じた後の対応や当事者のケア，再発防止対策のことを，自殺予防学では自殺の三次予防という[4]。これは，具体的には，①事故現場における対応，②遺族への対応とケア，③当事者となった職員への対応とケア，④当該の自殺事故の振り返りと，過去の自殺事故を含めた自殺事故分析，⑤事故再発防止対策である。なお，自殺事故の後に，群発的に自殺事故が発生する危険性があり，注意が必要である。

事故の再発防止に主体的に取り組むことができるのは，実際には当該の病院自身，職員自身である。自殺事故の事後の医療従事者にとって大切なことは，①悲嘆からこころの健康を取り戻すこと，②自殺事故を振り返り，二度と自殺事故が生じることのないような手立てを検討し，実践すること，であり，病院は，そのための支援や，支援を可能とするシステムづくりを行うべきである。当事者となった職員がもしもメンタルヘルス不全に陥ってしまったら，適切なケアが必要である。逆に，適切なケアを受けられなければ，真に職員が事故の再発防止に取り組むことなど不可能であろう。その意味で，自殺事故の事後対応は，すなわち自殺予防への第一歩でもある。傷つきからこころの健康を取り戻し，こころのベクトルを予防へと振り向けていくことができるかどうかが重要なポイントである[5]。

◆ 取り組み事例

筆者は，院内で自殺事故が生じた際に**表V-9**の段取りを踏み，**表V-10**の

V章　精神科救急医療，自殺関連問題に関するトピックス

表V-9　医療事故後の事後対応とスタッフ・ケア（取り組み事例）

事故の発生→病院事務局・医療安全管理室から精神科担当者（自殺予防対策，スタッフ・ケア担当）への一報

1. 現場直行・スタッフとの接触・現場封鎖
   （⇒改修工事を行う）
2. 個別のスタッフ・ケアの開始
3. 当該部署での緊急ミーティング（表V-10参照）
4. 3に参加できなかったスタッフのために翌日開催する緊急ミーティング
5. スタッフ・ケアの継続
6. 後日の事例検討会

表V-10　自殺事故後の緊急ミーティングと心理教育

1. ねぎらい
2. 自己紹介
3. ミーティングのアジェンダと方法の説明
4. 黙祷
5. 事実確認，進捗状況・予定の説明
6. 守秘の確認
7. 自殺行動の本質に関する説明
8. 悲嘆反応に関する心理教育
9. ケアの保障
10. 今夜から医療従事者としてすべきことの確認，群発自殺の予防に関する説明
11. 相互扶助の勧奨
（12. ミーティング終了直後の不調者への声かけとケアの開始）

スタッフ・ケアを実践してきた。前述したように，さまざまな人が，自殺事故の影響を受ける。表V-9にあるように，現場の保全と同一の場所での自殺事故再発を防ぐために現場を封鎖しつつ，すぐに個別のスタッフ・ケアに取り組み，24時間以内に，グループ心理教育を主目的とした緊急ミーティングを開催する。

心理教育は，事故が起こった当該部署のスタッフに向けて行う（多くて10人程度）。ねぎらいから始まり，慌ただしく時間が過ぎていった状況下で，再度亡くなられた患者への黙とうを捧げる。関係者間で事故前後の情報共有をしっかり行い，専門職としての守秘義務を確認し，遺族も含めた当事者の個人情報・尊厳を守るために医療従事者が注意すべきことについて確認する。自殺企図行動の本質について説明をした後に，多くのスタッフがとらわれているであろう悲嘆反応について心理教育を行い，ケアの保証を行う。そして，群発自殺の発生の危険性を説明し，予防の要諦について説明を行い，最後に，リラクゼーション法を教示し，互い同士でのメンタルヘルス不調者への気づきと声かけ，

支援へのつなぎを行うことを勧奨し，ミーティングを終える。

◆ 最近の動向

冒頭に紹介した日本医療機能評価機構・認定病院患者安全推進協議会は，平成21（2009）年に，「院内自殺事故予防と自殺事故の事後対応のための検討会」を新たに設置し，病院内の自殺事故予防と事後対応のためのテキストや動画などの教育資材を作成，研修プログラムを開発し，教育研修事業を開始した[6)7)]。プログラムは包括的な自殺予防対策を目的に，メンタルヘルス不調者への気づきから自殺事故の事後対応を含む2日間研修で，平成29（2017）年度時点で，すでに全国の250近くの認定病院のスタッフが受講している。また，がん対策推進基本計画に初めて自殺予防が取り上げられ，さらに病院機能評価に「自殺予防」が盛り込まれるなど，病院内の自殺予防の重要性に対する認識が高まっている。予防対策においては，医療職のようなケア・ギヴァーのケアについても同時に取り扱われることが大切であろう。

◆文　献
1) 南良武，岩下覚，河西千秋：精神科領域における医療安全管理の検討その1；病院内における自殺に関するアンケート．患者安全推進ジャーナル 13：64-69，2006.
2) 河西千秋，井上佳祐，大塚耕太郎，他：病院内の入院患者の自殺事故調査．患者安全推進ジャーナル 45：83-91，2016.
3) 公益財団法人日本医療機能評価機構認定病院患者安全推進協議会院内自殺の予防と事後対応に関する検討会：提言；院内自殺の予防と事後対応．https://www.psp-jq.jcqhc.or.jp/download/3586?wpdmdl=3586
4) 河西千秋：自殺の三次予防．臨床精神医学 39：1417-1422，2010.
5) 河西千秋，加藤大慈：院内自殺事故の事後対応．看護管理 22：406-409，2012.
6) 河西千秋：病院内の自殺事故．河西千秋，橋本廸生，他監，病院内の自殺対策のすすめ方，患者安全推進ジャーナル別冊，認定病院患者安全推進協議会，東京，2011，pp6-7.
7) 河西千秋：院内自殺対策の現状と，「院内自殺の予防と事後対応のための研修会」活動．患者安全推進ジャーナル 32：52-56，2013.

V章 精神科救急医療，自殺関連問題に関するトピックス

10 DPAT（災害派遣精神医療チーム）について

国立病院機構災害医療センターDMAT事務局／DPAT事務局アドバイザー　河嶌　譲

◆ DPAT設立までの経緯

　厚生労働省では，平成23（2011）年3月11日の東日本大震災発災直後から医療施設，福祉施設および保健所の被災状況などの把握を行い，医療施設の入院患者，福祉施設の要介護者および在宅療養者の被災地域から緊急搬送や，被災医地域への支援に必要な情報を被災県の県庁などに提供した．とくに，医療に関しては，震災発生当日に広域災害救急医療情報システム（emergency medical information system；EMIS）[注1]を活用して，厚生労働省による派遣あっせんで，災害派遣医療チーム（disaster medical assistance team；DMAT）が派遣され，延べ約1,900人（約380チーム）が被災地支援に入った．

　加えて，日本医師会災害医療チーム（Japan medical association team；JMAT）をはじめ，大学病院，日本赤十字社，国立病院機構，日本病院会，全日本病院協会，日本歯科医師会，日本薬剤師会，日本看護協会などの医療関係団体からの医療従事者の派遣により，医療チームの派遣は累計12,400人（約2,700チーム）となり，被災者の医療や健康管理などに大きな役割を果たした．

　こころのケアへの対応としては，精神科医を中心としたメンバーで構成される精神科医療および精神保健活動の支援を行う専門的なチームが，こころのケアチームとして活動した．岩手県，宮城県，福島県から，厚生労働省に災害対策基本法に基づくこころのケアチームの派遣あっせんの要請があり，全国の都道府県などと派遣の調整を行い，平成24（2012）年3月までに延べ3,504人（57チーム）が被災地にて活動した．厚生労働省があっせんした57チーム以外にも，大学，医療機関，医師会などが主体となり，さらに多くのこころのケアチームが被災地で活動した．

　その後，厚生労働省主導の下，東日本大震災こころのケアチームに対しアンケート調査が行われ，こころのケアチーム活動に関する調査報告[1]が取りまと

[注1] 災害発生時に，医療機関や避難所，また医療救護活動の状況など災害時にかかわる情報を共有し，被災地域における医療救護に関する情報を集約・提供していくためのシステム

10 DPAT（災害派遣精神医療チーム）について

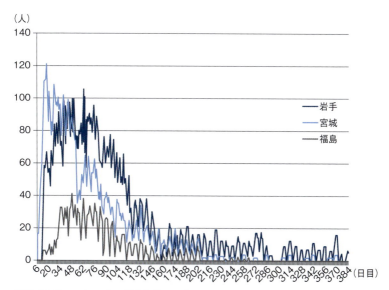

派遣実人数：3,307 人，経費概算：3 億 9,443 万円

図V-10　東日本大震災における全国のこころのケアチームの活動実績：岩手県，宮城県，福島県の派遣人数の推移

〔文献 1）より引用〕

められた（図V-10）。

　本報告書の一部のデータで，震災後1カ月未満の1班1日当たりの平均相談対応延べ人数を集計したところ，班によっては1日に80人近い相談を受けていた一方で，1日数人の相談にとどまっていた班があった。このような支援と受援のアンバランスをなくすために，より効果的な精神医療資源の投入，割り当てなどが必要であると考えられた。このように，東日本大震災におけるこころのケアチームについては，活動手法に関する要領が定まっていないことから，以下の3点の課題が明らかとなった。

①急性期支援の必要性

・医療機関の支援：致命的な被害を受けた精神科医療機関が孤立した。機能停止した精神科病院からの患者搬送をはじめ，人員・物資などの支援に困難が生じた。

・ニーズアセスメント：精神科医療機関，避難所などにおける精神保健医療に関するニーズを把握することが難しく，効率的な活動の組み立てに困難

が生じた。
②統括の必要性
- 指揮命令系統が定まっておらず、こころのケアチームを効率的にコーディネートすることが難しい状況であった。
- 情報が分散したため、被災県全体での、こころのケアチームの活動状況を把握することが難しい状況であった。
- 災害対策本部、災害医療本部などとの連携が効果的に行われなかった。
- 他機関から連携を図る場合の窓口が不明瞭であった。

③平時からの準備の必要性
- 平時から、行政機関と医療機関に連携不足があり、災害時に意思疎通が測れなかった。
- 要請を受けてからチームの編成を行ったために、人員・資機材の確保などに時間を要した。
- 災害時の精神保健医療に関する継続的な研修体制がなく、専門性をもったチームの質の担保が難しい状況であった。

◆ DPATの設立

そこで、厚生労働省ではDMATの名称や活動要領も参考に、災害派遣精神医療チーム（disaster psychiatric assistance team；DPAT）の名称や定義を表V-11のように定めることとし、平成25（2013）年4月に厚生労働省からDPAT活動要領（厚生労働省社会・援護局障害保健福祉部精神・障害保健課長通知）を発出した（図V-11）。

その後、厚生労働科学研究において精神医療関係団体、日本医師会、日本赤十字社、こころのケアセンター所長などに所属する有識者によりDPAT活動指針検討会を行い、各構成員の意見を踏まえたうえで、平成26（2014）年1月にはDPAT活動マニュアルを策定した。

加えて、同マニュアルを反映し、改定したDPAT活動要領（厚生労働省社会・援護局障害保健福祉部精神・障害保健課）を平成26年1月に発出した。そのなかで、先にあげた従来のこころのケアチームの課題である指揮命令系統の確立およびニーズ把握のため、災害医療本部にDPAT調整本部および統括を配置するということを明記したことが重要な点である（図V-12, 13）。

◆ DPATの活動

平成25年にDPATの制度が創設されてから、DPATは平成26年8月広島

10 DPAT（災害派遣精神医療チーム）について

表V-11 **DPATの名称および定義**

- 自然災害や航空機・列車事故，犯罪事件などの大規模災害などの後に被災者および支援者に対して，被災地域の都道府県の派遣要請により被災地域に入り，精神科医療および精神保健活動の支援を行うための専門的な精神医療チームである
- 自然災害にかぎらず犯罪事件・航空機・列車事故などの大規模な集団災害において，一度に多くの傷病者が発生し医療の需要が急激に拡大すると，被災地域の都道府県などだけでは対応が困難な場合も想定される
- このような災害に対しては，被災地域での精神科医療および精神保健活動の支援を行いつつ，被災地域に参集する各医療関係団体から派遣される医療チームとの有機的な連携が重要である
- また，このような災害時の精神医療活動には，通常の診療に加え，DMATなどの多様な医療チーム，保健師チームなどとの連携を含めた災害時精神保健医療のマネージメントに関する知見が必要である
- この活動を担うべく，専門的な技術・能力を有する災害派遣精神医療チームがDPATである

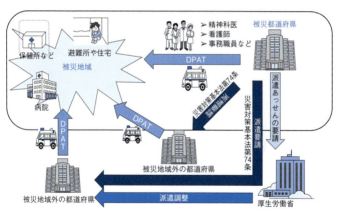

図V-11 **DPAT**

豪雨，平成26年9月御岳山噴火，平成27年9月関東・東北豪雨と毎年実働を行っている。

　平成28（2016）年熊本地震による震災は4回目の実働となるが，全国へのDPAT派遣要請および被災した精神科病院からの患者搬送の2点が，制度創設

V章 精神科救急医療，自殺関連問題に関するトピックス

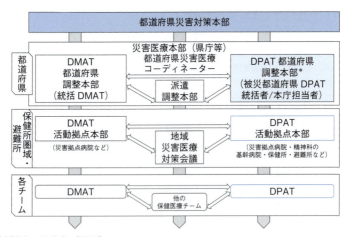

*被災地の担当者（原則）
図V-12　DPATの統括

〔文献2）より引用・改変〕

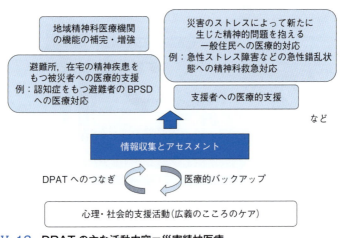

図V-13　DPATの主な活動内容＝災害精神医療

10 DPAT（災害派遣精神医療チーム）について

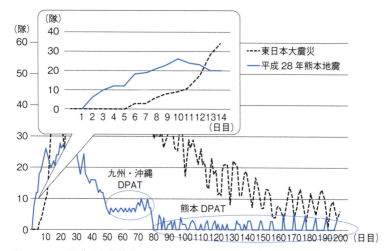

図Ⅴ-14 平成 28 年熊本地震における DPAT の派遣隊数の推移
（平成 28 年 6 月時点）

以来初の活動内容となり、派遣自治体および派遣隊数は計 42 都道府県、1,242 隊となった（図Ⅴ-14）。以下に経過をまとめた。

平成 28 年 4 月 14 日前震直後に DMAT 事務局および DPAT 事務局間で情報を共有し、熊本県庁に DMAT 調整本部と並んで DPAT 調整本部を立ち上げた（図Ⅴ-15）。

前震後、2 つの精神科病院が倒壊のおそれのために病院避難となり、DPAT は DMAT および自衛隊と連携の下、入院患者の避難を行った。その矢先の 4 月 16 日に本震が起き、さらに倒壊のおそれやライフラインの断絶などにより病院避難のニーズが一気に増えた。本震災で病院避難となった 12 カ所の医療機関のうち、7 カ所が精神科病院であったが、DMAT および自衛隊と連携し、計 595 名（県内 30 病院に 321 名、県外 36 病院に 274 名）の患者搬送を行えた。東日本大震災の教訓が生かされ、被災した精神科病院内や搬送中の死亡事例はゼロであった。

4 月 18 日ころから、避難所での緊急対応事例が多発、保健師と情報共有のうえ、避難所活動を開始した。具体的な事例としては、自殺企図、妄想状態による他害行為などで入院事例が数例、避難所、介護施設での認知症の BPSD 症状への対応など、精神科救急医療の領域が主であった。

4 月 20 日ころからは、当初に比べ、急性ストレス反応（不眠、不安、抑うつ

V章　精神科救急医療，自殺関連問題に関するトピックス

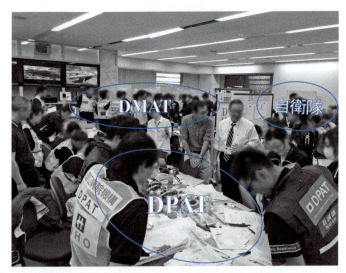

図V-15　DPAT調整本部（熊本県庁10階災害対策本部）

症状の増悪）への対応が多くなり，徐々に地域精神保健活動へシフトした。また，疲弊状態にあった行政職員への支援者支援や被災した精神科病院の診療補助などの復旧支援も行った。6月からは九州・沖縄DPATによる支援活動，7月からは熊本DPATによる支援活動に集約し，10月下旬に活動を終了した。それ以降は，開設された「熊本こころのケアセンター」による支援活動に引き継いだ（図V-16）。

発災時からの活動がすべてうまくいったわけではないが，平時の研修や訓練において連携しているDMATや日本赤十字社などの関係機関との協力の下，これまで以上に速やかかつ適切に被災された方々への支援に入ることができた。

◆ 平時からの備え

平成30（2018）年4月で，日本DMATが創設されて14年目，DPATは6年目を迎える。DPATはまだまだ未熟な組織であり，課題が満載である。しかし，災害時の実働や平時の訓練を経て，一つひとつの課題への解決方法は明確になってきている。災害時にできることは，平時にできることの延長上にしかなく，DPATは平時の精神科医療体制と切り離すことができない。

10 DPAT（災害派遣精神医療チーム）について

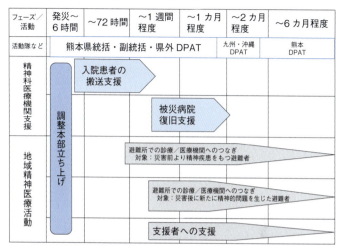

図V-16 フェーズごとのDPATの活動内容と活動隊

引き続き DPAT 研修を重ね，DMAT や日本赤十字社，JMAT などの各医療関係団体から派遣される医療チームや保健師，他省庁などとの合同訓練・研修を行い，平時から顔の見える関係を構築していくことで，DPAT の体制整備の拡充を図っていきたい．将来的には，合同研修や訓練が各自治体にて行われ，さまざまな関係機関と顔の見える関係が構築されることで，精神疾患を有する救急患者の受け入れにおける平時の救急医療体制の発展につながることが望まれる．

◆文　献
1) 災害時こころの情報支援センター：東日本大震災こころのケアチーム派遣に関する調査報告．https://saigai-kokoro.ncup.go.jp/activity/pdf/activity04_02.pdf
2) 厚生労働省社会・援護局障害保健福祉部精神・障害保健課長名：災害派遣精神医療チーム（DPAT）活動要領．2017．http://www.mhlw.go.jp/stf/seisakunitsuite/bunya/0000164413.html

◆参考文献
1) DPAT 事務局ホームページ．http://www.dpat.jp

JCOPY	〈(社)出版者著作権管理機構 委託出版物〉

本書の無断複写は著作権法上での例外を除き禁じられています。
複写される場合は、そのつど事前に、下記の許諾を得てください。
(社)出版者著作権管理機構
TEL. 03-5244-5088　FAX. 03-5244-5089　e-mail：info@jcopy.or.jp

救急現場における精神科的問題の初期対応
PEEC™ガイドブック 改訂第2版
多職種で切れ目のない標準的ケアを目指して

定価（本体価格3,200円+税）

2012年 6月15日	第1版第1刷発行
2018年 2月26日	第1版第4刷発行
2018年 5月25日	第2版第1刷発行
2019年 3月20日	第2版第2刷発行
2020年 5月15日	第2版第3刷発行
2025年 5月19日	第2版第4刷発行

総 監 修　日本臨床救急医学会
監　　修　日本臨床救急医学会
　　　　　「自殺企図者のケアに関する検討委員会」
編　　集　PEECガイドブック改訂第2版編集委員会
発 行 者　長谷川　潤
発 行 所　株式会社 へるす出版
　　　　　〒164-0001　東京都中野区中野2-2-3
　　　　　Tel. 03-3384-8035（販売）　03-3384-8155（編集）
　　　　　振替 00180-7-175971
　　　　　http://www.herusu-shuppan.co.jp
印 刷 所　三報社印刷株式会社

©2018, Printed in Japan　　　　　　　　　　　　〈検印省略〉
落丁本、乱丁本はお取り替えいたします。
ISBN 978-4-89269-950-4